"西学中"系统化培训系列教材

总主编　何清湖

# 中医学基础

主编　李灿东　郑洪新

全国百佳图书出版单位

中国中医药出版社

·北 京·

**图书在版编目（CIP）数据**

中医学基础 / 李灿东，郑洪新主编 . —北京：中国中医药出版社，
2021.7（2025.6重印）

"西学中"系统化培训系列教材

ISBN 978 – 7 – 5132 – 7019– 9

Ⅰ.①中…　Ⅱ.①李…　②郑…　Ⅲ.①中医学—高等学校—教材

Ⅳ.① R2

中国版本图书馆 CIP 数据核字（2021）第 109368 号

中国中医药出版社出版

北京经济技术开发区科创十三街 31 号院二区 8 号楼

邮政编码　100176

传真　010 – 64405721

北京联兴盛业印刷股份有限公司印刷

各地新华书店经销

开本 787 × 1092　1/16　印张 23　字数 372 千字

2021 年 7 月第 1 版　2025 年 6 月第 3 次印刷

书号　ISBN 978 – 7 – 5132 – 7019– 9

定价　89.00 元

网址　www.cptcm.com

服 务 热 线　010-64405510

购 书 热 线　010-89535836

维 权 打 假　010-64405753

微信服务号　zgzyycbs

微商城网址　https://kdt.im/LIdUGr

官 方 微 博　http://e.weibo.com/cptcm

淘宝天猫网址　http://zgzyycbs.tmall.com

如有印装质量问题请与本社出版部联系（010 – 64405510）

俞　洁（福建中医药大学）

贾连群（辽宁中医药大学）

郭　倩（河北医科大学）

隋　华（大连医科大学）

曾明星（湖北中医药大学）

谭　曦（北京中医药大学）

熊丽辉（长春中医药大学）

**学术秘书**　俞　洁（福建中医药大学）

# 前　言

现如今，在健康中国的建设进程中，党和国家始终坚持走具有中国特色的卫生与健康发展之路，不仅格外重视中医药事业的发展，更是一以贯之地坚持中西医并重，将维护人民健康融入国家发展大计，从而致力于提升全民健康水平。由此，中国成为世界上唯一具有中医、西医、中西医结合三种医学模式的国家，而多种模式并存协作的医疗局面，不仅有效地提高了多发病、常见病及慢性病的临床疗效，也必然会在治未病、重大疾病及疾病康复领域中形成合力、实现突破。基于这样的认识与目的，近年来，党和国家始终重视与促进中西医之间的交流与协作，尤其在近年来，更是着力倡导"西学中"的教育，这不仅有利于中西医结合的发展与进步，也在一定程度上促进了中医药学的传承与创新，更对整个医疗卫生事业的发展有着积极影响和实际价值。

基于此，在国家中医药管理局的宏观指导下，以培养掌握一定中医理论知识、能按照中医辨证论治思维合理开具中成药处方的西医为培养对象，我们编撰完成了"西学中"系统化培训系列教材。该系列教材编撰的目的与意义主要体现在三个方面。一是贯彻国家政策：2017年7月1日，《中华人民共和国中医药法》正式实施，第一次从法律层面对中西医结合教育与人才培养作出了明确规定，为"西学中"教育提供了法律依据和保障。其中明确指出，"国家鼓励中医西医相互学习，相互补充，协调发展，发挥各自优势，促进中西医结合"。2017年7月，国务院办公厅发布了《国务院办公厅关于深化医教协同进一步推进医学教育改革与发展的意见》，其中"建立完善西医学习中医制度，鼓励临床医学专业毕业生攻读中医专业学位，鼓励西医离职学习中医"的表述再次肯定了西医学习中医的必要性，并提出了具体的要求。二是契合临床实际需求：事实上，在一线临床工作中，很多中成药的临床疗效有目共睹，也因此得到医学从业者的广泛使用，故而西医临床使用中成药已然成为实际的临床需求和切实存在的临床用药现象。因此，更好地规范与指导西医使用中成药才能真正契合临床实际需求，有助于临床疗效的提高。2019 年 7 月 1 日，国家卫生健康委员会、国家中医药管理局联合发布了《关于印发第一批国家重点监控合理用药药品目录（化药及生物制品）的通知》（国卫办医函〔2019〕558 号）。文件规定，非中医类别的医师需要经过不少于 1 年系统学习中医药专业知识并考核合格后，遵照中医临床基本的辨证施治原则，方可开具中成药处方。这正是基于临床实际而出台的有关规定。第三个方面是符合社会现实需求：人民群众对于健康的需求随着生活水平的改善而逐步提升，相应的百姓对于临床医生的疾病防治能力、健康知识水平的要求也越来越高。因此，无论从医学发展还是医院建设层面，对医生的个人知识和能力以及医学素养都会有越来越高的要求，故而只有不断拓展其专业知识、提升医学能力，才能满足社会的实际需求。总而言之，本系列教材的编撰既是对国家政策的认真落实，也是学科自身发展的内在要求，是综合医院发展的需要，更重要的是可以指导医师实践，服务社会大众。

中成药本源自于中医药学在千百年传承中历经临床锤炼的经典名方，但在实际临床使用中总会产生偏差，也因此造成了很多人的误解。据统计，临床上超过 70% 的中成药是由西医师开出的，但不少西医师并不懂中医理论和中药药性，而是简单的用西医思维开具中成药，导致中成药处方不合格率高达43.4%。因此，通过系统培训指导西医师遵循中医学理论、辨证原则和用药规律合理使用中成药是一项迫在眉睫的事情。正基于此，近来国务院办公厅印发的《关于加快医学教育创新发展的指导意见》明确将中医药课程列入临床医学类专业必修课程，并指出将试点开展九年制中西医结合教育等。这正是基于现状需求和对中西医结合临床优势的认识而形成的重要指导建议。

我们根据"西学中"的培养目标要求，即通过较系统的中医药专业知识和临床实践，达到科学、合理运用中成药防病治病的目的而编写了"西学中"系统化培训系列教材。该系列教材包括《中医学基础》《中医方药学》《中医经典选读》《中医临床辨治》4 本，拟从中医基础理论、中医诊断、中药（中成药）、方剂及中医经典等方面展现中医理论思维方法在临床的应用。其中，直接指导临床中成药使用的教材为《中医临床辨治》。该系列教材的编撰，目的不在于将西医工作者培养成为中医人才，而是通过培训，为广大临床一线的西医工作者提供另一个维护健康、防治疾病的有力武器，使其能够较系统地认识中医理论，熟悉中医经典，夯实中医基础知识，汲取中医思维优势，并能遵照中医的辨证施治原则开具中成药处方，合理正确使用中成药，提高中成药的临床疗效。

本系列教材的编撰是在中国中西医结合学会教育工作委员会主导下完成的，得到了国家中医药管理局医政司、中国中医药出版社的大力支持，20余所中西医高等院校的专家、学者、教授积极参与，群策群力，共同完成了教材方案的设计和教材的编写。

每本教材由主编确定目录、样稿和编写方案，并组建编委会，历时两年，现在终于完成全部编写任务。这是历时60余年中西医结合教育史上又一次新的尝试，是首次编写"西学中"系统化培训系列教材。教材力求做到先进性、权威性、系统性、启发性与实用性，但作为"西学中"教育的第一版教材，如何"因材施教"、把握知识的深度与广度、做到理论与实践相融合、合理选择中成药等方面难免存在不足，还请业界同道在教学、实践与研究中发现问题，多提宝贵意见，以便再版时修订完善。

《"西学中"系统化培训系列教材》专家指导委员会

2021 年 5 月 25 日

# 编写说明

本教材是根据国家卫健委 2019 年 7 月 1 日《关于印发第一批国家重点监控合理用药药品目录（化药及生物制品）的通知》精神，在国家中医药管理局中医药教育工作协调小组及其办公室的宏观指导下，以培养掌握一定中医理论知识、能按照中医辨证论治思维合理开具中成药处方的西医师为目的而编写的。

《中医学基础》是"西学中"系统化培训系列教材之一，主要介绍中医学理论体系的形成和发展、中医学的基本特点、中医学的哲学基础、藏象、精气血津液、经络、体质、病因、发病、病机、诊法、辨证、防治原则与养生康复等。

本教材以"全国中医药行业高等教育'十四五'规划教材"《中医学基础》《中医基础理论》《中医诊断学》为基础，以简明、准确、实用为原则，结合编者多年的教学实践和临床体会，力求达到科学性、系统性、权威性的要求，使"西学中"的学习者对中医药的基本理论有较为全面的了解，为深入学习打好基础。

本教材共分十一章，编写者均为长期投身一线教学工作的教师。第一章由郑洪新编写；第二章由李定祥编写；第三章第一、二节由战丽彬编写，第三、四、五节由邓奕辉编写；第四章由贺松其、张国华编写；第五章由申国明编写；第六章由朱爱松编写；第七章第一、二节由隋华编写，第三、四节由于斌编写；第八章由郑洪新、贾连群编写；第九章第一节由李灿东、俞洁编写，第二节由刘旺华编写，第三节由曾明星、刘星星编写，第四节由赵伟编写；第十章第一节由杨艳秋编写，第二节由王香婷编写，第三节由熊丽辉、郭倩、谭曦编写；第十一章由史丽萍编写。

本教材编写得到了全国各中医药院校中医基础理论和中医诊断学界同行的高度重视和积极参与，编写过程中反复推敲，主编、副主编几轮交叉审稿。可以说，本教材凝聚了全体编写者的集体智慧。因篇幅所限，不足之处敬请使用者提出宝贵意见，以便再版时修订提高。

《中医学基础》编委会

2021 年 5 月

# 目  录

# 第一章 绪 论

中医学发源于中国,有数千年的悠久历史,是中华民族在长期生产、生活的实践中,并通过长期医疗实践的研究,所总结的认识生命、维护健康、同疾病做斗争的宝贵经验,形成并发展为独特的医学理论体系,为中国人民的卫生保健事业和中华民族的繁衍昌盛作出了巨大的贡献,并越来越受到世界医学界的重视。

## 第一节 中医学理论体系的形成与发展

中医学是以中医原创思维为根本,以整体观念为指导,以脏腑经络、精气血津液生理为基础,以辨证论治为诊疗特点,研究人体生命与健康以及疾病发生、发展和防治规律,包括理、法、方、药在内的医学科学。

中医学以人–自然(环境)–社会(心理)为医学模式。人类的生存与生活必然受到自然环境和社会环境的影响,由此引起一系列有关健康和疾病的医学问题,因此,中医学强调"以人为本",不仅注重人的生物属性,尤为重视人的心理特征和社会属性,主张顺应自然规律,主动适应自然和社会环境。并且中医现代化研究,注重吸收多学科先进的科学技术,促进学术发展与创新。

现代,中医学原创的理论思维、独特的理论体系和丰富的实践经验,在学术发展中不断得到传承精华和守正创新,现代化与国际化步伐加快,正在为造福于全人类健康作出新的贡献。

### 一、中医学理论体系的形成

上古时期,人类在生活、生产实践中,在长期同疾病斗争的过程中积累了大量的医药学经验。从春秋战国时期(前770—前221年)到秦汉之际(前

221—220 年），出现了"诸子峰起，百家争鸣"的繁荣景象，形成了儒家、道家、墨家、法家、阴阳家等众多学术流派，特别是古代哲学思想，即精气学说和阴阳五行学说，成为当时自然科学和社会科学领域普遍应用的认识论和方法论，从而为中医学理论体系的形成奠定了文化基础；自然科学发展迅速，天文、历法、物候、农学、植物学、矿物学以及冶炼、酿造技术也有诸多创新。这些先进的科学技术对中医学的渗透和影响，为中医学理论体系的形成奠定了科学基础。同时，随着长期医疗实践经验的积累，人们对于疾病的认识，亦逐步地广泛、系统和深化，出现了《左传》所记载的医和、医缓等著名医生，以及《史记》所记载的扁鹊、仓公等著名医学家，医学知识和技术的进步，为中医学理论体系的形成奠定了理论基础。

秦汉之际《黄帝内经》《难经》《伤寒杂病论》《神农本草经》等医学经典著作的问世标志着中医学理论体系的形成。见表 1-1。

这些医药学著作分别从中医基础理论、临床辨证施治以及药物学等方面，为医学理论体系的发展奠定了坚实的基础。

表 1-1　秦汉之际中医药学经典著作

| 医学著作 | 成书年代 | 作者 | 主要内容 | 重大贡献 |
| --- | --- | --- | --- | --- |
| 《黄帝内经》 | 战国时期至汉代 | 古代医学家 | 中医理论体系 | 现存中医学最早的经典著作 |
| 《难经》 | 东汉 | 秦越人 | 补充完善中医理论 | 脉诊及经络、针灸 |
| 《伤寒杂病论》 | 东汉 | 张机（仲景） | 六经辨证和脏腑辨证 | 中医学第一部辨证论治专著 |
| 《神农本草经》 | 东汉 | 不详 | 中药理论 | 中药学第一部专著 |

1.《黄帝内经》

简称《内经》，经后世编纂整理分为《黄帝内经素问》（简称《素问》）《灵枢经》（简称《灵枢》）两部著作。该书非一人一时所作，是集众多古代医学家的医学理论和临床经验编纂而成。《黄帝内经》深刻探讨了当时哲学领域中诸如气的概念、天人关系、形神关系等重大命题，系统阐述了人体的结构、生理、病理，以及对疾病的诊断、病证、治疗和养生等问题，为中医学理论体系的形成奠定基础。

*2.《难经》*

全书共有 81 个问答，故又称《八十一难》。相传系秦越人所作。该书补充了《黄帝内经》的医学理论，尤其在独取寸口脉诊和针灸治疗方面有重大发展，并在三焦和命门学说、奇经八脉理论等方面有所创见，对后世各科的临床实践具有重要的指导意义。

*3.《伤寒杂病论》*

经后世编纂整理分为《伤寒论》与《金匮要略》两部著作。仲景继承《黄帝内经》《难经》的中医理论，创建六经辨证诊治外感疾病，脏腑辨证诊治内伤杂病，确立了中医临床医学的辨证论治体系和理、法、方、药的运用原则，为临床医学的发展奠定基础。

*4.《神农本草经》*

该书系统地总结了汉代及汉以前药物学理论知识，收载药品 365 种，根据养生、治病和有毒无毒分为上、中、下三品，并根据功效分为寒、凉、温、热四性，以及酸、苦、甘、辛、咸五味，为中药学理论体系奠定基础。

## 二、中医学理论体系的发展

### （一）魏晋隋唐时期——中医药学理论专门化和系统化

魏晋隋唐时期，中医药学理论体系得到充实和系统化，出现一批专门性著作，特别是在经络理论、脉学理论、病因病机学说、中药方剂等领域均有重大进展。见表 1-2。

表 1-2　魏晋隋唐时期的著名中医药学专著

| 著作 | 成书年代 | 作者 | 主要内容 | 重大贡献 |
|---|---|---|---|---|
| 《针灸甲乙经》 | 晋（259 年） | 皇甫谧 | 经络腧穴理论和针灸治疗 | 第一部针灸学专著 |
| 《脉经》 | 晋（3 世纪） | 王叔和 | 脉诊理论和实践 | 第一部脉学专著 |
| 《诸病源候论》 | 隋（610 年） | 巢元方 | 1729 种病证的病因病机及主要症状 | 第一部病因病机证候学专著 |
| 《备急千金要方》 | 唐（652 年） | 孙思邈 | 医学理论和各科疾病 | 第一部中医学百科全书 |
| 《唐本草（新修本草）》 | 唐（659 年） | 李　绩（苏敬） | 中药 844 种 | 第一部由国家颁布的药典世界最早的药典 |

## （二）宋金元时期——中医药理论发展迅速和学术流派纷呈

这一时期，中医理论和临床各科、中药学、方剂学、针灸学等迅速发展，医药著作大量刊行，开始有国家组织编撰刊行中医药学著作，并开始处方、成药、经络腧穴的规范化研究。见表1-3。

表1-3　宋金元时期的著名中医药学专著

| 医学著作 | 成书年代 | 作者 | 主要内容 | 重大贡献 |
|---|---|---|---|---|
| 《太平圣惠方》 | 宋（978—992年） | 王怀隐 | 16834首方剂 | 第一部国家组织编撰的方书 |
| 《太平惠民和剂局方》 | 宋（1102—1148年） | 陈师文 | 约800首成方 | 第一部国家组织编撰的中成药典籍 |
| 《铜人腧穴针灸图经》 | 宋（1026年） | 王惟一 | 经络657个腧穴 | 针灸腧穴铜人教学模型 |
| 《小儿药证直诀》 | 宋（1119年） | 钱乙 | 小儿脏腑辨证治疗 | 著名的儿科学专著 |
| 《三因极一病证方论》 | 宋（1174年） | 陈无择 | 内因、外因、不内外因的三因学说 | 中医病因分类的创新 |
| 《妇人良方大全》 | 宋（1237年） | 陈自明 | 妇产科疾病诊治 | 第一部妇产科专著 |
| 《洗冤集录》 | 宋（1247年） | 宋慈 | 法医理论及经验 | 世界最早的法医专著 |
| 《饮膳正要》 | 元（1330年） | 忽思慧 | 蒙元宫廷饮食谱 | 现存最早的古代营养保健学专著 |

金元时期的刘完素（河间）、张从正（子和）、李杲（东垣）、朱震亨（丹溪）等人，后人尊称为"金元四大家"，使中医学理论和实践有了突破和创新，对中医学的发展具有里程碑的作用。见表1-4。

表1-4　金元四大家的代表作、代表人物及学术思想

| 著作 | 成书年代 | 作者 | 学术思想 | 学术流派 |
|---|---|---|---|---|
| 《素问玄机原病式》 | 宋金（1186年） | 刘完素 | 火热致病 | 寒凉派 |
| 《儒门事亲》 | 金（1228年） | 张从正 | 病由邪生汗吐下法 | 攻邪派 |
| 《脾胃论》 | 金（1249年） | 李杲 | 内伤脾胃百病由生 | 补土派 |
| 《格致余论》 | 元（1347年） | 朱震亨 | 阴常不足阳常有余 | 滋阴派 |

（三）明清时期——温补学派与温病学说的创新

这一时期是中医药学术发展完善的重要时期，一是整理已有的的医药学成就和临证经验，编撰了门类繁多的医学全书、类书、丛书及经典医籍的注释等；二是在医学理论和方法上出现了具有重大意义的创新和发明，如温补学派、温病学说等。见表1-5。

表1-5　明清时期中医药学集大成的著作

| 医学著作 | 成书年代 | 作者 | 主要内容 | 重大贡献 |
|---|---|---|---|---|
| 《本草纲目》 | 明（1578年） | 李时珍 | 中药学16部60类1892种 | 驰名中外的中药学巨著 |
| 《古今医统大全》 | 明（1556年） | 徐春甫 | 辑录230余部医籍 | 著名中医学全书 |
| 《证治准绳》 | 明（1602年） | 王肯堂 | 内外妇儿及五官等各科方证 | 著名中医学丛书 |
| 《医部全录》 | 清（1723年） | 陈梦雷 | 分类编排医学文献100余部 | 著名中医学类书 |
| 《医宗金鉴》 | 清（1742年） | 吴谦 | 临床各科理法方药歌诀 | 太医院中医学教科书 |

注：《医部全录》全称《古今图书集成·医部全录》。

明清之际，继承宋金元各家学派的医学理论，重视脾肾的温补学派兴起，为中医学理论脏象理论的"命门学说"发展作出了新的贡献。见表1-6。

表1-6　温补学派的代表作、代表人物及学术思想

| 医学著作 | 成书年代 | 作者 | 学术思想 | 重大贡献 |
|---|---|---|---|---|
| 《内科摘要》 | 明（1529年） | 薛己 | 注重脾肾以肾为主 | 首次以内科命名的中医学著作 |
| 《医贯》 | 明（1617年） | 赵献可 | 注重命门之火 | 命门为人身之主指导养生防病 |
| 《医宗必读》 | 明（1637年） | 李中梓 | 脾肾先后天本 | 脾肾并重有所创新 |
| 《景岳全书》 | 明（1640年） | 张介宾 | 注重命门水火 | 温补肾阳与滋补肾阴理论与实践 |

明清时期，温病学说的发展是中医学外感热病理论的创新和重大突破。温病学说起源于《内经》，宋金时期的刘完素"火热论"及创立寒凉派承前启后，至明清臻于成熟。见表1-7。

表 1-7 温病学说的代表作、代表人物及学术思想

| 医学著作 | 成书年代 | 作者 | 学术思想 | 重大贡献 |
| --- | --- | --- | --- | --- |
| 《温疫论》 | 明（1642 年） | 吴有性（吴又可） | 温疫病原为"戾气" | 温病学说的先驱 |
| 《温热论》 | 清（1746 年） | 叶桂（叶天士） | 温热病由表及里规律 | 卫气营血辨证 |
| 《湿热条辨》 | 清（不详） | 薛雪（薛生白） | 温热病湿热病因证治 | 湿热病因理论 |
| 《温病条辨》 | 清（1799 年） | 吴瑭（吴鞠通） | 温热病由上及下规律 | 三焦辨证理论 |

此外，清代王清任重视解剖，著有《医林改错》一书，改正古医书在人体解剖方面的错误，并发展了瘀血致病的理论及血瘀病证的治疗方法，对中医基础理论的发展亦有一定的贡献。

### （四）近现代——中西医汇通学派和中医药现代化

近代（1840 年以后），中医药学发展的特点之一是继续整理和汇总前人的学术成果，如 20 世纪 30 年代，曹炳章主编的《中国医学大成》，为集古今中医学大成的巨著。

更为鲜明的特点是中西医汇通学派的创新，提倡既要坚持中医学之所长，又要学习西医学先进之处，从理论到临床，提出汇通中西医的观点。见表 1-8。

表 1-8 中西医汇通学派的代表作、代表人物及学术思想

| 医学著作 | 成书年代 | 作者 | 学术思想 | 重大贡献 |
| --- | --- | --- | --- | --- |
| 《中西汇通医经精义》 | 1892 | 唐宗海（容川） | 中医理论兼西医解剖生理学印证 | 中西医汇通的提出 |
| 《华洋藏象约纂》 | 1892 | 朱沛文（少廉） | 先中后西求同存异 | 折中论述中西医学 |
| 《医学衷中参西录》 | 1924 | 张锡纯（寿甫） | 吸取西说发扬中医 | 中西医汇通的实践 |
| 《群经见智录》 | 1922 | 恽树钰（铁樵） | 西为中用正确认识中医科学化 | 阐发《内经》要旨批驳反对中医谬说 |

现代（中华人民共和国成立后），国家制定了促进中医药学发展的政策，建立了近 30 所高等中医药院校，开展了博士后、博士、硕士等高层次人才培养，中医学、中药学等科学技术研究获得国家级重大项目资助，科技成果硕果

累累。继承和创新是中医药学发展的永恒主题，中医药现代化和国际化成为发展趋势。坚持中西医并重的方针，通过现代先进科技方法，使中医药学从理论和实践产生新的飞跃，具有当代科技水平。

# 第二节　中医学理论体系的基本特点

中医学理论体系的基本特点是整体观念和辨证论治。整体观念重在从宏观、系统思维来认识人体内外环境及其相互关系。辨证论治是中医临床诊断和治疗疾病的思维方法和过程。

## 一、整体观念

中医学的整体观念是指人体自身完整性及人与自然和社会环境统一性的思想。整体即完整性和统一性。整体观念贯穿于中医学对生命活动的认识、病因病机、诊法、辨证、养生及防治等各个方面，在临床实践上具有重要的指导作用。

### （一）人是一个有机的整体

人体生命活动由五脏（心、肝、脾、肺、肾）、六腑（胆、胃、小肠、大肠、膀胱、三焦）、奇恒之腑（脑、髓、骨、脉、胆、女子胞）、形体（筋、脉、肉、皮、骨）、官窍（目、舌、口、鼻、耳、前阴、后阴）、生命物质（精、气、血、津液）、神（意识、思维、情志）、经络（经脉、络脉）等共同完成。

#### 1. 生命活动的整体观

其一，五脏一体观。人体是以心为主宰，以五脏为中心，配合六腑，联系形体、官窍，通过经络的联系沟通作用，构成有机的整体。以五脏为中心的脏腑、形体、官窍等功能活动，形成五脏系统。例如，心与小肠相表里，在体为脉，其华在面，开窍于舌，在液为汗，在志为喜。心、小肠、脉、面、舌、汗、喜等，构成心系统，余脏类推。五脏系统之间相互协调、又相互制约，共同维持生命活动的正常进行。

其二，形神一体观。形体是生命的基础，只有形体完备，才能产生正常的神即精神活动；而精神活动是生命的主宰，只有精神调畅，才能促进脏腑的生理功能。形神合一，相辅相成，生命活动才能旺盛。

其三，生命物质和功能活动的一体观。精、气、血、津液是构成人体及维持人体生命活动的基本物质，而气、血、精、津液的生成、运行和输布等，又要依赖有关脏腑的功能活动。生命物质和功能活动相辅相成，相互转化，维持人体的生命活动。

*2. 疾病的诊断、防治的整体观*

中医学从整体观念出发，注重局部与整体病变的相互影响。整体的病变也常反映于局部，局部的病变可影响到全身。心理变化、精神刺激可致气机失调、甚至躯体病变；脏腑病变可引起阴阳气血失常和精神活动改变。并且，对疾病的发生、发展和变化重视分析疾病在脏与脏、腑与腑、脏与腑、脏腑与形体官窍之间的相互传变和相互影响。如情志抑郁，可致肝的疏泄功能失常，也会影响脾胃的消化吸收功能，还可引起血液运行迟缓、水液代谢障碍等。

整体审察是中医诊断的基本原则之一，诊察疾病的基本原理是"司外揣内""见微知著""视其外应，以知其内脏，则知所病"，通过观察分析五官、形体、色脉等外在的临床表现，了解和判断内在脏腑的病变，从而作出正确的诊断。如验舌、望面、察神、切脉等观察体表变化以测知内脏及全身功能活动的辨识疾病方法，就是整体观念在诊断上的体现。

中医学临床治疗，不是"头痛医头、脚痛医脚"，而是在整体观念指导下确定治则治法，如耳鸣耳聋治肾、肝病当先治脾等都是从整体出发，采用相应的整体调理方法。

## （二）人与外环境的统一性

外环境包括自然环境和社会环境。人与外环境的统一性，表现在人与自然环境的统一性和人与社会环境的统一性两方面。

*1. 人与自然环境的统一性*

人与自然环境的统一性即"天人一体观"中医学将人与自然界息息相关，对自然的依存与适应关系，称为"天人相应。"人禀天地之气而生，自然界赋予人类赖以生存的必要条件，如阳光、空气、水、土壤等。自然环境的变化，如寒暑更替、昼夜交接，或地域环境的不同，人体受其影响也会相应地出现变化。

季节气候对人体的影响：万物顺应春温、夏热、秋凉、冬寒的季节变化规律而有春生、夏长、秋收、冬藏的生长变化过程，人体的生理活动也会随之进行适应性的调节。如天暑衣厚，则汗多而尿少；天寒衣薄，则尿多而汗少。脉应四时，则春弦、夏洪、秋毛（浮而轻涩）、冬石（沉）。当气候的剧烈变化超过了人体的适应和调节能力，就会发生疾病。

月亮盈亏对人体的影响：月亮有盈亏虚实的变化，地球上有海水潮汐的涨落，对生物也有一定影响，人体也是如此。月亮始生，则血气始精，卫气始行；月廓盈满，则血气充实；月廓虚空，则血气相对不足。

昼夜晨昏对人体的影响：《灵枢·顺气一日分为四时》说："朝则为春，日中为夏，日入为秋，夜半为冬。"白天人体的阳气多趋于表，脏腑的功能活动比较活跃，人体处于兴奋状态；夜晚阳气多趋于里，人就需要休息和睡眠。一般疾病都有昼轻夜重的特点，可在一天之中出现"旦慧、昼安、夕加、夜甚"的病情变化规律。

地域环境对人体的影响：东南地势平坦，气候温暖潮湿，人体腠理较疏松，体格多瘦弱；西北海拔较高，气候寒冷干燥，人体腠理较致密，体格多壮实。一旦易地而居，许多人会有"水土不服"。此外，因地域水土等因素也会导致地方常见病，如瘿瘤、疟疾等，都具有地域性的特点。

2. 人与社会环境的统一性

中医学认为，人与社会环境具有统一性的特点，早在《黄帝内经》时代就倡导社会医学的思想。良好的社会环境，会使人精神振奋，勇于进取，有利于身心健康。然而，社会的变迁、安定与动荡，以及个人所在社会地位的转换、经济条件的变化、人际关系的干扰、日益激烈的社会竞争、过度紧张的生活节奏等，都会使人长期处于压力、焦虑、忧郁、烦恼、气愤、恐惧等状态，危害身心健康，导致中风、胸痹、消渴、积聚等的发病率增高。近年，社会环境因素所带来心理问题，以及其产生的心身疾病越来越引起医学界的关注和重视。人不仅是生物人、自然人，更是社会人，医学研究必须重视社会环境对人的影响。

## 二、辨证论治

### 1. 症、证、病的概念及相互关系

（1）症即症状，是机体因发生疾病而表现出来的异常状态，包括患者自身的各种异常感觉与医者的感觉器官所感知的各种异常表现。例如，胸闷、气短、痰黄、舌红、苔白腻、脉数等。

（2）证是对疾病过程中一定阶段病理生理变化反应状态的概括，包括病因、病位、病性、病势及转归等病机本质。例如，患者出现食少、腹胀、便溏、倦怠、舌淡、苔白、脉缓等临床表现，通过诊察分析，诊断为"脾虚证"。

（3）病是疾病的简称，是指有特定的致病因素、发病规律和病理演变的一个完整的异常生命过程，常常有相对固定的临床表现。例如，胸痹、消渴等。

病、证、症三者既有联系又有区别，病的重点是全过程，证的重点是疾病过程中的某一阶段，而症则是构成病和证的基本要素。

### 2. 辨证与论治及相互关系

（1）辨证是以中医学理论对四诊（望、闻、问、切）所得的资料进行综合分析，辨清病因、病位、病性、病势及转归等病机本质，并确立为某证的认识疾病过程。

（2）论治又称施治，是"因证立法"即根据证候而确立治则治法；"随法选方"即依据治则治法选择相应的处方；"据方施治"即按照处方，实施用药及具体治疗措施"的治疗疾病过程。

辨证是论治的依据和前提，论治是检验辨证正确与否的手段和方法。辨证论治不仅是中医学理论体系和临床诊治疾病实践相结合的过程，也贯穿在养生、预防、康复实践的过程。

（3）辨证论治与辨病论治　辨证与辨病，都是认识疾病的思维过程。辨病侧重对贯穿疾病全过程的基本矛盾的认识；辨证侧重对疾病当前阶段主要矛盾的把握。

临床实践中需要辩证地看待辨病与辨证的关系，在诊治疾病时就有"同病异治"和"异病同治"两种方法。同病异治是指同一疾病，由于发病的时间、地域不同，或处于疾病的不同阶段，或患者的体质差异，可出现不同的证候，因而治法就不一样。例如，常见的感冒病可表现为风寒、风热、风燥、气虚等

不同的证候，所以就有辛温解表、辛凉解表、辛润解表、益气解表等相应的治法。异病同治是指不同的疾病，在其发展变化过程中出现了相同的证候，就可采用相同的治法。例如，胃下垂、肾下垂、子宫脱垂、脱肛等不同的疾病，但都表现为"中气下陷证"，都可以采用升举中气的方法来治疗。

## 第三节　中医学的主要思维方法

中医学的主要思维方法，是植根于中国传统文化、体现中医药本质与特色、相对稳定的思维模式和方法。掌握和运用中医原创思维方法，对于中医理论学习和临床实践活动，具有重要指导意义和应用价值；对当代和未来中医学领域的科学研究和创新发展具有极其重要的启示和促进作用。

### 一、象思维

象思维是以直观的形象、物象、现象为基础，以意象、应象为特征和法则来类推事物的发展变化规律，从而认识生命、健康和疾病的思维方式。

*1. 形象思维*

形象思维是用直观形象和表象解决问题的思维方式。通过对客观事物的直接接触而获得的感性认识，常常是人们在实践中对客观事物的直接、生动的直觉反映。例如，中医学观察五脏，心"状如莲蕊"、肺"虚如蜂巢"、脾"扁似马蹄"等，将藏于体内的脏腑的形象和生理功能以及外在表现，称为"藏象"。四诊中望诊观察舌质和舌苔的变化，称为"舌象"；切诊观察脉的形象变化以测知疾病，称为"脉象"，这些都是中医辨证所依据的主要因素。

*2. 意象思维*

意象思维是在形象思维的基础上，从具体事物或现象进行抽象的思维方式。从众多不同事物的形象、现象、表象中"去粗取精、去伪存真、由此及彼、由表及里"进行提炼，抽取事物的本质，舍弃非本质的特征，即《易传·系辞上》"立象以尽意"。中医学重视意象思维，见于《后汉书·郭玉传》"医之为言，意也"。例如，《周易》用符号"--、—"来表示阴阳，宋代发明"太极图"，说明天地万物的运动变化。中医学将阴阳学说融入中医学理论体系，广泛应用于阐释人体的生命运动，分析疾病的发生、发展和变化的机理，并指导着疾病的诊断和防治。

### 3.应象思维

应象思维是以取象比类为基本方法，根据某类事物的特性，将与其相近、相似、相同特性的物象、现象，归纳为同一类别，同气相求，同类相通，以此证彼的思维方式。中医学"取象比类"的应象思维方式，对于解释天、地、人，其象相应，具有积极的意义。例如，以中国地域的东、西、南、北四海，合于人体的气海、血海、髓海、水谷之海；以十二条主要河流和八个湖泽，合于人体的十二经脉和奇经八脉；以自然界的器物形象，说明"五脉应象：肝脉弦，心脉钩，脾脉代，肺脉毛，肾脉石"，以合于春夏长夏秋冬之的生长化收藏。

中医象思维以形象思维为根本，以意象思维为特征，以应象思维为法则。在形象思维的基础上，通过意象思维和应象思维的抽象和提炼，据象归类事物，整体划分世界，从而实现了中医学对自然、社会和人体整体功能动态之象相互关系和统一性的认识。

## 二、系统思维

系统思维是把认识对象作为系统，研究系统和要素（系统的构成部分、因素、单元）、要素和要素、系统和外部环境的相互联系、相互作用，从而综合地考察认识对象的整体性思维方式。

### 1.天人合一

天人合一，是指天、地、人本原于一气，相参相应的思维方式。天，即天地、自然。天、地、人关系密切，故可从天地（大天地）的本质与现象来分析人的生命活动（天地）的规律。《素问·著至教论》说："子知医之道乎？……而道上知天文，下知地理，中知人事，可以长久。"天人同气，即天、地、人同源于一气。天食人以五气，地食人以五味，从而维持人的生命活动。人与万物相同，生于天地气交之中，气之升降出入、聚散阖辟的运动变化，形成万物生长化收藏、人体生命活动的生长壮老已。天人同律，即天、地、人的节律相同。天地自然的节律主要为年、月、日、时，人亦应之。例如，由于阴阳消长而形成春、夏、秋、冬季节更替，人以五脏系统相应，形成"四时五脏阴阳"

整体观。《灵枢·顺气一日分为四时》谓之"朝则为春，日中为夏，日入为秋，夜半为冬"。以此构建"子午流注"理论，应用于说明脏腑经络气血的生理功能、疾病诊治以及养生保健。

### 2. 宏观认识

宏观认识，是以整体观念为指导思想，注重人与自然、人与社会、人体内部各功能系统之间的相互联系、相互作用，善于从宏观把握整体的思维方法。例如，中医学的藏象理论，将复杂的人体归纳为五脏生理功能系统，以五脏为中心，联系六腑、五官、五体、五志，体现出人体功能活动整体性和形神统一性。并且，将人体五脏生理功能系统与自然界的方位、四时或五时、五气、五化、五色、五味等相联系，体现出人与自然界的统一性。五脏生理功能系统与四时五脏阴阳体系的建立，使藏象理论的脏腑概念逐渐由形态学实体演变为功能态模型。

中医学辩证地对待宏观与微观的关系，认为宏观变化来自微观，而微观变化又与宏观密切相关。如《素问·灵兰秘典论》云："恍惚之数，生于毫氂。毫氂之数，起于度量，千之万之，可以益大，推之大之，其形乃制。"恍惚，即宏观世界，模糊难辨；毫氂，即微观世界，可以度量。两者之间，以把握大局为要，则"其形乃制"。

## 三、中和思维

中和思维，是用和谐、协调、平衡的原则，说明人与自然、人与社会、人体内部的运动变化以及化解各种异常活动的思维方法。

### 1. 贵和尚中

中医学追求生命活动的和谐、协调、平衡状态，来自中国文化"贵和尚中"的思想。"中和"出自《礼记·中庸》。《中庸》云："中也者，天下之大本；和也者，天下之达道也。"中即中正，不偏不倚；和即和谐，调和。达道即共行的普遍规律。中正平和是万物化育的根本、道德修养的境界，也是人体正常生命活动的保证，最终目的是"以平为期"。中医学以中和、平衡为准绳，研究自然界五运六气、生理功能活动、养生保健预防、诊断治疗疾病等。《内经》将自然界正常气候称为"平气"，指五运六气在动态中维持平衡的状态。健康无病之人称为"平人"，即"内外调和，邪不能害，耳目聪明，气立如故""筋脉和同，骨髓坚固，气血皆从"（《素问·生气通天论》）。"五脏安定，血脉和利，精神乃居"（《灵枢·平人绝谷》）。正常脉象称为"平脉"，如《素问·经脉别论》云："权衡以平，气口成寸，以决死生。"等等。

### 2. 恒动变化

生命在于运动，朱丹溪的《格致余论·相火论》说："天之生物，故恒于动，人之有生，亦恒于动。"恒动，即运动是永恒的、绝对的，静止是暂时的、相对的。运动是物质的存在形式。人的生、长、壮、老、已，充分体现生命的动态过程。人的脏腑经络、精气血津液处于不断的运动变化之中，肺的呼吸，心的搏动，脾的运化，肝的疏泄，肾的藏精，以及六腑传导化物，气血循环，津液代谢，皆处于不断运动的状态。

《素问·六微旨大论》说："物之生，从乎化；物之极，由乎变。变化之相薄，成败之所由也。"事物新生，即"化"的质变过程；事物由小到大的发展，即"变"的量变过程。中医学论述生态世界乃至生命活动，其发生、发展乃至达到极点，由量变产生质变，旧事物消亡，新事物产生，皆由于运动变化所致。天地万物变化之根本源于自身的内在动力。男女媾精，阴阳和合，才有生命个体的诞生，人类才得以繁衍。机体内部以及内外环境之间由于阴阳二气不断运动变化，所达到相对的、动态的平衡，即和谐、协调的健康完美状态。

# 第二章　阴阳五行

气、阴阳、五行学说属于中国古代哲学范畴，是用以认识和解释物质世界发生、发展和变化规律的宇宙观，是构建中医学理论体系的基石。

中医学运用气、阴阳、五行学说关于宇宙物质性和运动变化的思维模式，归纳总结医学知识及临床实践经验，构建中医学独特的理论体系，从而认识人类生命的发生，阐释人体形态结构及功能活动，辨析疾病发生的原因和机理，制定养生和诊治的规律和原则。

气的理论在"气血津液"章详加论述。

# 第一节　阴阳学说

## 一、阴阳的概念与属性归类

### （一）阴阳的基本概念

阴阳最初的含义是非常朴素的，是指日光的向背而言，朝向日光则为阳，背向日光则为阴。后来阴阳的含义逐渐得到引申，如向日光处温暖、明亮；背日光处寒冷、晦暗，于是古人就以光明、黑暗、温暖、寒冷分阴阳。春秋战国时期，阴阳学说作为哲学思想逐渐形成。如《周易》分别用符号"--""—"来表示阴阳，提出"一阴一阳之谓道"的命题，把阴阳学说提升到哲学高度进行概括，将阴阳的对立属性及其运动变化视为宇宙万物的本性及变化的基本规律。

关于阴阳基本概念的经典表述，见于《素问·阴阳应象大论》说："阴阳者，天地之道也，万物之纲纪，变化之父母，生杀之本始，神明之府也。"阴阳是自然界的法则和规律，世界万物运动变化的纲领和根本，贯穿事物新生消亡的始终，是事物发生、发展和变化的内在动力。

### （二）事物的阴阳属性

#### 1. 事物的阴阳属性归类

凡是具有相互关联且又相互对立的事物或现象，或同一事物内部相互对立的两个方面，都可以用阴阳来概括分析其各自的属性。事物阴阳属性归类，见表2-1。

表2-1　事物阴阳属性归类表

| 属性 | 空间 | | | | | 时间 | 季节 | 温度 | 湿度 | 重量 | 性状 | 亮度 | 事物运动状态 | | | |
|---|---|---|---|---|---|---|---|---|---|---|---|---|---|---|---|---|
| 阳 | 上 | 外 | 左 | 南 | 天 | 昼 | 春夏 | 温热 | 干燥 | 轻 | 清 | 明亮 | 上升 | 运动 | 兴奋 | 亢进 |
| 阴 | 下 | 内 | 右 | 北 | 地 | 夜 | 秋冬 | 寒凉 | 湿润 | 重 | 浊 | 晦暗 | 下降 | 静止 | 抑制 | 衰退 |

#### 2. 事物的阴阳属性的绝对性与相对性

（1）事物阴阳属性的绝对性　主要表现在其属阴或属阳的不可变性，即不可反称性。若该事物的总体属性未变，或比较的对象或层次未变，它的阴阳属性是固定不变的。如水与火，水属阴，火属阳，水不论多热，对火来说，仍属阴；火不论多弱，对水来说，仍属阳。其他如天与地、日与月、上与下、升与降、动与静、寒与热、明与暗、温煦与凉润、兴奋与抑制、推动与宁静、弥散与凝聚等，其阴阳属性具有不可变性和不可反称性，故说事物的阴阳属性在某种意义上是绝对的。

（2）事物阴阳属性的相对性　若事物的总体属性发生了改变，或比较的层次或对象变了，则它的阴阳属性也随之改变，故事物阴阳属性在某种意义上说又是相对的，主要表现在以下三个方面：其一，阴阳属性互相转化：事物的阴阳属性在一定条件下，可以发生相互转化，阴可以转化为阳，阳也可以转化为阴。如寒证可转化为热证；精可化气。其二，阴阳之中复有阴阳：即阴阳的无限可分性，事物内部阴阳任何一方还可以再分阴阳，即所谓阴中有阳，阳中有阴。如昼为阳，上午为阳中之阳，下午为阳中之阴；夜为阴，前半夜为阴中之阴，后半夜为阴中之阳。其三，比较对象不同阴阳不同：随着划分的前提和依据改变，事物的阴阳属性可随之变化。如人体脏腑分为阴阳，六腑主传泻水谷属阳，五脏主内藏精气属阴；六腑与四肢比较，则六腑居内为阴，四肢在外为阳。

## 二、阴阳学说的基本内容

### （一）阴阳交感

阴阳交感，是指阴阳二气在运动中相互感应而交合的相互作用。阴阳彼此交感相错，是宇宙万物赖以生成和变化的根源。如《周易·咸象》所谓"天地感而万物生"。阴阳交感是天地万物化生的基础。《素问·阴阳应象大论》说："清阳为天，浊阴为地。"阳气升腾而为天，阴气凝聚而为地。天气下降，地气上升，天地阴阳二气相互作用，交感合和，产生万物。自然界，天地阴阳之气交感形成云、雾、雷电、雨露，万物得以化生。人类作为宇宙万物之一，同样也是由天地之气交感合和而生成。没有阴阳二气的交感运动，就没有自然界万事万物，也就没有生命。阴阳交感是事物和现象发展变化的动力。

### （二）阴阳对立

阴阳对立，是指阴阳"一分为二"，即阴阳对待、相反、制约的关系，是事物或现象固有的属性。自然界一切事物或现象内部都存在着相互对立的阴阳两个方面，如上与下、天与地、动与静、出与入、昼与夜、寒与热、水与火等等。正是由于阴与阳之间的这种相互对立制约才维持了阴阳之间的动态平衡，因而促进了事物的发生发展和变化。如人体正常生理活动具有兴奋和抑制的两种状态，兴奋为阳，抑制属阴，彼此相互对立制约。白昼则阳制约阴，人处于兴奋清醒状态；入夜则阴制约阳，进入安静睡眠状态。阴阳对立相反而有昼夜寤寐的不同变化，动静相制维持人体寤和寐的正常节律。

### （三）阴阳互根

阴阳互根，是指相互对立的阴阳两个方面，具有相辅相成、相互依存的关系。阴阳互根的形式，通过阴阳互藏、互为根本而发挥作用。

#### 1. 阴阳互藏

阴阳互藏，是指阴阳两个方面，具有相互依存，互为根本的关系，即阴和阳任何一方都不能脱离另一方而单独存在，每一方都以另一方的存在作为自己存在的前提和条件。如《类经·运气类》说："天本阳也，然阳中有阴；地本阴也，然阴中有阳，此阴阳互藏之道。"天为阳，地为阴。"地气上为云，天气下为雨"，天为地气升腾所形成，地乃天气下降所形成。

*2.阴阳互用*

阴阳互用，是指阴阳双方具有相互资生、促进和助长的关系，即阴可以生阳，阳也可以生阴。如《素问·阴阳应象大论》说："阴在内，阳之守也；阳在外，阴之使也。"概括阴阳相互依存，不可分离的关系。阴精主内，阳气主外；阴精为阳气固守提供物质基础，阳气为阴精生成给予功能保证。

（四）阴阳消长

阴阳消长，是指对立互根的阴阳双方不是一成不变的，而是处于不断地增长和消减的变化之中。阴阳消长的形式，属于量变过程中进退、增减、盛衰的运动变化，包括此长彼消、此消彼长的阴阳互为消长与此长彼长、此消彼消的阴阳同消同长。

导致阴阳出现消长变化的原因是阴阳之间对立制约与互根互用的关系。由冬至春及夏，气候从寒冷逐渐转暖变热，是"阳长阴消"；由夏至秋及冬，是"阴长阳消"的过程。阴阳双方在彼此消长的运动过程中保持着动态平衡。阴阳之间的互为消长是绝对的；阴阳之间的平衡则是相对的。

（五）阴阳转化

阴阳转化，是指事物的阴阳属性，在一定条件下可以向其相反的方向转化，即属阳的事物可以转化为属阴的事物，属阴的事物可以转化为属阳的事物。阴阳相互转化的形式，属于质变过程中事物的运动变化，既可以表现为渐变的形式，又可以表现为突变的形式。阴阳相互转化，一般都产生于事物发展变化的"物极"阶段，即所谓"物极必反"。当阴阳消长运动发展到一定阶段，"极则生变"，事物阴与阳属性即发生转化。《素问·阴阳应象大论》谓之"重阴必阳，重阳必阴""寒极生热，热极生寒"，《灵枢·论疾诊尺》谓之"寒甚则热，热甚则寒"，重、极、甚，即是阴阳消长变化发展到"极"的程度，是事物的阴阳属性发生转化的必备条件。

# 三、阴阳学说在中医学的应用

阴阳学说贯穿在中医学理论体系的各个方面，广泛用来说明人体的组织结构、生理功能、病机变化，并指导养生保健以及疾病的诊断和治疗。

（一）说明人体的组织结构

人体是一个有机整体，组成人体的所有脏腑经络形体组织，都可以根据其所在部位、功能特点划分为相互对立的阴阳两部分（表2-2），故《素问·宝命全形论》说："人生有形，不离阴阳。"

表 2-2　人体组织结构阴阳属性归类表

| 属性 | 形体 | | | 四肢 | 络脉 | 经脉 | 脏腑 | 五脏 | 各脏 | | | | |
|---|---|---|---|---|---|---|---|---|---|---|---|---|---|
| 阳 | 头 | 体表 | 背 | 四肢 | 外侧 | 阳络 | 阳经 | 六腑 | 心肺 | 心阳 | 肺阳 | 肝阳 | 脾阳 | 肾阳 |
| 阴 | 足 | 体内 | 腹 | 脏腑 | 内侧 | 阴络 | 阴经 | 五脏 | 肝脾肾 | 心阴 | 肺阴 | 肝阴 | 脾阴 | 肾阴 |

## （二）概括人体的生理功能

人体正常生命活动，是阴阳双方在对立互根的基础上相互制约、相互促进，从而维持人体生命活动的动态平衡。人体生理功能分阴阳：凉润、宁静、抑制、沉降，为阴；温煦、推动、兴奋、升发，为阳。正是由于人体内阴阳二气的升降出入、交感相错，推动和调控着人体内物质与物质、物质与能量之间的彼此消长、相互转化，推动和调控着人体的生命进程。人体内的阴阳二气不能相互为用而分离，人的生命活动也就终止了。故《素问·生气通天论》说："阴平阳秘，精神乃治；阴阳离决，精气乃绝。"

## （三）阐释人体的病因病机

### 1. 分析病因的阴阳属性

疾病是由于病邪作用于人体，邪正相争，导致机体阴阳失调、脏腑组织损伤和生理功能失常的结果。而病邪可以分为阴、阳两大类。一般而言，六淫属阳邪，饮食居处、情志失调等属阴邪。阴阳之中复有阴阳，六淫之中，风邪、暑邪、火（热）邪为阳，寒邪、湿邪为阴。

### 2. 分析病机变化的基本规律

疾病的发生发展过程就是邪正斗争的过程：阳邪侵犯人体，人体正气中的阴气奋而抗之；阴邪侵犯人体，正气中的阳气与之斗争。如此产生了邪正相搏，导致了阴阳失调而发生疾病，阴阳失调的主要表现形式是阴阳的偏盛偏衰和互损。

阴阳偏盛，即阴偏盛、阳偏盛，是阴或阳任何一方超过正常水平的病机变化。《素问·阴阳应象大论》指出："阴胜则阳病，阳胜则阴病，阳胜则热，阴胜则寒。"阴阳偏盛所形成的证候是实证，所谓"邪气盛则实"。阴阳偏衰，即阴虚、阳虚，是属于阴阳任何一方低于正常水平的病机变化。阴阳偏衰所导致的证候是虚证，所谓"精气夺则虚"。由于阴阳之间互根互用，故在阴阳偏衰到一定程度时，就会出现阴损及阳、阳损及阴的阴阳互损、阴阳两虚的病机变化。

### （四）用于疾病的诊断

《素问·阴阳应象大论》说："善诊者，察色按脉，先别阴阳。"中医学诊断疾病的纲领首先辨别阴阳。

临床以阴阳理论来辨析四诊所收集的各种资料的阴阳属性。如望诊方面，以色泽分阴阳，色泽鲜明者为阳，色泽晦暗者为阴。闻诊方面，以气息分阴阳，语声高亢洪亮、多言而躁动，呼吸有力声高气粗，多属实、属热，为阳；语声低微无力、少言而沉静，呼吸微弱，多属虚、属寒，为阴。问诊方面，以动静喜恶分阴阳，躁动不安、身热恶热属阳；蜷卧静默、身寒喜暖属阴。切诊方面，脉象分阴阳，以部位分，寸为阳，尺为阴；以动态分，则至者为阳，去者为阴；以至数分，则数者为阳，迟者为阴；以形状分，则浮大洪滑为阳，沉涩细小为阴。

### （五）用于疾病的防治

阴阳平衡则健康无病，阴阳失调则生病，故治疗的目的就是调整阴阳，使之保持或恢复相对平衡。如《素问·至真要大论》说："谨察阴阳所在而调之，以平为期。"

#### 1. 指导养生

养生又称"摄生"，即保养生命之意。养生最根本的原则就是要"法于阴阳"，即遵循自然界阴阳的变化规律来调理人体之阴阳，保持人与自然界的协调统一。《素问·四气调神大论》提出："春夏养阳，秋冬养阴。"顺应四时原则。春生、夏长、秋收、冬藏，为万物化生之规律，故春夏养阳，以养阳之生长；秋冬养阴，以养阴之收藏。

#### 2. 确定治疗原则

针对阴阳偏盛的治疗原则：阴阳偏盛形成的是实证，故总的治疗原则是"损其有余"，即实则泻之。阳偏盛而导致的实热证，用"热者寒之"的治疗方法；阴偏盛而导致的寒实证，用"寒者热之"的治疗方法。

针对阴阳偏衰的治疗原则：阴阳偏衰出现的是虚证，故总的治疗原则是"补其不足"，即虚则补之。阴偏衰产生的是"阴虚则热"的虚热证，治疗当滋阴制阳，用"壮水之主，以制阳光"的治法，《内经》称之为"阳病治阴"。阳偏衰产生的是"阳虚则寒"的虚寒证，治疗当扶阳抑阴，用"益火之源，以消阴翳"的治法，《内经》称之为"阴病治阳"。

针对阴阳互损的治疗原则：阴阳互损导致阴阳两虚，故应采用阴阳双补的治疗原则。

**3. 分析和归纳药物的性能**

中药的性能，以四气、五味和升降浮沉来决定，皆可以用阴阳来归纳说明。四气，即寒、热、温、凉四种药性，温、热为阳，寒、凉为阴。五味，即酸、苦、甘、辛、咸、（淡）五种味。辛味有发散之性、甘味能滋补与缓急、淡味有渗泄作用皆属于阳；酸味能收敛、苦味能降能坚、咸味能软坚和泻下皆属于阴。

中医学运用阴阳学说，以辩证思维指导对具体事物的认识，阐明生命的形体结构、功能活动、病机变化、临床诊断、疾病防治以及养生康复等，奠定了中医学理论体系的基础。


# 第二节　五行学说


## 一、五行的概念与特性归类

### （一）五行的基本概念

五行，即木、火、土、金、水五种物质及其运动变化。五行最初的含义与"五材"有关，是指木、火、土、金、水五种基本物质或基本元素。《左传·襄公二十七年》说："天生五材，民并用之，废一不可。"木、火、土、金、水这五种物质是人类日常生产和生活中最为常见和不可缺少的基本物质。

五行一词，最早见于春秋时期的《尚书》。《尚书·周书·洪范》说："鲧堙洪水，汩陈其五行。"对五行特性进行归纳："水曰润下，火曰炎上，木曰曲直，金曰从革，土爰稼穑。"《尚书》的记载标志着五行作为哲学概念的形成，此时的五行，已从木、火、土、金、水五种具体物质中抽象出来，上升到哲学的层面，使五行特性从哲学高度得到了抽象概括。

（二）五行的特性

五行的特性，是古人在长期的生活和生产实践中对木、火、土、金、水五种物质的直观观察和朴素认识的基础上，进行抽象而逐渐形成的理性概念，是用以识别各种事物的五行属性的基本依据。

"木曰曲直"："曲"，屈也；"直"，伸也。曲直是指树木的枝条具有生长、柔和，能屈又能伸的特性，引申为凡具有生长、升发、条达、舒畅等性质或作用的事物和现象，归属于木。

"火曰炎上"："炎"，是焚烧、炎热、光明之义；"上"，是上升。炎上是指火具有炎热、上升、光明的特性。引申为凡具有温热、上升、光明等性质或作用的事物和现象，归属于火。

"土爰稼穑"："爰"，通"曰"；"稼"，即种植谷物；"穑"，即收获谷物。稼穑泛指人类种植和收获谷物的农事活动。引申为凡具有生化、承载、受纳性质或作用的事物和现象，归属于土。故有"土载四行""万物土中生""万物土中灭"和"土为万物之母"说。

"金曰从革"："从"，顺也；"革"，即变革。从革是指金有刚柔相济之性，金之质地虽刚硬，可作兵器以杀戮，但有随人意而更改的柔和之性。引申为凡具有沉降、肃杀、收敛等性质或作用的事物和现象，归属于金。

"水曰润下"："润"，即滋润、濡润；"下"即向下、下行。润下，是指水具有滋润、下行的特性。引申为凡具有滋润、下行、寒凉、闭藏等性质或作用的事物和现象，归属于水。

从上述五行的特性可以看出，五行学说中的木、火、土、金、水，已经不是这五种具体物质本身，而是五种物质不同属性的概括。

（三）事物和现象的五行归类

五行学说依据五行各自的特性，对自然界的各种事物和现象进行归类，从而构建了五行系统。事物和现象五行归类的方法，主要有取象比类法和推演络绎法两种。

取象比类法：即从事物的形象（形态、作用、性质）中找出能反映本质的特有征象；以五行各自的抽象属性为基准，与某种事物所特有的征象相比较，以确定其五行归属。如以方位配五行，日出东方，与木升发特性相似，故东方归属于木。

推演络绎法：即根据已知的某些事物的五行归属，推演归纳其他相关的事物，从而确定这些事物的五行归属。如已知肝属木，由于肝合胆、主筋、其华在爪、开窍于目，因此可推演络绎胆、筋、爪、目皆属于木。

中医学在天人相应思想指导下，以五行为中心，以空间结构的五方，时间结构的五季，人体结构的五脏为基本框架，将自然界的各种事物和现象以及人体的生理病理现象，按其属性进行归纳，从而将人体的生命活动与自然界的事物或现象联系起来，形成了联系人体内外环境的五行结构系统，用以说明人体以及人与自然环境的统一。见表2-3。

表 2-3 事物属性的五行归类表

| 自然界 | | | | | | | 五行 | 人体 | | | | | | |
|---|---|---|---|---|---|---|---|---|---|---|---|---|---|---|
| 五音 | 五味 | 五色 | 五化 | 五气 | 方位 | 季节 | | 五脏 | 五腑 | 五官 | 形体 | 情志 | 五声 | 变动 |
| 角 | 酸 | 青 | 生 | 风 | 东 | 春 | 木 | 肝 | 胆 | 目 | 筋 | 怒 | 呼 | 握 |
| 徵 | 苦 | 赤 | 长 | 暑 | 南 | 夏 | 火 | 心 | 小肠 | 舌 | 脉 | 喜 | 笑 | 忧 |
| 宫 | 甘 | 黄 | 化 | 湿 | 中 | 长夏四时 | 土 | 脾 | 胃 | 口 | 肉 | 思 | 歌 | 哕 |
| 商 | 辛 | 白 | 收 | 燥 | 西 | 秋 | 金 | 肺 | 大肠 | 鼻 | 皮 | 悲 | 哭 | 咳 |
| 羽 | 咸 | 黑 | 藏 | 寒 | 北 | 冬 | 水 | 肾 | 膀胱 | 耳 | 骨 | 恐 | 呻 | 栗 |

## 二、五行学说的基本内容

### （一）五行之间正常关系

#### 1.五行相生

五行相生，是指木、火、土、金、水之间存在着有序的递相资生、助长和促进的关系。

五行相生次序是：木生火，火生土，土生金，金生水，水生木。在五行相生关系中，任何一行都具有"生我"和"我生"两方面的关系。《难经》将此关系比喻为母子关系："生我"者为母，"我生"者为子。以火为例，由于木生火，故"生我"者为木，木为火之"母"；由于火生土，故"我生"者为土，土为火之"子"。木与火是母子关系，火与土也是母子关系。因此，五行相生，实际上是五行中的某一行对其子行的资生、促进和助长。

## 2.五行相克

五行相克，是指木、火、土、金、水之间存在着有序的递相克制、制约的关系。

五行相克次序是：木克土、土克水、水克火、火克金、金克木。在五行相克关系中，任何一行都具有"克我"和"我克"两方面的关系。《内经》将相克关系称为"所胜""所不胜"关系："克我"者为"所不胜"，"我克"者为"所胜"。如以木为例，由于木克土，故"我克"者为土，土为木之"所胜"；由于金克木，故"克我"者为金，金为木之"所不胜"。因此，五行相克，实际上是五行中的某一行对其所胜行的克制和制约。

## 3.五行制化

五行制化，是指五行之间既相互资生，又相互制约，维持平衡协调，推动事物间稳定有序的变化与发展。五行制化，源于《素问·六微旨大论》"亢则害，承乃制，制则生化"之论，属五行相生与相克相结合的自我调节。五行的相生和相克是不可分割的两个方面：没有生，就没有事物的发生和成长；没有克，就不能维持事物间的正常协调关系。因此，必须生中有克，克中有生，相反相成，才能维持事物间的平衡协调，促进稳定有序的变化与发展。见图2-1。

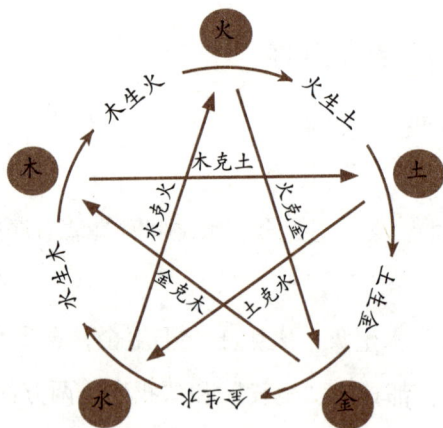

图 2-1　五行生克制化示意图

## （二）五行之间异常关系

### 1.五行相乘

五行相乘，是指五行中一行对其所胜的过度制约或克制。五行相乘的次序与相克相同，即木乘土，土乘水，水乘火，火乘金，金乘木。导致五行相乘的原因有"太过"和"不及"两种情况。太过导致的相乘，是指五行中的某一行过于亢盛，对其所胜行进行超过正常限度的克制，引起其所胜行的虚弱，从而导致五行之间的协调关系失常。如以木克土为例：正常情况下，木能克土，土为木之所胜。若木气过于亢盛，对土克制太过，可致土的不足。这种由于木的亢盛而引起的相乘，称为"木旺乘土"。不及所致的相乘，是指五行中某一行过于虚弱，难以抵御其所不胜行正常限度的克制，使其本身更显虚弱。仍以木克土为例，正常情况下，木能制约土，若土气不足，木虽然处于正常水平，土仍难以承受木的克制，因而造成木乘虚侵袭，使土更加虚弱。这种由于土的不足而引起的相乘，称为"土虚木乘"。相乘与相克虽然在次序上相同，但本质上是有区别的。相克是正常情况下五行之间的制约关系，相乘则是五行之间的异常制约现象。在人体，相克表示生理现象，相乘表示病机变化。

*2. 五行相侮*

五行相侮，是指五行中一行对其所不胜的反向制约和克制，又称"反克"。五行相侮的次序是：木侮金，金侮火，火侮水，水侮土，土侮木。导致五行相侮的原因，亦有"太过"和"不及"两种情况。太过所致的相侮，是指五行中的某一行过于强盛，使原来克制它的一行不仅不能克制它，反而受到它的反向克制。例如木气过于亢盛，其所不胜行金不仅不能克木，反而受到木的欺侮，出现"木反侮金"的逆向克制现象，这种现象称为"木亢侮金"。不及所致的相侮，是指五行中某一行过于虚弱，不仅不能制约其所胜的一行，反而受到其所胜行的"反克"。如正常情况下，金克木，木克土，但当木过度虚弱时，则不仅金来乘木，而且土也会因木的衰弱而"反克"之。这种现象，称为"木虚土侮"。

总之，五行的相乘和相侮，都是不正常的相克现象，两者之间既有区别又有联系。相乘与相侮的主要区别是：前者是按五行的相克次序发生过度的克制，后者是与五行相克次序发生相反方向的克制现象。两者之间联系是：在发生相乘时，也可同时发生相侮；发生相侮时，也可同时发生相乘。例如：木过强时，木既可以乘土，又可以侮金；金虚时，既可受到木侮，又可受到火乘。因而相乘与相侮之间存在着密切的联系。《素问·五运行大论》说："气有余，则制己所胜而侮所不胜；其不及，则己所不胜，侮而乘之，己所胜，轻而侮之。"这是对五行相乘与相侮产生的原因及其相互关系所作的很好说明。

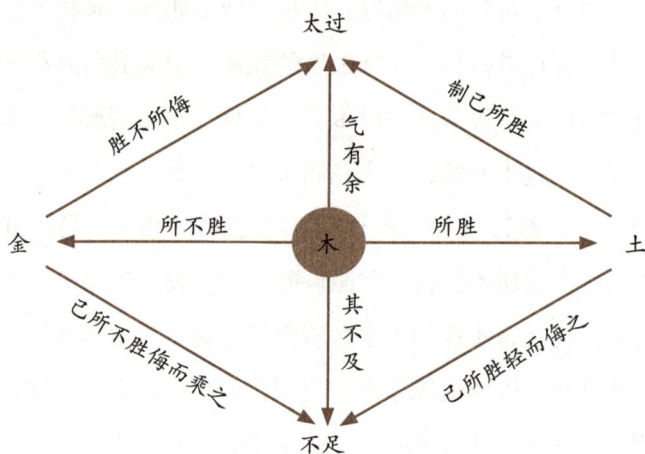

图 1-2　五行乘侮示意图

*3. 五行的母子相及*

五行的母子相及包括母病及子和子病及母两种情况，皆属于五行之间相生关系异常的变化。

（1）母病及子　是指五行中的某一行异常，累及其子行，导致母子两行皆异常。母病及子的一般规律是：母行虚弱，引起子行亦不足，终致母子两行皆不足。如水生木，水为母，木为子。若水不足，不能生木，导致木亦虚弱，终致水竭木枯，母子俱衰。

（2）子病及母　是指五行中的某一行异常，影响到其母行，终致子母两行皆异常。子病及母的一般规律有两种：一是子行亢盛，引起母行亦亢盛，结果是子母两行皆亢盛，一般称为"子病犯母"。如火旺导致木亢，终至木火皆亢。二是子行虚弱，上累母行，引起母行亦不足，终致子母俱不足，一般称为"子盗母气"。如木不足导致水枯，终至木水皆不足。

## 三、五行学说在中医学的应用

### （一）说明五脏的生理功能及其相互关系

五行学说在生理方面的应用，主要包括以五行特性类比五脏的生理特点，构建天人一体的五脏系统，以生克制化说明五脏之间的生理联系等几个方面。

*1. 说明五脏的生理特点*

五行学说将人体的五脏分别归属于五行，并以五行的特性来说明五脏的生理功能。如木有生长、升发、舒畅、条达的特性，肝喜条达而恶抑郁，有疏通气血，调畅情志的功能，故以肝属木。火有温热、向上、光明的特性，心主血脉以维持体温恒定，心主神明为脏腑之主，故以心属火。土性敦厚，有生化万物的特性，脾主运化水谷、化生精微以营养脏腑形体，为气血生化之源，故以脾属土。金性清肃、收敛，肺具有清肃之性，以清肃下降为顺，故以肺属金。水具有滋润、下行、闭藏的特性，肾有藏精、主水功能，故以肾属水。

*2. 构建天人一体的五脏系统*

五行学说除以五行特性类比五脏的生理特点，确定五脏的五行属性外，还以五脏为中心，推演络绎整个人体的各种组织结构与功能，将人体的形体、官窍、精神、情志等分归于五脏，构建以五脏为中心的生理病理系统。同时又将自然界的五方、五气、五色、五味等与人体的五脏联系起来，建立了以五脏为中心的天人一体的五脏系统，将人体内外环境联结成一个密切联系的整体。以肝为例："东方生风，风生木，木生酸，酸生肝，肝生筋……肝主目"（《素问·阴阳应象大论》），"东方青色，入通于肝，开窍于目，藏精于肝，其病惊骇，其味酸，其类草木……是以知病之在筋也"（《素问·金匮真言论》），这样把自然界的东方、春季、青色、风气、酸味等，通过五行的木与人体的肝、筋、目联系起来，构筑了联系人体内外的肝木系统，体现了天人相应的整体观念。

*3. 说明五脏之间的生理联系*

五脏的功能活动不是孤立的，而是互相联系的。五行学说不仅用五行特性说明五脏的功能特点，而且还运用五行生克制化理论来说明脏腑生理功能的内在联系，即五脏之间存在着既相互资生又相互制约的关系。

（1）以五行相生说明五脏之间的资生关系　肝生心即木生火，如肝藏血以济心，肝之疏泄以助心行血；心生脾即火生土，如心阳温煦脾土，助脾运化；脾生肺即土生金，如脾气运化，化气以充肺；肺生肾即金生水，如肺之精津下行以滋肾精，肺气肃降以助肾纳气；肾生肝即水生木，如肾藏精以滋养肝血，肾阴资助肝阴以防肝阳上亢。

（2）以五行相克说明五脏之间的制约关系　肾制约心即水克火，如肾水上济于心，可以防止心火之亢烈；心制约肺即火克金，如心火之阳热，可以抑制肺气清肃太过；肺制约肝即金克木，如肺气清肃，可以抑制肝阳的上亢；肝制约脾即木克土，如肝气条达，可疏泄脾气之壅滞；脾制约肾即土克水，如脾气之运化水液，可防肾水泛滥。

应当指出的是，五脏的生理功能及其相互资生、相互制约的关系，是以五行的特性及其生克规律来论述的。然而，五脏的功能是多样的，其相互间的关系也是复杂的。五行的特性并不能说明五脏的所有功能，而五行的生克关系也难以完全阐释五脏间复杂的生理联系。因此，在研究脏腑的生理功能及其相互间的内在联系时，不能囿于五行之间相生相克的理论。

（二）说明五脏病变的相互影响

五行学说，不仅可用以说明在生理情况下脏腑间的相互联系，而且也可以说明在病变情况下脏腑间的相互影响。某脏有病可以传至他脏，他脏疾病也可以传至本脏，这种病变上的相互影响称之为传变。以五行学说阐释五脏病变的相互传变，可分为相生关系的传变和相克关系的传变两类。

*1. 相生关系的传变*

包括"母病及子"和"子病及母"两方面。

（1）母病及子　即母脏之病传及子脏。如肾属水，肝属木，水能生木，故肾为母脏，肝为子脏。肾病及肝，即属母病及子。临床常见的因肾精不足不能资助肝血而致的肝肾精血亏虚证，肾阴不足不能涵养肝木而致的肝阳上亢证，肾阳不足不能资助肝阳而致的少腹冷痛证，皆属母病及子的传变。他脏之间的母病及子传变，可以此类推。母病及子，多见母脏不足累及子脏亏虚的母子两脏皆虚的病证。

（2）子病及母　是指疾病的传变，从子脏传及母脏。如肝属木，心属火，木能生火，故肝为母脏，心为子脏。心病及肝，即是子病及母。临床常见的因心血不足累及肝血亏虚而致的心肝血虚证，因心火旺盛引动肝火而形成心肝火旺证，皆属子病及母。子病及母，既有子脏虚引起母脏也虚的虚证，又有子脏盛导致母脏也盛的实证。另外还有子脏盛导致母脏虚的虚实夹杂病变，即所谓"子盗母气"，如肝火亢盛，下劫肾阴，以致肾阴亏虚的病变即是。

*2. 相克关系的传变*

包括"相乘"和"相侮"两方面。

（1）相乘　是相克太过致病。引起五脏相乘的原因有二：一是某脏过盛，而致其所胜之脏受到过分克伐；二是某脏过弱，不能耐受其所不胜之脏的正常克制，从而出现相对克伐太过。如以肝木和脾土之间的相克关系而言，相乘传变就有"木旺乘土"（即肝气乘脾）和"土虚木乘"（即脾虚肝乘）两种情况。由于肝气郁结或肝气上逆，影响脾胃的运化功能而出现胸胁苦满、脘腹胀痛、泛酸、泄泻等表现时，称为"木旺乘土"。反之，先有脾胃虚弱，不能耐受肝气的克伐，而出现头晕乏力、纳呆嗳气、胸胁胀满、腹痛泄泻等表现时，称为"土虚木乘"。

（2）相侮　是反向克制致病。形成五脏相侮亦有两种情况，即太过相侮和不及相侮。太过相侮，是指由于某脏过于亢盛，导致其所不胜无力克制而反被克的病理现象。例如：肺金本能克制肝木，由于暴怒而致肝火亢盛，肺金不仅无力制约肝木，反遭肝火之反向克制，而出现急躁易怒，面红目赤，甚则咳逆上气，咯血等肝木反侮肺金的症状，称为"木火刑金"。不及相侮，是指由于某脏虚损，导致其所胜之脏出现反克的病理现象。如脾土虚衰不能制约肾水，出现全身水肿，称为"土虚水侮"。

（三）指导疾病的诊断

人体是一个有机整体，当内脏有病时，其功能活动及其相互关系的异常变化，可以反映到体表，出现色泽、声音、形态、脉象等诸方面的异常变化，五行学说将人体五脏与自然界的五色、五音、五味等都作了相应联系，构成了天人一体的五脏系统，因而观察分析望、闻、问、切四诊所搜集的外在表现，依据事物属性的五行归类和五行生克乘侮规律，可确定五脏病变的部位，推断病情进展和判断疾病的预后。

（四）指导疾病的治疗

五行学说指导疾病的治疗，主要表现在：根据药物的色、味，按五行归属指导脏腑用药；按五行的生克乘侮规律，控制疾病的传变和确定治则治法；指导针灸取穴和情志疾病的治疗等几个方面。

### 1. 指导脏腑用药

不同的药物，有不同的颜色与气味。以颜色分，有青、赤、黄、白、黑"五色"；以气味辨，则有酸、苦、甘、辛、咸"五味"。青色、酸味入肝，赤色、苦味入心，黄色、甘味入脾，白色、辛味入肺，黑色、咸味入肾。如白苔、山茱萸味酸入肝经以补肝之精血；丹参味苦色赤入心经以活血安神；石膏色白味辛入肺经以清肺热；白术色黄味甘以补益脾气；玄参、生地色黑味咸入肾经以滋养肾阴等。临床脏腑用药，除色味外，还必须结合药物的四气（寒、热、温、凉）和升降浮沉等理论综合分析，辨证应用。

*2. 控制疾病传变*

根据五行生克乘侮理论，五脏中一脏有病，可以传及其他四脏而发生传变。疾病的传变与否，主要取决于脏气的有盛有衰。"盛则传，虚则受"，是五脏疾病传变的基本规律。在临床实践中，我们既要根据五行的生克乘侮关系掌握五脏病变的传变规律，调整太过与不及，控制其传变，防患于未然，同时又要依据具体病情辨证施治，切勿将其作为刻板公式而机械地套用。

*3. 确定治则治法*

五行学说不仅用以说明人体脏腑的生理功能和病理传变，指导疾病的诊断和预防，而且还以五行相生相克规律来确定疾病的治疗原则和方法。

（1）依据五行相生规律确定治则和治法　临床上运用五行相生规律来治疗疾病，其基本治疗原则是补母和泻子，即"虚则补其母，实则泻其子"（《难经·六十九难》）。依据五行相生规律确定的治法，常用的有滋水涵木法、益火补土法、培土生金法和金水相生法四种。

（2）依据五行相克规律确定治则和治法　临床上运用五行相克规律来治疗疾病，其基本治疗原则是抑强扶弱。依据五行相克规律确定的治法，常用的有抑木扶土法、培土制水法、佐金平木法和泻南补北法四种。

中医学应用五行学说，以五行的特性来分析归纳人体脏腑、经络、形体、官窍和精神情志等各种功能活动；构建以五脏为中心的生理系统；进而与自然环境相联系，建立内外环境相统一的天人一体五脏系统；并以五行的生克制化规律来分析五脏之间的生理联系；以五行的乘侮和母子相及规律来阐释五脏病变的相互影响，指导疾病的诊断和防治。

# 第三章　藏　象

藏象理论，是研究人体内在脏腑的形态结构、生理功能，以及与精气血津液相互关系的基本理论。藏象理论通过人体外部的征象来探索内脏活动规律，进而有效地指导养生防病、疾病诊治与康复，是中医学理论体系的核心内容。

## 第一节　概　述

### 一、藏象的概念

藏象是指藏于体内的脏腑及其表现于外的生理及病变现象。"藏象"一词出自《素问·六节藏象论》。"藏"，即"臟"，简化为"脏"，即藏于体内的脏腑；"象"，即表现于外的生理、病变现象。如张介宾《类经·藏象类》云："象，形象也。藏居于内，形见于外，故曰藏象。""藏象"是中医学特有的概念，与脏器的概念不同，其不仅涉及人体形态结构、脏腑生理活动和相关的神志活动、形体官窍等，还涉及自然、社会环境等因素，是以五脏为中心的五个生理功能系统。

### 二、藏象理论的形成

藏象理论自《内经》始，经历代医家的不断补充、修正、发展，形成宏观、系统、整体的理论体系。藏象理论的形成主要有以下几方面：

#### （一）古代的解剖知识

《内经》对解剖人体、观察脏腑有详细的描述。如《灵枢·经水》说："若夫八尺之士，皮肉在此，外可度量切循而得之，其死，可解剖而视之。其脏之坚脆，腑之大小，谷之多少，脉之长短，血之清浊……皆有大数。"《难经》

《医林改错》等对脏腑的结构、形态等也都有描述，古代解剖知识的积累与发展，为中医学藏象理论的形成奠定了坚实的形态学基础。

（二）长期对人体生理、病变现象的观察

古代医学家在长期的生活和医疗实践中，通过观察人体的生理功能、病变现象，并结合当时的解剖学知识，对人体的各脏腑及其功能有了进一步认识。根据"有诸内，必形诸外""视其外应，以知其内脏"的方法，经过长期对人体生命现象的大量细致观察，由象测脏，分析人体对不同外在条件和刺激所作出的反应，来推测人体的内在生理、病变规律。如已知"脾主运化水谷"的基础上，发现数日不食，或食量减少，则见形体消瘦、肢倦乏力、唇白无泽、口淡乏味等表现，进而推知"脾主四肢肌肉""开窍于口""其华在唇"等理论。

（三）反复医疗实践的验证

中医学是理论与实践密切结合的知识体系，源于实践，高于实践，在大量实践积累的基础上，探索和反证脏腑的生理功能，使藏象理论得以检验，并不断丰富完善。如用补肾药物可以加速骨折的愈合，从而认识到骨与肾的关系，得出"肾主骨"的理论。食用动物肝脏可治夜盲，多次重复的经验则萌生"以脏补脏"观念，同时佐证"肝在窍为目"理论等。

（四）古代哲学思想的渗透

以气、阴阳、五行学说为代表的古代哲学思想渗透到中医学中，对藏象理论的形成及其体系的构建起到了重要的作用。气学说在探讨物质世界的本源性基础上，以气的运动变化来阐释事物的整体性和过程性。阴阳学说运用阴阳的属性分类及对立、互根、消长、转化等关系来研究脏腑的部位、生理联系、病因病机等多个方面。五行学说对藏象理论最重要的影响，是以五行为框架将复杂的人体组织结构划分为五脏系统，以五脏为核心，联系六腑、五官、九窍、五体、五神、五志等，形成五脏生理功能系统，运用五行之间的生克制化关系来说明五脏系统之间的相互关联，体现出人体功能活动整体性和形神统一性。并且，将人体五脏生理功能系统与自然界的方位、四时或五时、五气、五化、五色、五味等相联系，体现出人与自然界的统一性。五脏生理功能系统与四时五脏阴阳体系的建立，使藏象理论的脏腑概念逐渐由形态学实体演变为功能态模型。

## 三、脏腑的分类及特点

藏象理论，以脏腑为基础。脏腑，即内脏的总称。根据脏腑的功能特点，可分为三大类，即脏、腑、奇恒之腑。脏有五，即心、肺、脾、肝、肾，合称五脏；腑有六，即胆、胃、小肠、大肠、膀胱、三焦，合称六腑；奇恒之腑亦有六，即脑、髓、骨、脉、胆、女子胞（子宫）。

脏腑各有不同的生理特点。五脏共同的生理特点是化生和贮藏精气；六腑共同的生理特点是受盛和传化水谷。从形态而言，五脏多为实体性器官；六腑多为管腔性器官。如《素问·五脏别论》说："所谓五脏者，藏精气而不泻也，故满而不能实；六腑者，传化物而不藏，故实而不能满也。"概括五脏与六腑的生理特点与主要区别。"满"与"实"是针对精气和水谷而言。五脏"满而不实"、六腑"实而不满"，是强调五脏藏精气，宜保持盈满但不可水谷壅实；六腑传化水谷，多由水谷充实但无精气盈满。

奇恒之腑在功能上贮藏精气，与五脏相同；而在形态上多中空，与六腑相似，其与五脏、六腑皆不完全相同，故名奇恒之腑。如《素问·五脏别论》说："脑、髓、骨、脉、胆、女子胞，此六者，地气之所生也，皆藏于阴而象于地，故藏而不泻，名曰奇恒之腑。"

五脏六腑的生理功能特点，决定了其病变特点及临床意义。一般而言，病变"脏病多虚"，如心气虚、肝血虚、肾精虚等，或心肝血虚，肝肾阴虚，脾肺气虚等；"腑病多实"，如食滞胃脘、大肠燥结、膀胱湿热等。因而在治疗上"脏病多补"，如补心气、养肝血、填肾精，或补益心肝、滋养肝肾、补益脾肺等；"腑病多泻"，如消食和胃、泻下通便、清利膀胱等。

## 四、藏象理论的特点

藏象理论的特点，是以五脏为中心的整体观，主要体现在以五脏为中心的人体自身整体性及五脏与外界环境的统一性两方面。

### （一）以五脏为中心的人体自身的整体性

人体是一个极其复杂的有机整体，人体各脏腑组织之间，在结构上不可分割，在生理上相互为用，在病变上则相互影响。

**1.五脏与六腑阴阳表里相合**

五脏藏精气，主静属阴；六腑化水谷，主动属阳。五脏与六腑通过经脉络属、气血运行、水液代谢、气机升降等因素，构成了心与小肠、肺与大肠、肝与胆、脾与胃、肾与膀胱等表里相合的关系。互为表里的脏腑在生理上相互联系，在病变上相互影响。

**2.五脏与形体官窍内外相关**

五脏通过经络气血的联系，与人体外在的体表组织相互关联，构成了生理病理相关的五大系统：肝与胆、筋、目、爪等相联系形成肝系统，心与小肠、脉、舌、面等形成心系统，脾与胃、肉、口、唇等形成脾系统，肺与大肠、皮、鼻、毛等形成肺系统，肾与膀胱、骨髓、耳、发等形成肾系统。

**3.五脏与精神情志形神相关**

人的精神情志，是人体整体生命活动的体现，与五脏的生理功能密切相关。五脏藏精气，精气舍神，故称"五神脏"，如《灵枢·本神》说："肝藏血，血舍魂……脾藏营，营舍意……心藏脉，脉舍神……肺藏气，气舍魄……肾藏精，精舍志。"情志活动亦由五脏精气化生，故喜、怒、悲、思、恐五志分属五脏，如《素问·阴阳应象大论》说："人有五脏化五气，以生喜怒悲忧恐。"故人之情志分由五脏所主，即"心在志为喜""肝在志为怒""脾在志为思""肺在志为忧""肾在志为恐"。

**4.五脏功能系统之间相互联系**

五脏各系统相互之间并非孤立的，而是通过经络的联系沟通和气血的运行流注而相互联系。五脏功能的协调共济，相互为用，是维持人体整体生理平衡协调的重要保证。中医学以阴阳五行理论说明五脏阴阳之间既对立制约又互根互用的动态平衡关系，以五行理论阐释五脏功能之间既相互资助又相互制约的协调统一关系。五脏之中，又是以心为主导，心为五脏六腑之大主，统率各脏腑组织，维持机体气血津液的正常运行与内外环境的协调统一。

**（二）五脏与外界环境的协调统一性**

人生天地之间，赖自然环境与社会环境以生存，人的生命活动受自然和社会环境的制约和影响，并必然作出相应的反应。将人体与自然社会环境置于同一系统中考察分析，强调内外环境的统一性，亦为藏象理论的重要特点。

## 1. 四时五脏整体观

人体不仅本身是一个有机整体，而且与自然环境保持着统一性。以季节气候而言，《灵枢·岁露论》说："五脏应四时，各有收受。"心气通于夏，肺气通于秋，肾气通于冬，肝气通于春，脾气通于长夏。地域不同，气候、水土、饮食、居处以及生活习惯等方面有很大差异，从而使人体脏腑强弱不同，体质和发病倾向也有一定区别。如江南多湿热，人体腠理多疏松；北方多燥寒，人体腠理多致密。

## 2. 五脏时空整体观

人在生活工作中与他人结成诸多社会关系，每一个体皆为社会成员，人的生命活动必然受社会环境时间、空间的影响。政治、经济、文化、教育、婚姻家庭、人际关系等社会因素，必会影响人的生理、心理，甚至导致病变。良好的社会环境、和谐的人际关系，可使人精神振奋，身心健康；而不良的社会环境、恶劣的人际关系，可使人精神压抑，身心俱病。如《素问·疏五过论》所说："诊有三常，必问贵贱，封君败伤，及欲侯王？故贵脱势，虽不中邪，精神内伤，身必败亡。始富后贫，虽不伤邪，皮焦筋屈，痿躄为挛。"由此说明，社会环境因素对人体生理、病变的影响至关重要。

# 第二节 五 脏

五脏，即心、肺、脾、肝、肾的合称。在经络学说中，心包也作为一脏，故又称为六脏。五脏的共同生理特点是化生和贮藏精气，神志活动归属于五脏，故又称为"五神脏"。五脏的功能虽各有所司，但彼此协调，共同完成生命活动。

## 一、心

心居胸中，两肺之间偏左，膈膜之上，其形圆而下尖，如未开的莲花，外有心包裹护。

心的主要生理功能是主血脉和主藏神。《素问·灵兰秘典论》称之为"君主之官"。心在志为喜，在体合脉，其华在面，在窍为舌，在液为汗，与小肠相表里。心在五行属火，为阳中之阳，与夏季及南方相通应。

（一）生理特性

### 1. 心为阳脏

心位于胸中，在五行属火，为阳中之阳，故称为阳脏，又称"火脏"。火性光明，烛照万物。心以阳气为用，心之阳气有推动血液运行、温通血脉、兴奋精神，以使生机不息的作用。如果心的阳气不足，既可导致血液运行迟缓，瘀滞不畅，又可引起精神委顿。

### 2. 心主通明

心主通明，是指心脉以通畅为本，心神以清明为要。心脉畅通，需要心阳的温煦和推动作用。心脏搏动有力，节律均匀，血运通畅，则人精神振奋，思维敏捷。《素问·灵兰秘典论》提出："主明则下安……主不明则十二官危。"心是五脏六腑之大主，心主通明，则人体各脏腑组织相互协调，维持人体的各种生理功能。如果心主通明异常，则人体各脏腑组织功能紊乱，生命活动危在旦夕。

（二）生理功能

### 1. 心主血脉

心主血脉，是指心气推动血液运行于脉中，流注全身，循环不休，发挥营养和濡润作用。脉即血管，脉为"血之府"，是容纳和运输血液的通道。营气与血并行于脉中。在心、血、脉组成的密闭系统中，心起主宰作用。

心主血脉必备三个条件：一是心气充沛，心脏正常搏动，主要依赖于心气的推动作用。二是血液充盈，血液是供给人体各脏腑组织必需的物质基础。三是脉道通畅，血脉的完整、通畅，是血液正常循行的保证。心气充沛，对血液在脉中运行起主导作用。在心气的推动下，心脏正常搏动，血液循脉道到达五脏六腑、形体官窍，以维持人体正常的生理功能。

心主血脉的功能正常与否，可从面色、舌色、脉象、胸部感觉反映出来。心气充沛，血液充盈，血液才能在脉中周流不息，营养全身，而见面色红润光泽，舌质淡红荣润，脉象和缓有力。若心气不充，或血虚失养，可见面白舌淡，心悸胸闷，脉弱无力；若心脉瘀阻，血行不畅，可见胸部刺痛，面色、唇舌青紫，脉细涩或结代等。

## 2.心主藏神

又称心主神明、心藏神，是指心具有主宰人体各脏腑组织的生理功能及精神意识思维活动。故《素问·灵兰秘典论》说："心者，君主之官也，神明出焉。"

人身之神，有广义与狭义之分。广义之神，是整个人体生命活动的外在表现，包括面色、眼神、形态、语言、呼吸、饮食、睡眠等；狭义之神，是指人的意识、思维、情感等精神活动。心主藏神，既包括广义之神，又包括狭义之神。

人体的五脏六腑、四肢百骸、形体官窍各有不同的功能，但它们都必须在心神的主宰和调节下分工合作，共同完成机体的生命活动。心神正常，则人体各器官的功能相互协调，彼此合作，机体康健。故心为"五脏六腑之大主"。心为神明之脏，主宰人的精神、意识、思维和情志活动，能总统魂魄，兼赅意志，统领情志等。《内经》将思维认知活动概括为：意、志、思、虑、智，由心总管。《灵枢·本神》说："所以任物者为之心。"心具有接受外界客观事物和各种刺激并作出反应，进行意识、思维、情感等活动的功能。情志活动亦受心的制约，各种情志活动的产生和调节，是各种内外刺激作用于人体，通过心作出反应，而形成喜、怒、忧、思、悲、恐、惊等情志变化。这一复杂的精神活动实际上是在"心神"的主导下，由五脏协作共同完成的。由于心主藏神，为生之本，五脏六腑之大主，故情志所伤，首伤心神，次及相应脏腑，导致脏腑气机紊乱。

心藏神的功能正常与否，主要表现在人的精神状态、意识记忆、思维反应、睡眠状态等。若心藏神的功能正常，则精神振奋、意识清晰、记忆力强、思维敏捷、睡眠良好；反之，则常见神疲、健忘、失眠等，甚则意识不清，或神志模糊、反应迟钝等。

心主血脉与藏神功能是密切相关的。血是神志活动的物质基础，如《灵枢·营卫生会》说："血者，神气也。"心血充足，则能化神养神，而使心神灵敏不惑；而心神精明，又可统御调控心血的运行，使血运正常。

### （三）系统联系

## 1.心在志为喜

心的生理功能与情志"喜"有关。喜属于人体对外界刺激产生的高兴、快乐的生理反应。心气充沛，心血充盈，心神正常，则精神愉快，心情舒畅。而喜乐愉悦的心情，又可使气血条达，血脉通畅。故《素问·举痛论》说："喜则气和志达，营卫通利。"若心病可导致情志失常，如心气不足，神失所养，可见悲忧欲哭；痰火内扰，心神失常，则见喜笑不休。如《素问·调经论》说："神有余则笑不休，神不足则悲。"同样喜乐过度，则可使心神受伤，心气涣散。

### 2.心在体合脉

全身的血脉统属于心。脉指脉管，又称"血之府"，是约束血行，运行血液周流全身的通道。《灵枢·决气》："壅遏营气，令无所避，是谓脉。"脉与心直接相连，内行血气，而总统于心。心气充沛，心血充盈，则脉体充实，脉搏和缓有力；心气虚弱，心血不足，则脉搏细软，结代无力。

### 3.心其华在面

心气血的盛衰可从面部的色泽表现出来。由于头面部的血脉极其丰富，全身血气皆上注于面，故心的气血盛衰及其生理病理，皆可显露于面部的色泽变化。如《灵枢·邪气脏腑病形》说："十二经脉，三百六十五络，其血气皆上于面而走空窍。"心气旺盛，血脉充盈，则面部红润光泽。心气不足，可见面色㿠白；心血亏虚，则面色苍白；心脉痹阻，则面色青紫；心火亢盛，则面色红赤。

### 4.心在窍为舌

又称心开窍于舌，心的气血盛衰其功能活动可反映于舌。舌具有主味觉和语言的功能。手少阴心之别络系舌本，心主血脉，舌体血运丰富，故舌色和舌的功能，可灵敏地反映心主血脉的功能状态。心藏神，各种感觉运动及语言表达，皆与心神有关。观察舌的变化可以测知心主血脉及心藏神的功能。心的主血、藏神功能正常，则舌体红活荣润，味觉灵敏，语言流利。若心血不足，则舌淡瘦薄；心火上炎，则舌红生疮；心血瘀阻，则舌质紫黯，或有瘀斑；若心神失常，则见舌强、语謇，甚或失语等。

### 5.心在液为汗

汗液与心的生理功能密切相关。汗属津液之一，是体内津液经阳气的蒸化而从腠理排于体表的液体。"津血同源"，血液与津液同源互化，脉中血液之液体部分渗出脉外则为津液；脉外津液渗入血脉之中则为血液的组成部分。津液是汗液化生之源，故又称"汗血同源"。若汗出过多，津液大伤，可耗散心气或心血，而见心悸怔忡，体倦短气等。心气虚证，多见气短、自汗；心阴虚，常见潮热、盗汗。

### 6. 心应夏

夏季天气炎热，万物生长旺盛。心脏属火，阳气最盛，为阳中之阳，同气相求，故夏季与心相应。如心阳虚衰的患者，其病情往往在夏季缓解；而阴虚阳盛之人，在夏季又往往加重。

附：心包络

心包络，简称心包，又称"膻中"，是心脏外面的包膜，有保护心脏的作用。在经络学说中，手厥阴心包经与手少阳三焦经相为表里，故心包络属于脏。古代医家认为，心为人身之君主，不得受邪。若外邪侵心，则心包当先受病，故心包有"代心受邪"之功用。明清时期，温病学派受"心不受邪"思想的影响，在温病学说中，将外感热病中出现的神昏谵语等心神功能失常的病机变化，称之为"热入心包"或"痰热蒙蔽心包"。实际上心包受邪之证，皆是心主神志失常之证。

## 二、肺

肺位胸腔，左右各一，居心之上，在脏腑之中位置最高，覆盖诸脏，故有"华盖"之称。肺系与喉、鼻相连，故称喉为肺之门户，鼻为肺之外窍。肺的生理功能是主气，主宣降，主行水，朝百脉主治节。肺藏魄，在志为悲（忧），在体合皮，其华在毛，在窍为鼻，在液为涕。肺与大肠相为表里，肺在五行中属金，为阳中之阴，与秋季及西方相通应。

### （一）生理特性

#### 1. 肺为华盖

"华盖"，原指古代帝王的车盖。由于肺位于胸腔，覆盖五脏六腑，位置最高，故有"华盖"之称。肺位于五脏六腑之上，又能宣发卫气，具有卫护肌表，防御外邪，保护内脏的作用，故又称"肺者脏之长也"（《素问·痿论》）。

#### 2. 肺为娇脏

肺体清虚娇嫩，不耐寒热，易为邪气侵袭，故为"娇脏"。肺外合皮毛，开窍于鼻，与天气直接相通，外感六淫侵袭人体，无论从口鼻还是皮毛而入，均易犯肺而为病。

**3. 肺喜润恶燥**

肺喜清润而恶燥邪。外感燥邪，或内伤火热，最易损伤肺中津液，而引起各种肺燥的表现，如口鼻干燥，干咳少痰，咽干音哑等，故有"燥易伤肺"之说。

**（二）生理功能**

**1. 肺主气、司呼吸**

肺主气，是指人身之气均为肺所主持，包括了呼吸之气和一身之气。肺司呼吸，是指肺具有主管呼吸运动的功能。

（1）肺主呼吸之气　肺是体内外气体交换的场所，通过肺的宣发和肃降，不断吸入清气，排出浊气，吐故纳新，实现机体与外界环境之间的气体交换，从而维持人体的生命活动。肺的宣发和肃降功能正常，则呼吸顺畅，气体得以正常交换。如果肺气失宣或肺失肃降，则呼吸异常，出现咳喘气逆，或胸闷气喘等病证。

（2）肺主一身之气　肺具有主持、调节全身各脏腑之气的作用。肺主一身之气有二：一是气的生成。宗气是由肺吸入的自然界清气和脾胃运化的水谷之精气在胸中相合而成。宗气生成后，再促进肺的呼吸，并能贯注心脉以助心行血。因此肺的功能正常，呼吸通畅，则宗气生成充足，一身之气充沛。若肺的呼吸异常，则宗气生成不足，并能累及一身之气，而见体倦乏力、少气懒言等症。二是调节全身气机。气的运动称为气机，气机的主要形式有升降出入。肺通过有节律的呼吸运动，调节全身气机的升降出入运动。肺的呼吸均匀，节律一致，则全身气机升降正常，出入通畅。若肺的呼吸功能异常，常可影响全身气的升降出入，导致气机运行失调。

**2. 肺主宣降**

肺主宣发与肺主肃降，是指肺气向上向外宣发与向下向内肃降的相反相成的运动。肺气宣发与肃降运动协调，维持着肺司呼吸、主行水等功能。

（1）肺主宣发　肺气具有向上升宣和向外周布散的作用。主要体现在三个方面：一是呼出体内浊气；二是向上向外布散脾所转输水谷精微；三是宣发卫气，以温养皮肤，主司腠理开阖，排泄汗液。肺气宣发正常，则气道通畅，浊气得泄；津液得输，精微得布；腠理得养，汗液得泄。若外邪侵袭，肺失宣发，则致呼吸不畅，浊气壅阻，胸闷喘咳；卫气被郁，腠理闭塞，可致恶寒无汗；津液停聚，变为痰饮，阻塞气道，则见呼吸不利，胸闷咳痰等。

（2）肺主肃降  肺气具有向内向下清肃通降的作用。主要体现在三个方面：一是吸入自然界之清气，下纳于肾；二是向下向内布散水谷精微；三是将脏腑代谢所产生的浊液下输膀胱，生成尿液，排出体外。肺气肃降正常，则清气得入，宗气生成充足；津液精微得以输布，脏腑得养，尿液排泄通畅。若肺失肃降，则见呼吸异常，胸闷气喘；或津液输布障碍，而见痰饮、水肿或小便不利。

肺气的宣发与肃降，是相互联系、相反相成的两个方面，宣发与肃降协调，则呼吸均匀通畅，水液正常输布。若宣降失调，则见呼吸异常、水液代谢障碍。外邪侵袭，多致肺失宣发；而内伤及肺，多致肺失肃降。肺气宣发与肃降失常，又可相互影响，导致咳嗽、气喘、咯痰等病证。

**3.肺主行水**

又称"肺主通调水道"，是指通过肺气宣发肃降对体内水液的输布、运行和排泄具有疏通和调节作用。

肺主行水的功能主要是通过肺的宣发和肃降功能实现的。主要体现在两个方面：一是通过肺气的宣发作用，将津液向上向外布散，外滋肌腠头面；并宣散卫气，排泄汗液。二是通过肺气的肃降作用，将津液向下向内输送，内养脏腑组织；并将脏腑代谢所产生的浊液下达膀胱，成为尿液生成之源。

肺为华盖，在五脏六腑中位置最高，推动和调节全身的水液代谢，故称"肺为水之上源"。若外邪袭肺，肺失宣发，导致水液向上向外输布失常，可见无汗、水肿等症。内伤及肺，肺失肃降，可致水液不能下输其他脏腑，浊液不能下达膀胱，常现咳逆上气、小便不利或水肿等症。

**4.肺朝百脉而主治节**

肺朝百脉，是指全身的血液，都要通过经脉而会聚于肺，经肺的呼吸进行气体交换，而后输布于全身，即肺气助心行血的生理功能。肺主治节，是指肺气具有治理调节呼吸运动及全身之气、血、津液运行输布的作用。

心主血脉，心气是血液运行的基本动力。肺主气，血的运行又须肺气的推动和调节。肺司呼吸，调节气机，促进血行。肺气充沛，气机调畅，则血运正常；若肺气虚弱或壅滞，行血无力，则致心行不畅，甚至血脉瘀滞，出现心悸胸闷、唇青舌紫等症。

肺主治节的功能有四个方面：一是调节呼吸运动。肺气的宣发与肃降协调，则呼吸均匀通畅。二是调理全身气机。通过呼吸运动，调节气的升降出入，保持全身气机调畅。三是促进血液运行。通过肺朝百脉和气的升降出入运动，辅佐心脏，促进和调节血液运行。四是调节津液代谢。通过肺气的宣发与肃降，治理和调节全身水液的输布与排泄。由此可见，肺主治节是对肺的主要生理功能的总概括。

### （三）系统联系

#### 1.肺藏魄

人的本能动作及某些感觉与肺有关。《灵枢·本神》说："肺藏气，气舍魄。"中医学将神分为神、魂、魄、意、志，分别归藏于"五神脏"。"肺藏魄"，魄，主要是指与生俱来的本能感觉与运动，如耳的听觉、目的视觉、皮肤的感觉，以及婴儿啼哭、吸吮动作等，《灵枢·本神》所说："并精而出入者谓之魄。"张介宾注："魄之为用，能动能作，痛痒由之而觉也。"肺主气以养魄，故魄藏于肺。因此，精足则体魄健全，耳目聪明，感觉灵敏，动作正常。

#### 2.肺在志为悲（忧）

悲和忧的情志变化与肺的功能活动密切相关。悲即悲伤，是为过去之事感到难过；忧为忧愁，是为未来之事感到担忧。因二者对人体生理的影响是基本相同，故悲忧同属肺志。悲忧过度，则伤肺气，"悲伤肺""悲则气消"，出现呼吸气短，身倦乏力等症。反之，肺气虚衰或宣降失调，机体对外来非良性刺激的耐受能力下降，而易于悲忧。

#### 3.肺在体合皮、其华在毛

肺与皮毛相互为用，共同发挥温煦肌体、卫护肌表、防御外邪的作用。皮毛，包括皮肤、汗腺、毫毛等组织，是一身之表，具有防御外邪，调节津液代谢，辅助呼吸的作用，依赖于肺卫调节与津液的润泽。肺功能正常，卫气、津液就能宣发达表，皮毛得养，则皮肤致密柔韧，毫毛润泽，抗御外邪能力强盛，触觉灵敏。若肺气虚弱，可致卫表不固，而见自汗，或易于感冒，或皮毛失濡而见枯槁不泽。反之，皮毛受邪，亦可内合于肺。如寒邪束表，卫气被遏，除见恶寒无汗、头身疼痛、脉紧等症外，亦可内伤及肺脏，肺失宣降，而致胸闷咳喘等症。故临床常宣肺气能起到发汗、通窍、平喘的功效。

#### 4. 肺在窍为鼻

鼻与喉相通而下连于肺，肺司呼吸，鼻为呼吸道的最上端，鼻孔与喉是呼吸之气出入的通道，故有"鼻为肺窍""喉为肺之门户"之说。鼻的通气、嗅觉和助发音功能主要依赖肺气的作用。肺气宣畅，则鼻窍通利，嗅觉灵敏，发音正常；肺失宣发，则鼻塞不通，嗅觉减低。鼻的症状多从治肺入手。喉之通气、发声功能亦受肺气影响。肺气宣畅，则喉得所养，而呼吸通畅，发音清亮。肺失宣发，则呼吸不畅，语音重浊或嘶哑，称为"金实不鸣"；若肺津不足或肺阴亏虚，喉失所养，则气怯声低，甚至失音，称为"金破不鸣"。

#### 5. 肺在液为涕

鼻涕的变化可反映肺的生理病变状态。涕，是鼻黏膜的分泌物，为肺津所化、肺气所宣，有清洁润泽鼻窍，保证鼻窍行使正常嗅觉和通气功能。肺气充足，则鼻涕润泽鼻窍而不外流。若寒邪袭肺，肺气失宣，肺之津液为寒邪所凝，则鼻流清涕；肺热壅盛，可见流涕黄浊；燥邪犯肺，则见鼻干少涕。

#### 6. 肺应秋

肺的功能与时令之秋关系密切。秋令气燥，暑去而凉生，草木皆凋。肺主清肃下行，为阳中之阴，与秋季同属于五行之金，同气相求，故肺在时为秋。秋季气候多清凉干燥，而肺为清虚之脏，喜润恶燥，燥易伤肺，而见干咳无痰、口鼻干燥、皮肤干裂等症。

## 三、脾

脾位于腹腔上部，横膈下面，在左季胁的深部，附于胃的背侧左上方。

脾的主要生理功能是主运化，主统血，为后天之本，气血生化之源。脾气的运动特点是主升。脾为太阴湿土，又主运化水液，故喜燥恶湿。脾藏神为意，在志为思，在体合肌肉、主四肢，其华在唇，在窍为口，在液为涎，与自然界长夏之气相应。脾在五行属土，为阴中之至阴，与胃相表里。

### （一）生理特性

#### 1. 脾气宜升

脾气具有将水谷精微的向上输布心肺和升举内脏维持相对恒定位置的生理特性。

（1）脾主升清 "清"指水谷精微等营养物质。脾气上升，将胃肠吸收的水谷精微上输心、肺、头面，通过心、肺的作用化生气血，以营养濡润全身。若脾气虚弱或为湿浊所困，脾升不足，则水谷精微输布失常，气血的化生和输布障碍，脏腑经络形体官窍失养。

脾气升清与胃气降浊相对而言，二者相互为用，相反相成。"脾宜升则健，胃宜降则和"（《临证指南医案·脾胃门》）。脾胃之气升降协调，共同完成饮食水谷的消化和水谷精微的吸收、转输。若脾气虚弱而不能升清，浊气亦不得下降，则上不得精微之滋养而见头目眩晕、精神疲惫；中有浊气停滞而见腹胀满闷；下有精微下流而见便溏、泄泻。

（2）升举内脏　脾气上升能维持内脏位置的相对恒定，防止其下垂。脾气上升是防止内脏下垂的重要保证。若脾气虚弱，无力升举，反而下陷，可见胃下垂、肾下垂、阴挺（子宫脱垂）、脱肛（直肠脱垂）等内脏下垂病证。此类病证称为脾气下陷，或中气下陷，临床治疗常采用健脾升提的方法。

### 2.脾喜燥恶湿

脾喜燥恶湿与胃喜润恶燥相对而言。脾喜燥恶湿特性与脾运化水液的生理功能密切相关。脾气健运，水液得以正常输布，自无水湿痰饮停聚。若脾失健运，运化水液的功能障碍，水湿痰饮内生，即所谓"脾生湿"；水湿产生之后，又反过来困遏脾气，致使脾气不升，脾阳不振，称为"湿困脾"。另一方面外湿侵入人体，也最易损伤脾阳，困遏脾气，引起湿浊内生。内湿、外湿，皆易困遏脾气，致使脾气不升，影响脾正常功能的发挥，故说"脾恶湿"。临床实践中，对脾生湿、湿困脾的病证，一般是健脾与利湿同治，所谓"治湿不理脾，非其治也。"

### （二）生理功能

### 1.脾主运化

脾主运化，是指脾气将饮食水谷转化为水谷精微，并将其吸收、转输到全身的生理功能。脾主运化，包括运化水谷和运化水液两个方面。

（1）运化水谷　脾气将谷食化为谷精，并将其吸收、转运、输送到全身脏腑的生理功能。水谷入胃，经胃腐熟（初步消化）后，变为食糜，下传于小肠以做进一步消化。食物消化虽在胃和小肠中进行，但必须经脾气的推动、激发作用，才能完成。小肠中的食糜，在脾气作用下经进一步消化后，清者，即水谷精微部分，在脾气作用下，由小肠吸收，再经脾气的转输作用输送到全身，分别化为精、气、血、津液，内养五脏六腑，外养四肢百骸、筋肉皮毛。脾气转输精微的途径与方式有二：一是上输心肺，化生气血，通过心肺布散全身；二是向四周布散到其他脏腑，即《素问·玉机真脏论》所谓"脾为孤脏，中央土以灌四傍"，《素问·厥论》所谓"脾主为胃行其津液者也"。脾气的运化功能强健，称为"脾气健运"，则能为化生精、气、血等提供充足的原料，脏腑、经络、四肢百骸以及筋肉皮毛等组织就能得到充足的营养而发挥正常的生理功能。脾气的运化功能减退，称为"脾失健运"，则可影响谷食的消化和精微的吸收而出现腹胀、便溏、食欲不振，乃至倦怠、消瘦等精气血生化不足的病变。

（2）运化水液　脾气将水饮化为水精，亦即津液，并将其吸收、转输到全身脏腑的生理功能。水液的消化吸收在胃、小肠和大肠中进行，但又必须经脾气的推动、激发作用，才能完成。脾气转输津液的途径及方式有四：一是上输于肺，通过肺气宣降输布全身；二是向四周布散，"以灌四傍"，发挥其滋养濡润脏腑的作用；三是将胃、小肠、大肠中的部分水液经过三焦（六腑之一的三焦）下输膀胱，成为尿液生成之源；四是居中枢转津液，使全身津液随脾胃之气的升降而上腾下达，肺之上源之水下降，膀胱水府之津液上升。脾气健运，津液化生充足，输布正常，脏腑形体官窍得养。脾失健运，或为津液生成不足而见津亏之证；或为津液输布障碍，而见水湿痰饮等，甚至导致水肿。《素问·至真要大论》说："诸湿肿满，皆属于脾。"临床治疗此类病证，一般采用健脾化痰、健脾燥湿和健脾利水之法。

运化水谷和运化水液，是脾主运化的两个方面，二者同时进行。饮食物是人出生后所需营养的主要来源，是生成精、气、血、津液的主要物质基础，而饮食物的消化及其精微的吸收、转输都由脾所主，脾气不但将饮食物化为水谷精微，为化生精、气、血、津液提供充足的原料，为"气血生化之源"；而且能将水谷精微吸收并转输至全身，以营养五脏六腑、四肢百骸，使其发挥正常功能，并能充养先天之精，促进人体的生长发育，是维持人体后天生命活动的根本，故称为"后天之本"。脾为"后天之本"理论，对养生防病有着重要意义。在日常生活中注意保护脾胃，使脾气健运，则正气充足，不易受到邪气的侵袭，即《金匮要略·脏腑经络先后病脉证》所谓"四季脾旺不受邪"。反之，脾失健运，气血亏虚，则人体易病。如《脾胃论·脾胃盛衰论》说："百病皆由脾胃衰而生也。"

### 2. 脾主统血

脾主统血，是指脾气具有统摄、约束血液在脉中正常运行而不逸出脉外的功能。《金匮要略编注·下血》也说："五脏六腑之血，全赖脾气统摄。"

脾气统摄血液的功能，实际上是气的固摄作用的体现。脾气是一身之气分布到脾脏的部分，一身之气充足，则脾气充盛；而脾气健运，生气充足，则一身之气自然充足。气足则能摄血，故脾统血与气摄血是统一的。脾气健旺，气生有源，气足而固摄作用健强，血液则循脉运行而不逸出脉外。若脾失健运，气生无源，气衰而固摄作用减退，血液失去统摄则逸出脉外而为出血。脾不统血由气虚所致，一般出血时间较长，色淡质稀，并有气虚症状，如食少纳呆，倦怠乏力等。

### （三）系统联系

#### 1. 脾藏意

意，即"憶"，是将从外界获得的印象，经过思维取舍而保留下来，形成记忆、回忆的精神活动。《灵枢·本神》："脾藏营，营舍意。"脾气健运，化源充足，气血充盈，脑髓得养，即表现出思路清晰，意念丰富，记忆力强；反之，脾的功能失常，则善忘，呆钝。《中西汇通医经精义·上卷》："脾阳不足则思虑短少，脾阴不足则记忆多忘。"

#### 2. 脾在志为思

脾的生理功能与思考、思虑密切相关。思考、思虑以脾主运化的水谷精微为物质基础。脾气健运，化源充足，气血旺盛，则思虑、思考等心理活动正常。若脾虚则不耐思虑，思虑太过又易伤脾，致使脾胃之气结滞，脾气不能升清，胃气不能降浊，因而出现不思饮食、脘腹胀闷、头目眩晕等症状，即所谓"思伤脾。"

#### 3. 脾在体合肉而主四肢

肌肉四肢赖脾胃运化水谷精微的营养滋润，才能健壮丰满，并发挥其运动功能。肉，指肌肉、脂肪和皮下组织。四肢与躯干相对而言，是人体之末，故又称"四末"，具有主管运动和支撑身体的作用。张志聪注释《素问·五藏生成》明确指出："脾主运化水谷之精，以生养肌肉，故主肉。"脾失健运，水谷精微生成和转输障碍，肌肉失养，必致瘦削，软弱无力，甚至萎废不用。临床上，肌肉萎废不用等疾患，常从脾胃治疗。《素问·痿论》称为"治痿独取阳明。"

**4.脾在窍为口，其华在唇**

脾通过口腔摄入水谷以司运化。由于脾之经脉"连舌本，散舌下"，又主司味觉。所以，食欲和口味均可反映脾的运化功能，故称口为脾之窍。脾气健运，则食欲旺盛，口味正常，如《灵枢·脉度》说："脾气通于口，脾和则口能知五谷矣。"若脾失健运，湿浊内生，则见食欲不振，口味异常，如口淡乏味、口腻、口甜等。

口唇的色泽是脾生理功能的反映。唇由肌肉构成，赖脾运化的水谷精微及化生的气血以营养。《灵枢·五阅五使》说："口唇者，脾之官也。"脾气健运，气血充足，则口唇红润光泽；脾失健运，则气血衰少，口唇淡白不泽。

**5.脾在液为涎**

涎为口津，即唾液中较清稀的部分，由脾气布散脾精上溢于口而化生，故脾在液为涎。涎具有保护口腔、润泽口腔的作用，在进食时分泌旺盛，以助食物的咀嚼和消化，故有"涎出于脾而溢于胃"之说。若脾胃不和，或脾气不摄，则导致涎液异常增多，可见口涎自出。若脾精亏虚，涎液分泌减少，则见口干舌燥。

**6.脾主四时而应长夏**

中医学理论有"脾主四时"之说，或称"脾不主时"。如《素问·太阴阳明论》说："脾者土也，治中央，常以四时长四脏，各十八日寄治，不得独主于时也。"脾属土，居中央，主四时，以四季之末各十八日统领人体肝、心、肺、肾四脏，表明四时之中皆有土气，故脾不独主某一时令。人体生命活动的维持，依赖脾胃所化生的水谷精微的充养；心肺肝肾的生理功能，赖脾气及其化生的精微物质的支持。脾气健运，则四脏得养，功能正常发挥，人体康健，正气充足，不易得病，既病也易于康复，即所谓"四季脾旺不受邪"。

根据五行配五时、五脏之说，脾属土，又与长夏相通应。长夏（夏至~处暑）之季，气候炎热，雨水较多，天气下迫，地气上腾，湿为热蒸，蕴酿生化，万物华实，合于土生万物之象；而人体的脾主运化，化生精气血津液，以奉生身，类于"土爰稼穑"之理，故脾与长夏，同气相求而相通应。长夏之湿虽主生化，而湿之太过，反困其脾，使脾运不展。故至夏秋之交，脾弱者易为湿伤，诸多湿病由此而起。又因时逢炎夏，湿与热兼，湿热交相为病，多见身热不扬、肢体困重、脘闷不舒、纳呆泄泻等湿热交结不解的症状。治疗时应重在除湿，所谓"湿去热孤"之法。

## 四、肝

肝位于腹腔，横膈之下，右胁之内。肝的主要生理功能是主疏泄和主藏血。肝为刚脏，主升主动，喜条达而恶抑郁，体阴而用阳。《素问·灵兰秘典论》说："肝者，将军之官，谋虑出焉。"肝所藏之神为魂，在志为怒；在形体为筋，其华在爪，开窍于目，在液为泪；肝与胆构成表里关系；肝与自然界春气相通应。

### （一）生理特性

#### 1.肝为刚脏

肝具有刚强躁急的生理特性，气急而动，易亢易逆，故被喻为"将军之官"。肝体阴而用阳，肝为藏血之脏，血属阴，故其体为阴；肝主疏泄，调畅气机，气属阳，故其用为阳；刚柔相济，气血协调，方能发挥正常生理功能。肝内寄相火，主升、主动。肝病多见因气逆、阳亢、火旺、阴虚而致肝气升动太过的病机变化，如肝气上逆、肝火上炎、肝阳上亢和肝风内动等，临床多出现眩晕、面赤、烦躁易怒、筋脉拘挛，甚则抽搐、角弓反张等症状，反映了肝的刚强躁急特性。治疗多用镇肝之法、以柔克刚等法，以合木之曲直特性。由于肝气易亢易逆，肝脏有病，常可延及其他脏腑，导致五脏六腑的病变，故有"肝为五脏之贼"之说。

#### 2.肝主升发

肝在五行属木，通于春气。肝气具有向上升动、向外发散，生机不息之性，有启迪诸脏生长化育、调畅气机的作用。肝气升发能启迪诸脏，使诸脏之气生升有由，则气血冲和，五脏安定，生机不息。肝气升发有度，有赖于肝阴与肝阳的协调，肝气才能柔和而升发，发挥疏泄、畅达气机之能。肝阴不足，易导致肝阳偏盛而升发太过，出现肝火上炎或肝气亢逆的病变；肝阳不足而肝阴偏盛，易发生升发不足，出现肝脉寒滞的病变。

#### 3.肝喜条达而恶抑郁

肝属木，肝气以疏通、畅达为顺，不宜抑制、郁结。《医方考·郁门》说：

"肝木也，有垂枝布叶之象，喜条达而恶抑郁。"比类春天树木生长，枝叶伸展条畅。肝气疏通、畅达，对全身脏腑、经络、形体的功能活动等具有重要的调节作用。肝气疏通和畅达，与情志活动密切相关。情志的乐观愉悦，有助于肝气疏通和畅达；情志郁结，则肝气失于条达，而见胸胁、乳房、少腹胀痛或窜痛等症状。

（二）生理功能

### 1. 肝主疏泄

肝主疏泄，是指肝具有维持全身气机疏通畅达，通而不滞，散而不郁的生理功能。疏泄，即疏通发泄之意。肝主疏泄的中心环节是调畅气机。肝气疏通、畅达全身气机，使脏腑经络之气的运行通畅无阻，升降出入运动协调平衡，从而维持了全身脏腑、经络、形体、官窍等功能活动的有序进行。肝的疏泄作用失常，称为肝失疏泄。其病机主要有三个方面：一为肝气郁结，疏泄失职。多因情志抑郁，郁怒伤肝而致。临床多见闷闷不乐，悲忧欲哭，胸胁、两乳或少腹等部位胀痛不舒等症。二是肝气亢逆，疏泄太过。多因暴怒伤肝，或气郁日久化火，导致肝气亢逆，升发太过，临床表现为急躁易怒，失眠头痛，面红目赤，胸胁乳房走窜胀痛，或血随气逆而吐血、咯血，甚则突然昏厥。三是肝气虚弱，疏泄不及，升发无力，表现出一系列因虚而郁滞的临床表现，如忧郁胆怯、懈怠乏力、头晕目眩、两胁虚闷、时常太息、脉弱等。

肝主疏泄、畅达全身气机的生理作用，派生的功能活动如下：

（1）调畅情志　情志活动是脏腑精气对外界刺激的应答，适度的情志活动以气机调畅、气血调和为重要条件。肝主疏泄，畅达气机，和调气血，对情志活动发挥调节作用。肝气疏泄，气机调畅，气血调和，则心情开朗，心境平和，情志活动适度。若肝气郁结或亢逆，疏泄失职或太过，则可导致情志活动的异常。前者常见情志抑郁、闷闷不乐；后者多见性情急躁、亢奋易怒等。另一方面，情志异常也可影响肝气疏泄，造成肝气郁结或亢逆。鉴于肝与情志的密切关系，故临床治疗情志病证多注重调肝。《医贯·郁病论》说："予以一方治其木郁，而诸郁皆因而愈。一方曰何？逍遥散是也。"

（2）促进脾胃运化　脾胃运化功能的正常与否，取决于脾的升清和胃的降浊。肝气疏泄，畅达气机，促进和协调脾胃之气的升降运动，使脾升胃降的运动稳定有序，为脾胃正常纳运创造了条件，促进了饮食物的消化、水谷精微的吸收和糟粕的排泄。若肝疏泄功能失常，既可影响脾气升清，致脾失健运、清气下陷，见腹胀、腹泻等症；又可影响胃气降浊，致胃失通降、胃气上逆，见纳呆、脘胀、嗳气、呕吐、便秘等。前者称"肝脾不和"或"肝气犯脾"，后者称"肝胃不和"或"肝气犯胃"。

（3）调畅胆汁分泌排泄　胆汁，又称"精汁"，由肝之精气汇聚而成。《东医宝鉴》说："肝之余气泄于胆，聚而成精。"胆汁贮存于胆囊，排泄进入小肠参与饮食物的消化。胆汁的分泌、排泄是在肝气的疏泄作用下完成的。肝气疏泄，畅达气机，胆汁化生正常，排出通畅。若肝气郁结，疏泄失职，胆汁的分泌排泄障碍，不仅会影响脾胃纳运功能，致厌食、腹胀；而且会导致胆汁郁积，进而形成结石，见胁痛、黄疸等症。若肝气亢逆，肝胆火旺，疏泄太过，则可致胆汁上溢，出现口苦、泛吐苦水等。

（4）调畅血和津液的运行　血液的正常循行和津液的输布代谢，均有赖于气的推动和调控。肝气疏泄，畅达气机，气行则血行，因而调畅了血液的运行。若肝气疏泄失常，在气机失调的同时，常见血行异常。如肝气郁结，疏泄失职，可致血行不畅，甚则停滞为瘀，出现月经后期、痛经、闭经、癥积痞块等；若肝气亢逆，疏泄太过，可致血随气逆，血不循经，出现吐血、咯血、月经先期、崩漏等。临床上，调理肝气、复其疏泄之职在瘀血内阻以及出血性病证中广为应用。

气能行津，气行则津布。肝气疏泄，畅达气机，气行则津液布散，因而调畅了津液的输布。若肝气郁结，疏泄失职，气滞则津停，可孳生痰饮水湿等病理产物，引起瘰疬、痰核、瘿瘤、乳癖、水肿、臌胀等病证。临床上，疏肝理气亦为治疗痰饮水湿内停的常法。

（5）调节男女生殖功能　男子的排精、女子的排卵与月经来潮等，皆与肝气疏泄密切相关。《格致余论·阳有余阴不足论》说："主闭藏者肾也，司疏泄者肝也。"指出男子精液的贮藏与施泄，是肝肾二脏疏泄与闭藏作用相互协调的结果。肝气疏泄，畅达气机，与肾气的闭藏作用协调，则精液排泄通畅有度。若肝气郁结，疏泄失职，则排精不畅而见精瘀；若肝火亢盛，疏泄太过，精室被扰，则见梦遗等。

女子月经定期来潮，也是肝气疏泄和肾气闭藏相互协调的体现，其中肝气疏泄尤为关键。若肝气郁结，疏泄失职，常致月经后期、量少，经行不畅，甚或痛经等；若肝气亢逆，或肝火亢盛，疏泄太过，血不循经，常致月经前期、量多，崩漏等。临床治疗此类病症，常注重调肝。此外，女子按时排卵，也受肝气疏泄的调节。相对于男子而言，肝的疏泄功能对于女子生殖更为重要，故有"女子以肝为先天"之说。

**2. 肝主藏血**

肝主藏血，是指肝具有贮藏血液、调节血量和防止出血的功能。

（1）贮藏血液　肝藏血，有"血海"之称，指肝本身能储备大量的血液。肝所藏的血液，一方面能够供给机体各部生理活动所需；另一方面，可以濡养自身及所属的形体官窍及冲任二脉。若肝血不足，濡养功能减退，筋、爪、目等出现异常、月经量少，甚或闭经、失眠、多梦、梦魇、梦游、梦呓或幻觉等症。

（2）调节血量　肝贮藏充足的血液，可根据生理需要调节人体各部分血量的多少。人体各部分血量通常是相对恒定的，但又随着机体活动量、情绪、外界气候等因素的变化而变化。《素问·五藏生成》说："人卧则血归于肝"，唐代王冰注解说："肝藏血，心行之，人动则血运于诸经，人静则血归于肝脏。何者？肝主血海故也。"这种变化又是通过肝主疏泄与主藏血的协同作用来实现的。

（3）防止出血　肝为藏血之脏，具有收摄、约束血液，防止出血的功能。肝防止出血的机理，大致有三个方面：一是肝气能收摄血液。肝气充足，则能固摄肝血而不致出血；二是肝气疏泄，畅达气机，维持血液运行通畅而不出血。若肝气亢逆，疏泄太过，血随气逆，可导致出血；三是肝主凝血。肝之阴气主凝敛，肝阴充足，肝阳被涵，阴阳协调，则能发挥凝血作用而防止出血。明·章潢《图书编》说："肝者，凝血之本。"

**（三）系统联系**

**1. 肝藏魂**

肝主思维意识活动以及梦幻活动。如《灵枢·本神》："肝藏血，血舍魂。"魂，一是指能伴随心神活动而作出较快反应的思维意识活动，《灵枢·本神》："随神往来者谓之魂。"二是指梦幻活动，《类经·脏象类》："魂之为言，如梦寐恍惚，变幻游行之境，皆是也。"肝主疏泄及藏血，气机调畅，藏血充足，魂随神往，魂的功能便可正常发挥。如果肝失疏泄或肝血不足，魂不能随神活动，则出现狂乱、多梦、夜寐不安等症。

**2. 肝在志为怒**

怒是一种情志变化，怒志人皆有之，一定限度内的正常发泄不仅对人体无害，反而有利于肝气的疏导和调畅。一般来说，当怒则怒，怒而有节，未必有害。若怒而无节，大怒或郁怒不解则易于伤肝，造成肝气疏泄失调：前者可致肝气升发太过、疏泄过亢；后者可致肝失疏泄、肝气郁结，故又有"怒伤肝"之说。

怒以肝之气血为生理基础，故肝之气血失调常可引起怒志的异常改变。《灵枢·本神》说："肝气虚则恐，实则怒。"当肝气过亢，或肝阴不足、肝阳偏亢时，常可表现出易于激动，情绪失控，易于发怒。肝气虚、肝血不足，则易于产生郁怒之变。临床上，治怒当调肝：郁怒以疏肝之法，大怒以平肝之法。《杂病源流犀烛》指出："治怒为难，惟平肝可以治怒，此医家治怒之法也。"

**3. 肝在体合筋，其华在爪**

筋，即筋膜，包括肌腱和韧带，有连接关节、肌肉，主司运动和保护内脏的功能。《素问·五藏生成》说："诸筋者，皆属于节。"筋依赖肝血的滋养，故称肝在体合筋。肝血充足，筋得其养，运动灵活而有力，并能耐受疲劳，故又称肝为"罢极之本"。若肝血亏虚，筋脉失养，则运动能力减退。老年人动作迟缓不便，容易疲劳，正在于肝血、肝气衰少而不能养筋之故。《素问·上古天真论》说："丈夫……七八，肝气衰，筋不能动。"

爪，即爪甲，包括指甲和趾甲，乃筋之延续，故有"爪为筋之余"之说。爪甲有赖于肝血的荣养，肝血是否充足，可从爪甲的色泽与形态上表现出来。肝血充足，则爪甲坚韧，红润光泽；肝血不足，则爪甲萎软而薄，枯而色夭，甚则变形、脆裂。

**4. 肝在窍为目**

五脏之中，肝与目关系最为密切。肝之经脉上连目系，视觉功能有赖于肝血的濡养和肝气的疏泄，故称肝在窍为目。《素问·五脏生成》说："肝受血而能视。"《灵枢·脉度》说："肝气通于目，肝和则目能辨五色矣。"肝血充足，肝气调和，循经上注眼目，则目能视物辨色。若肝阴血不足，则易导致视物不清、目眩、目眶疼痛等症；肝风内动则见目睛上吊、两目斜视；因情志不畅，致肝气郁结，久而火动痰生，蒙蔽清窍，可致两目昏蒙，视物不清。因此，临床上凡目疾以治肝为主。

除肝之外，目的视物功能还依赖于五脏六腑之精的濡养。《灵枢·大惑论》说："五脏六腑之精气，皆上注于目而为之精，精之窠为眼，骨之精为瞳子，筋之精为黑眼，血之精为络，其窠气之精为白眼，肌肉之精为约束。"后世在此基础上发展了"五轮"学说，为眼科疾病的辨证论治奠定了理论基础。

### 5. 肝在液为泪

肝开窍于目，泪自目出，为肝之阴血所化生。泪具有濡润、清洁和保护眼球的功能。肝之功能正常，泪液分泌适量，濡润目而不外溢。若肝的功能失常，可见泪液分泌异常。如肝之阴血不足，泪液分泌减少，两目干涩；肝经热盛，则目赤肿痛。

### 6. 肝应春

肝在五行属木，为阴中之阳的少阳，与春气相通应。春季，阳气始生，生机萌发，万物欣欣向荣。肝气随春而盛，升发而畅达。时至春日，人体气血亦随"春生"之气而生生不息，故养生家主张春三月"夜卧早起，广步于庭"（《素问·四气调神大论》），保持心情开朗舒畅，力戒暴怒忧郁等，以顺应春气的生发和肝气的畅达之性。春季肝气应时而旺，若素体肝气偏旺、肝阳偏亢或脾胃虚弱之人在春季易于发病，可见眩晕、烦躁易怒、中风昏厥，或情志抑郁，或两胁肋胀痛、胃脘痞闷、嗳气泛恶、腹痛腹泻等症状。

## 五、肾

肾位于腰部，脊柱两侧，左右各一。《素问·脉要精微论》说："腰者，肾之府。"肾的主要生理功能是：肾藏精，主水，主纳气。肾又被称为为先天之本、一身阴阳之本、封藏之本。肾所藏之神为志，在情志为恐；在体合骨，生髓通脑，其华在发，开窍于耳及二阴，在液为唾。肾在五行属水，为阴中之阴，与膀胱构成表里关系；肾与自然界冬气相通应。

### （一）生理特性

#### 1. 肾主封藏

《素问·六节藏象论》说："肾者主蛰……通于冬气。"肾主蛰，以越冬虫类伏藏喻指肾有潜藏、封藏、闭藏精气之生理特性。故又称"肾为封藏之本"。肾的封藏作用，体现在人体的藏精、纳气、固摄冲任、固摄二便等方面。肾气封藏则精气盈满，人体生机旺盛；若肾气封藏失职，则会出现滑精、喘息、遗尿，甚则小便失禁、多汗、大便滑脱不禁及女子带下、崩漏、滑胎等。

### 2. 相火守位

肾中相火（肾阳、命火、龙火）宜涵于肾中，潜藏内蕴。人身之火，又称"少火"，即生理之火，具有温煦脏腑、养神柔筋作用的阳气。人身之火，有君火、相火之分：心为君主之官，故称君火。相对君火而言，肝、肾为相火。肾中相火守卫与否，与君火关系甚大。《素问·天元纪大论》说："君火以明，相火以位"，亦即君火在心，主持神明，其神以清明为要；命火在肾，禀命行事，其火以守位为规。心神清明，机体的生命活动有序稳定，相火自然潜藏守位以发挥其温煦、激发等作用；肾阴充足，涵养相火，相火则潜藏于肾中而不上僭，则心神安宁。若心火先炽，自易引动相火妄动离位而上炎。相火妄动，多因肾阴虚，相火失制而生，犹水浅则龙升。

### 3. 肾恶燥

肾为水脏，易燥伤阴液为病。《素问·宣明五气》："五藏所恶……肾恶燥。"明·马莳注："肾主水，其性润，肾燥则精涸，故恶燥。"肾为水脏，主藏精，主津液，故喜润而不喜燥。燥胜则伤津，津液枯涸，则易使肾之阴精亏耗，而导致肾之病变。清·叶天士《外感温热论》："热邪不燥胃津，必耗肾液"之名言，即从胃喜润恶燥、肾恶燥之生理特性出发，提出热邪耗伤津液，主要在于胃、肾的观点，对于温病治疗顾护胃津、肾液具有启示作用。

## （二）生理功能

### 1. 肾主藏精

肾具有贮存和封藏人身之精的作用，以主司人体的生长发育、生殖的生理功能。《素问·六节藏象论》说："肾者，主蛰，封藏之本，精之处也。"精，就其来源，有先、后天之分。先天之精禀受于父母，与生俱来，是构成人体的原始物质，是生命产生的本源，由于先身而生，故谓先天之精，具有繁衍后代的功能，亦能促进生长发育。后天之精是人出生后，由脾胃从饮食水谷中摄取的水谷之精，具有充养先天之精和促进人体生长发育的功能。先天之精有赖于后天之精的不断培育和充养，而后天之精又需先天之精的资助，才能不断化生。因此，肾精来源于先天，充养于后天，是肾及整个人体生命活动的物质基础。

肾藏精的生理效应主要体现在以下两方面：

（1）主生长发育  肾精、肾气具有促进机体生长发育的作用。机体生、长、壮、老、已的生命过程，可分为幼年期、青年期、壮年期和老年期等几个阶段，而生、长、壮、老均取决于肾中精气的盛衰，并从"齿、骨、发"的变化中体现出来。正如《素问·上古天真论》说："女子七岁，肾气盛，齿更发长。二七而天癸至，任脉通，太冲脉盛，月事以时下，故有子。三七，肾气平均，故真牙生而长极。四七，筋骨坚，发长极，身体盛壮。五七，阳明脉衰，面始焦，发始堕。六七，三阳脉衰于上，面皆焦，发始白。七七，任脉虚，太冲脉衰少，天癸竭，地道不通，故形坏而无子也。丈夫八岁，肾气实，发长齿更。二八，肾气盛，天癸至，精气溢泻，阴阳和，故能有子。三八，肾气平均，筋骨劲强，故真牙生而长极。四八，筋骨隆盛，肌肉满壮。五八，肾气衰，发堕齿槁。六八，阳气衰竭于上，面焦，发鬓颁白。七八，肝气衰，筋不能动，天癸竭，精少，肾藏衰，形体皆极。八八，则齿发去。"

肾中精气虚弱，小儿表现为生长发育不良，可见身材矮小、头发稀疏，或五迟（站、语、行、发、齿）、五软（头、项、手足、肌肉、口）；成人则早衰，可见牙齿松动易落，须发早白易脱，腰膝酸软等。临床治疗此类病症，常以补肾药为主。并且，肾主生长发育的理论对养生保健、延年益寿也具有重要意义。

（2）主生殖  人体生殖器官的发育，性功能的成熟与维持，以及生殖能力等，都与肾中精气的盛衰密切相关。人进入青春期，随着肾中精气充盈到一定程度时，便产生了一种促进和维持生殖功能的精微物质—天癸。女子月经来潮，男子精气溢泻，说明生殖器官发育成熟，初步具备了生殖能力。其后，肾精及肾气的日趋充盈维持着机体日益旺盛的生殖功能。45岁以后，肾精及肾气逐渐衰少，天癸亦随之衰减，生殖功能逐渐衰退，生殖器官日趋萎缩，女子绝经，男子精少。最后，天癸竭绝，丧失生殖功能而进入老年期。临床上，防治生殖功能低下或一些原发性不孕、不育症，以及优生优育、养生保健、预防衰老等，也多从补益肾精肾气着手。

*2. 肾主水*

肾具有主持和调节人体水液代谢的功能。《素问·逆调论》说："肾者水脏，主津液。"其作用主要体现在以下两方面：

一是促进和调节参与水液代谢的肺、脾、肝、胃、大小肠、三焦、膀胱等脏腑，使其发挥各自的生理功能，从而促进全身的水液代谢。二是调节尿液的生成和排泄：脏腑组织利用后的水液，在肾的蒸腾气化作用下，将其中清者重新吸收，由脾气的转输作用通过三焦水道上腾于肺，重新参与水液代谢；浊者下输膀胱化为尿液，在肾的气化作用下，控制膀胱的开合，排出尿液，维持机体水液代谢的平衡。若肾阳不足，蒸腾气化无力，则水液内聚。膀胱开多合少时，则出现小便清长，或遗尿、尿失禁；膀胱开少合多时，则可见尿量减少、水肿。

3. 肾主纳气

肾具有摄纳肺吸入的清气，以保持呼吸深度，维持正常呼吸的功能。肺司呼吸，呼气赖肺气宣发，吸气赖肺气肃降。但吸气维持一定的深度，除肺气肃降作用外，还有赖于肾气的摄纳潜藏。正如《类证治裁·喘证》说："肺为气之主，肾为气之根。"

肾的纳气功能，实际上是肾气的封藏作用在呼吸运动中的具体体现。肾气充沛，摄纳有权，则呼吸均匀和调，气息深深。若肾气衰弱，摄纳无力，肺吸入之清气不能下纳于肾，则会出现呼吸表浅，或呼多吸少，动则气喘等病理表现，称为"肾不纳气"。治疗当以补肾纳气为主。

4. 肾为脏腑之本

肾中精气阴阳对先天脏腑的生成和后天脏腑的功能发挥重要的生理作用。肾藏先天之精，为生命之元始，呼吸之根本。如《脉诀汇辨·脉论》："肾为脏腑之本，十二脉之根，呼吸之本，三焦之源，而人资之以为始者也。"

肾气由肾精所化，包含肾阴、肾阳：肾阴，又称为元阴、真阴，具有宁静、滋润和濡养作用；肾阳，又称为元阳、真阳，具有温煦、推动、振奋作用。肾阴与肾阳对立统一，相反相成，平衡协调，则肾气冲和。

肾阴为脏腑阴液之本，"五脏之阴气，非此不能滋"，宁静和抑制脏腑的各种功能，滋润全身脏腑形体官窍。肾阴充足，脏腑形体官窍得以滋润，其功能健旺而又不至于过亢，精神内守。若肾阴不足，抑制、宁静、滋润等作用减退，则致脏腑功能虚性亢奋，精神虚性躁动，发为虚热性病证。

肾阳为脏腑阳气之本，"五脏之阳气，非此不能发"，推动和激发脏腑的各种功能，温煦全身脏腑形体官窍。肾阳充盛，脏腑形体官窍得以温煦，各种功能旺盛，精神振奋。若肾阳虚衰，推动、温煦等作用减退，则脏腑功能减退，精神不振，发为虚寒性病证。

肾阴、肾阳又称为"五脏阴阳之本"。生理上，肾之精、气、阴、阳与他脏之精、气、阴、阳之间，存在着相互资助和相互为用的动态关系。病变上，两者也相互影响。各脏之精、气、阴、阳不足，最终必然会累及到肾，故有"久病及肾"之说。

### （三）系统联系

#### 1. 肾藏志

肾主意志和记忆的功能。如《灵枢·本神》："肾藏精，精舍志"。此处的"志"，指意志和志向。在意识思维等精神活动过程中，肾与志之间存在着特异性联系。肾藏精，精为神之宅。"志"藏于肾精之中，且受精的涵养。精生脑髓，精足则脑髓充而神旺。肾精充盛，则表现为意志坚定，志向高远，情绪稳定，有毅力，对外界事物有较强的分析、识别判断和记忆能力，表现出足智多谋，反应灵敏，活动敏捷有力。若肾精不足，则表现出意志消沉，情感淡漠，对外界事物分析、识别、记忆能力下降，精神萎靡不振，神情呆滞，行动迟钝，健忘痴呆。

#### 2. 肾在志为恐

肾主精神活动中恐惧的情志。《素问·阴阳应象大论》说："在脏为肾……在志为恐。"此处的"志"，指情志。恐多自内生，由渐而发，事前自知。恐，是肾精、肾气对外在环境的应答而产生的恐惧、害怕的情志活动。正常情况下，恐惧，使人能自觉地避开危险，从而保护自身。过度恐惧，可导致"恐伤肾""恐则气下"等病机变化，出现二便失禁，甚则遗精、滑精等症。

#### 3. 肾在体合骨、荣齿，其华在发

肾精具有生髓而充养骨骼的功能。《素问·阴阳应象大论》："肾生骨髓。"骨骼的发育是形体发育状态的标志之一，由肾精充养，肾气推动与调控。肾藏精，精生髓，髓居骨中，骨骼赖之以生长发育。肾精充足，骨髓生化有源，髓以养骨，则骨骼坚固有力；若肾精不足，骨髓生化无源，骨骼失养，则可出现小儿囟门迟闭，骨软无力，以及老年人骨质脆弱，易于骨折等。

齿，即牙齿，为骨之延续，亦由肾中精气充养，故称"齿为骨之余"。牙齿松动、脱落及小儿齿迟等，多与肾精、肾气不足有关。

发之色泽荣枯是肾脏功能的反映。发，即头发。发的生长，赖精血以养，

故称"发为血之余"。由于肾藏精，精生血，精血旺盛，则毛发粗壮、浓密而润泽，故说发的生机根于肾。《素问·六节藏象论》说："肾……其华在发。"肾精、肾气的盛衰，可从头发的色泽、疏密等表现出来。青壮年肾精、肾气旺盛，发长而润泽；老年人肾精、肾气衰少，发白而脱落，皆属常理。但临床所见的未老先衰，年少而头发枯萎、早脱早白等，则与肾精、肾气不足有关，应考虑从肾论治。

### 4. 肾在窍为耳及二阴

肾精濡养于耳而维持听觉功能。耳是听觉器官，听觉灵敏与否，与肾精、肾气的盛衰密切相关。《灵枢·脉度》说："肾气通于耳，肾和则耳能闻五音矣。"肾精及肾气充盈，髓海得养，听觉灵敏；反之，肾精及肾气虚衰，髓海失养，则听力减退，或见耳鸣，甚则耳聋。人到老年，由于肾精及肾气衰少，多表现为听力减退。

二阴，指前阴和后阴。前阴包括尿道和外生殖器，男性睾丸又有"外肾"之称，司排尿和生殖；后阴肛门主排泄粪便。《素问·金匮真言论》说："肾……开窍于二阴。"前阴的排尿与生殖功能，为肾所主。粪便的排泄本属大肠，但亦与肾气及肾阴、肾阳的作用有关。若肾阴不足，滋润作用减退，虚热虚火内生，耗伤津液，可致肠液枯涸而见便秘；若肾阳虚损，温煦作用减退，气化失常，可见泄泻或便秘；肾气虚衰，固摄失司，可见久泄滑脱。

### 5. 肾在液为唾

肾主司保护和润泽口腔的唾液。唾即口津，为唾液中较为稠厚的部分。具有润泽口腔，滋润食物及滋养肾精的作用。《素问·宣明五气》说："五脏化液……肾为唾。"唾由肾精化生。肾精在肾气的作用下，沿足少阴肾经到达舌下或齿缝，分泌而出则为唾。由于唾源于肾精，若咽而不吐，则能回滋肾精；若多唾久唾，则能耗伤肾精。故古代养生家主张"吞唾"以养肾精。

### 6. 肾应冬

肾在五行属水，为阴中之阴，与冬气相通应。冬季属阴中之太阴，是一年中气候最寒冷的季节，一派霜雪严凝，冰凌凛冽之象。自然界的物类，则静谧闭藏以度冬时。肾藏精而为封藏之本。时至冬日，人体气血亦随"冬藏"之气而潜藏，故养生家主张冬三月"早卧晚起，必待日光"（《素问·四气调神大论》），保持肾精静谧内守，皮肤腠理致密，避寒就温，以利阴精积蓄，阳气潜藏。若冬季不慎保养肾精，则"春必病温"，易发外感热病。若素体阳虚，或久病肾阳不足，多在阴盛之冬季发病。

### 附：命门

命门，即性命之门，指生命的关键和根本。命门一词，最早见于《灵枢·根结》："太阳根于至阴，结于命门。命门者，目也。"自《难经》提出"右肾为命门"之后，历代医家对命门的部位、形态及生理功能，各有发挥。肾与命门在部位、功能等方面皆有相同之处，故历代医家皆有肾与命门合一而论者。如隋·杨上善《黄帝内经太素·经脉标本》："肾为命门"。元·滑寿《难经本义·三十六难》："三十九难亦言左为肾，右为命门，而又云其气与肾通，是肾之两者，其实则一尔。"命门与肾同为脏腑之本、阴阳之根、水火之宅，故称肾阳即命门之火，肾阴即命门之水。古代医家之所以提出"命门"，无非是强调肾阴肾阳在生命活动中的重要性。

## 第三节　六　腑

六腑，是胆、胃、小肠、大肠、膀胱、三焦的总称。饮食物入口，通过食道入胃，经胃的腐熟，下传于小肠，经小肠的分清别浊，其清者（精微、津液）由脾吸收，转输于四脏，布散于全身；其浊者（糟粕）下传于大肠，经大肠的传导，形成粪便排出体外；脏腑代谢产生的浊液，则经三焦注入肾和膀胱，在肾气的蒸化作用下生成尿液，排出体外。

饮食物的消化吸收和排泄，须通过消化道的七道门户，《难经》称为"七冲门"。《难经·四十四难》说："唇为飞（扉）门，齿为户门，会厌为吸门，胃为贲门，太仓下口为幽门，大肠小肠会为阑门，下极为魄门，故曰七冲门也。"

六腑的共同生理特点是受盛和传化水谷。如《素问·五藏别论》说："六腑者，传化物而不藏，故实而不能满也。所以然者，水谷入口，则胃实而肠虚。食下，则肠实而胃虚。"每一腑都必须适时排空其内容物，才能保持六腑通畅，功能协调。六腑解剖多为中空有腔的管状或囊状器官，故生理特性具有通降下行的特点，"六腑以通为用，以降为顺"。

# 一、胆

胆既为六腑，又为奇恒之腑。胆位于右胁下，附于肝之短叶间。胆与肝由足少阳经和足厥阴经相互属络，构成表里关系。

胆的生理功能主要是贮藏排泄胆汁和主决断。

### 1. 胆贮藏和排泄胆汁

胆汁是指肝分泌的呈黄绿色的味苦的具有消化作用的精汁。胆汁来源于肝，由肝精肝血化生，或由肝之余气凝聚而成。胆汁生成后，进入胆腑，由胆腑浓缩并贮藏。贮藏于胆腑的胆汁，在肝气的疏泄作用下排泄而注入肠中，以促进饮食水谷的消化和吸收。

### 2. 胆主决断

胆在精神意识思维活动中，具有判断事物、作出决定的作用。胆气豪壮之人，剧烈的精神刺激对其所造成的影响较小，且恢复也较快；胆气虚怯之人，在受到不良精神刺激的影响时，则易于形成疾病，出现胆怯易惊、善恐、失眠、多梦等精神情志异常的病变。

胆为奇恒之腑。

胆是中空的囊状器官，内盛胆汁。胆汁是精纯、清净的精微物质，称为"精汁"，故胆有"中精之府""清净之府"或"中清之府"之称。胆的形态结构与其他五腑相同，皆属中空有腔的管状或囊状器官，故为六腑之一；但胆主决断，与精神活动有关；又贮藏精汁，与五脏"藏精气"的功能特点相似，故又为奇恒之腑之一。

# 二、胃

胃位于腹腔上部，上连食道，下通小肠。胃又称胃脘，分为上、中、下三部：胃的上部为上脘，包括贲门；胃的下部为下脘，包括幽门；上下脘之间的部分称为中脘。贲门上连食道，幽门下通小肠，是饮食物出入胃腑的通道。

胃的生理特性，包括主通降与喜润恶燥。

### 1. 胃主通降

胃气宜保持通畅下降的运动趋势。胃气的通降作用，主要体现于饮食物的消化和糟粕的排泄过程中：①饮食物入胃，胃容纳而不拒之；②经胃气的腐熟作用而形成的食糜,下传小肠做进一步消化吸收;③食物残渣下移小肠,进而通过大肠燥化后形成粪便;④粪便有节制地排出体外。因此,胃气通畅下降,对小肠、大肠的通畅具有重要作用。

胃主通降是降浊,降浊是受纳的前提条件。若胃失通降,则出现纳呆脘闷,胃脘胀满或疼痛、大便秘结等胃失和降之症。若胃气不降反而上逆,则出现恶心、呕吐、呃逆、嗳气等胃气上逆之候。脾胃居中,为人体气机升降的枢纽。脾宜升则健,胃宜降则和,脾升胃降协调,共同促进饮食物的消化吸收。故胃失和降与脾气不升也可相互影响,导致消化吸收功能的异常。

### 2. 胃喜润恶燥

胃应保持充足的胃液以利饮食物的受纳和腐熟。胃的受纳腐熟,不仅依赖胃气的推动和蒸化,亦需胃中津液的濡润。胃中津液充足,则能维持其受纳腐熟的功能和通降下行的特性。胃为阳土,喜润而恶燥,故其病易成燥热之害,胃中津液每多受损。故在治疗胃病时,要注意保护胃中津液。即使必用苦寒泻下之剂,也应中病即止,以祛除实热燥结为度,不可妄施,以免化燥伤阴。

胃的生理功能主要是受纳与腐熟水谷。

### 1. 胃主受纳水谷

胃气具有接受和容纳饮食水谷的作用。饮食入口,经过食管(咽)进入胃中,在胃气的通降作用下,由胃接受和容纳,暂存于其中,故胃有"太仓""水谷之海"之称。机体精气血津液的化生,都依赖于饮食物中的营养物质,故胃又有"水谷气血之海"之称。胃气的受纳水谷功能,既是其主腐熟功能的基础,也是饮食物消化吸收的基础。因此,胃气的受纳功能对于人体的生命活动十分重要。胃气受纳水谷功能的强弱,可以通过食欲和饮食多少反映出来。

### 2. 胃主腐熟水谷

胃能够将饮食物进行初步消化,并形成食糜的作用。容纳于胃中的饮食物,经过胃气的磨化和腐熟作用后,精微物质被吸收,并由脾气转输而营养全身,未被消化的食糜则下传于小肠做进一步消化。

胃气的受纳、腐熟水谷功能,必须与脾气的运化功能相互配合,纳运协调才能将水谷化为精微,进而化生精气血津液,供养全身。

## 三、小肠

小肠位于腹中，其上口与胃在幽门相接，下口与大肠在阑门相连，是一个比较长的、呈迂曲回环迭积之状的管状器官。

小肠的生理功能主要是主受盛化物和泌别清浊。

### 1. 小肠主受盛化物

受盛化物功能表现于两个方面：一是受盛：小肠接受由胃腑下传的食糜而盛受容纳之，即受盛作用；二是化物：食糜在小肠内必须停留一定的时间，由脾气与小肠的共同作用对其进一步消化，化为精微和糟粕两部分，即化物作用。小肠受盛化物功能失调，表现为腹胀、腹泻、便溏等。

### 2. 小肠主泌别清浊

食糜通过小肠进一步消化，分为清、浊两部分：清者，即水谷精微和津液，由小肠吸收，经脾气的转输作用输布全身，即所谓"中央土以灌四傍"；浊者，即食物残渣和部分水液，食物残渣通过阑门传送到大肠；部分水液通过转输归于膀胱，以成尿液。若小肠泌别清浊的功能失常，清浊不分，水液归于糟粕，就会导致粪便中水分增多而出现便溏、泄泻等症。临床上治疗泄泻采用"利小便所以实大便"的方法，就是"小肠泌别清浊"理论在临床治疗中的应用。

### 3. 小肠主液

小肠在吸收水谷精微的同时，还吸收了大量水液，与津液生成密切相关，故有"小肠主液"之说。小肠吸收的津液与食物精微合为水谷之精，由脾气转输到全身；部分水液经三焦下渗膀胱，生成尿液。《医贯·噎膈论》说："小肠主液……小肠热结则液燥"。小肠实热，可出现小便短赤涩灼痛等症状，甚则热盛灼伤阳络，可见尿血。

## 四、大肠

大肠居腹中，亦为一个管腔性器官，回环腹腔，其上口在阑门处接小肠，其下端连肛门。

大肠的生理功能主要是传化糟粕与主津。

### 1. 大肠主传化糟粕

大肠接受由小肠下传的食物残渣，吸收其中多余的水液，形成粪便。大肠的传化糟粕功能，实为对小肠泌别清浊功能的承接。除此以外，尚与胃气的通降、肺气的肃降、脾气的运化、肾气的蒸化和固摄作用有关。

### 2. 大肠主津

大肠接受由小肠下传的含有大量水液的食物残渣，将其中的水液吸收。大肠吸收水液，参与体内的水液代谢，故说"大肠主津"。大肠主津的功能失常，津液不得吸收，与糟粕俱下，可出现肠鸣、腹痛、泄泻等症；或大肠实热，消烁津液，津亏失润，可见大便秘结不通。如《医贯·噎膈论》说："大肠主津……大肠热结则津涸"。

## 五、膀胱

膀胱又称尿胯、净腑、水腑，位于下腹部，位于下腹部，与肾相连，下有尿道，开口于前阴。

膀胱的生理功能是贮存和排泄尿液。

### 1. 贮存尿液

人体的津液通过肺、脾、肾等脏的作用，布散全身，发挥其滋养濡润机体的作用。其代谢后的浊液（废水）则下归于肾，经肾气的蒸化作用，升清降浊：清者上输于肺，经宣发肃降作用，分布全身；浊者下输于膀胱，变成尿液，由膀胱贮存。故《素问·灵兰秘典论》说："膀胱者，州都之官，津液藏焉。"尿液的贮藏，有赖于肾气及膀胱之气的固摄。

### 2. 排泄尿液

尿液的排泄，由肾气及膀胱的气化、推动和固摄作用调节。肾气与膀胱之气的作用协调，则膀胱开合有度，尿液排出体外。若肾气失于固摄，膀胱合少开多，可见夜尿多，尿后余沥，尿频，遗尿，小便不禁等症状；肾的气化作用失常，膀胱开少合多，可出现小便不利或癃闭。故《素问·宣明五气》说："膀胱不利为癃，不约为遗尿。"

## 六、三焦

三焦为六腑之一。三焦因在脏腑中最大，与五脏没有直接的阴阳表里联系，又被称为"孤腑"。

（一）六腑之三焦

### 1. 通行元气

元气是由肾精所化生的人体生命活动的原动力，能够推动人体的生长发育。三焦是人体之气升降出入的通路，元气通过三焦而布散于五脏六腑，布达于全身。

### 2. 运行水液

三焦是水液出入的通道，具有疏通水道，运行水液的生理功能。人体的津液代谢，是由肺、脾、肾、膀胱等脏腑的协同作用来完成的，但是必须要以三焦为通路，津液代谢才能得以正常运行。三焦水道不利，则肺、脾、肾等输布调节水液代谢的功能难以实现其生理效应。三焦对于水液代谢的协调平衡作用，又叫作"三焦气化"。

三焦运行津液和通行诸气的功能相互关联，实际上是一个功能的两个方面：津液的运行赖于气的推动（气能行津），而气又依附于津液而存在（津能载气）。故《难经·三十一难》所谓"三焦者，水谷之道路，气之所终始也"。

（二）部位三焦

### 1. 上焦

横膈以上的部位，包括心、肺两脏，以及头面部，归属上焦。也有人将上肢归属于上焦。"上焦如雾"（《灵枢·营卫生会》），是对心肺输布营养至全身的作用和形式的形象描写与概括，喻指上焦宣发卫气，敷布水谷精微、血和津液的作用，如雾露之灌溉。

### 2. 中焦

横膈以下、脐以上的部位，包括脾胃、小肠、肝胆等脏腑，归属中焦。"中焦如沤"（《灵枢·营卫生会》），是对脾胃、肝胆等脏腑的消化饮食物的作用和形式的形象描写与概括，喻指中焦消化饮食物的作用，如发酵酿造之过程。

就解剖位置而言，肝胆属中焦。《脉经》寸口分部以候脏腑，以肝应左关，属于中焦。明清时期，温病学以三焦辨证作为纲领，将外感热病后期出现的精血亏虚和动风病证，归于下焦范围，又肝肾同源、精血互生，即以肝属下焦。

### 3.下焦

脐以下的部位为下焦，包括大肠、肾、膀胱、女子胞、精室等脏腑，归属下焦。也有人将下肢归属于下焦。"下焦如渎"（《灵枢·营卫生会》），是对小肠、大肠、肾和膀胱的排泄糟粕的作用和形式的描写与概括，喻指肾、膀胱、大肠等脏腑排泄二便的功能，如沟渠之通导。

### （三）辨证三焦

辨证三焦，指三焦作为温病的辨证纲领。《温病条辨·卷二》说："肺病逆传，则为心包，上焦不治则传中焦，胃与脾也。中焦不治则传下焦，肝与肾也，始于上焦，终于下焦。"三焦辨证，为温病发生发展过程中由浅及深的三个不同病变阶段。

# 第四节　奇恒之腑

奇恒之腑，是脑、髓、骨、脉、胆、女子胞的总称。奇恒，异于平常之谓。脑、髓、骨脉、胆、女子胞，皆贮藏精气，功能似脏；多中空管腔或囊状，形态似腑；似脏非脏，似腑非腑，故称奇恒之腑。奇恒之腑除胆之外，其余都没有表里配合，也没有五行配属，与奇经八脉有关。

脑、髓、骨、脉、胆、女子胞六者之中，胆既属于六腑，又属于奇恒之腑，已在六腑中述及。骨和脉在五体中介绍。本节只阐述脑、髓及女子胞。

## 一、脑

脑，又名髓海。脑与脊髓相通，"上至脑，下至尾骶，皆精髓升降之道路"（《杂病源流犀烛·头痛源流》），故《素问·五藏生成》说："诸髓者，皆属于脑。"《灵枢·海论》说："脑为髓之海。"脑为神明之所出，又称"元神之府"。脑的主要生理功能是主宰生命活动、精神活动和主感觉运动。

### （一）主宰生命活动

"脑为元神之府"（《本草纲目》）。精是构成脑髓的物质基础。《灵枢·经脉》说："人始生，先成精，精成而脑髓生。"两精相搏，随形具而生之神，即为元神。《灵枢·本神》说："两精相搏谓之神。"元神来自先天，属先天之神。

元神藏于脑中，主宰人体的生命活动。《素问·刺禁论》说："刺头，中脑户，入脑立死。"元神存则有生命，元神坏则人即死。得神则昌，失神则亡。

（二）主精神意识

意识、思维、情志是精神活动的高级形式，是外界客观事物作用于脑的结果，又有元神、识神、欲神的区别。其一，元神。脑主元神而主志意。如《灵枢·本藏》说："志意者，所以御精神，收魂魄，适寒温，和喜怒者也。"人每忆往事，必凝神于脑，脑具有主司记忆的功能。故"灵机记性在脑"（《医林改错·脑髓说》）。其二，识神。在"元神之府"脑的调控下，通过心的"任物"（《灵枢·本神》）作用，承担接受和处理外界事物，属后天之神，又称"识神"。故张锡纯《医学衷中参西录·人身神明诠》说："脑中为元神，心中为识神。元神者，藏于脑，无思无虑，自然虚灵也；识神者，发于心，有思有虑，灵而不虚也。"其三，欲神。情志活动是人对外界刺激的反应，与人的情绪、情感、欲望等心身需求有关，属"欲神"范畴，亦为先天"元神"所调控。

脑主精神活动的功能正常，则精神饱满，意识清晰，思维灵敏，记忆力强，语言清晰，情志正常。反之，则出现狂乱、烦躁、情感淡漠、神情呆滞等意识思维及情志方面的异常。

（三）主感觉运动

眼耳口鼻舌为五脏外窍，皆位于头面，与脑相通。人的视、听、言、动等，皆与脑有密切关系。"五官居于身上，为知觉之具，耳目口鼻聚于首，最显最高，便于接物。耳目口鼻之所导入，最近于脑，必以脑先受其象而觉之，而寄之，而存之也"（《医学原始》）。"两耳通脑，所听之声归脑；两目系如线长于脑，所见之物归脑；鼻通于脑，所闻香臭归于脑；小儿周岁脑渐生，舌能言一二字"（《医林改错》）。脑为元神之府，散动觉之气于筋而达百节，为周身连接之要领，而令之运动。脑统领肢体，与肢体运动紧密相关。脑髓充盈，身体轻劲有力。否则，不论虚实，都会表现为听觉失聪，视物不明，嗅觉不灵，感觉异常，运动失常。

二、髓

髓，是骨腔中膏脂状的精微物质。如《说文解字》说："髓，骨中脂也"。髓因所居骨腔的部位不同，而分为脑髓、脊髓和骨髓。髓的生理功能是充养脑髓、滋养骨骼、化生血液。

### （一）充养脑髓

髓以先天之精为主要物质基础，赖后天之精的不断充养，分布骨腔之中，由脊髓而上引入脑，成为脑髓。脑得髓养，脑髓充盈，脑力充沛，则元神之功旺盛，耳聪目明，体健身强。先天不足或后天失养，以致肾精不足，不能生髓充脑，可以导致髓海空虚，出现头晕耳鸣、两眼昏花、腰胫酸软、记忆减退，或小儿发育迟缓、囟门迟闭、身体矮小、智力不足等症状。

### （二）滋养骨骼

精能生髓，髓能养骨。肾精充足，骨髓生化有源，骨骼得到骨髓的滋养，则生长发育正常，才能保持其坚刚之性。若肾精亏虚，骨髓失养，就会出现骨骼脆弱无力，或发育不良等。

### （三）化生血液

精血可以互生，精生髓，髓亦可化血。骨髓是化生血液的重要物质基础。《素问·生气通天论》说："骨髓坚固，气血皆从"。精充髓满，则血液化源充足。因此，中医临床常用补肾填精之法治疗某些血虚证。

## 三、女子胞

女子胞，又称胞宫、子宫、子脏、胞脏、子处、血脏，位于小腹部，在膀胱之后，直肠之前，是女性的内生殖器官。女子胞的生理功能有主持月经和孕育胎儿的作用。

### （一）主持月经

月经，又称月信、月事、月水。月经是女子生殖细胞发育成熟后周期性子宫出血的生理现象。健康女子，14岁左右，生殖器官发育成熟，子宫发生周期性变化，月经开始来潮。49岁左右，由于"天癸竭，任脉虚，太冲脉衰少"，则绝经。月经的产生，是脏腑气血作用于胞宫的结果。胞宫的功能正常与否直接影响月经的来潮。

### （二）孕育胎儿

胞宫是女性孕产的器官。女子在发育成熟后，月经应时来潮，便有受孕生殖的能力。此时，两性交媾，两精相合，形成胎孕。"阴阳交媾，胎孕乃凝，所藏之处，名曰子宫"（《类经·脏象类》）。受孕之后，月经停止来潮，脏腑经络气血皆下注于冲任，到达胞宫以养胎。胎儿在胞宫内生长发育，约达 10 个月左右，就从胞宫娩出。

### （三）女子胞与脏腑经络的关系

女子胞的生理功能与脏腑、经络、气血有着密切的关系。女子胞主持月经和孕育胎儿，是脏腑、经络、气血作用于胞宫的正常生理现象。

女子胞的生理功能与天癸、经脉以及脏腑有着密切联系。天癸，是肾精及肾气充盈到一定程度而产生的，具有促进人体生殖器官发育成熟和维持人体生殖功能作用的一种精微物质。在"天癸"的促发下，女子胞发育成熟，月经来潮，应时排卵，为孕育胎儿准备条件。

女子胞与冲、任、督、带及十二经脉均有密切关系。其中，又以冲、任、督、带为最。冲脉上渗诸阳，下灌三阴，与十二经脉相通，为"十二经脉之海"，又称为"血海"。冲脉血海蓄溢十二经之血，胞宫得以溢泄经血，孕育胎儿。任脉为"阴脉之海"，蓄积阴经之血，妊养胎儿，故称"任主胞胎"。任脉气血充盛是女子胞主持月经、孕育胎儿的生理基础。冲为血海，任主胞胎，二者相资，方能有子。督脉为"阳脉之海"，督脉与任脉，同起于胞中，一行于身后，一行于身前，交会于龈交，其经气循环往复，沟通阴阳，调摄气血，并与肾相通，运行肾气，从而维持胞宫正常的经、孕、产的生理活动。带脉既可约束、统摄冲任督三经的气血，又可固摄胞胎。十二经脉的气血通过冲脉、任脉、督脉灌注于胞宫之中，而为经血之源，胎孕之本。女子胞直接或间接与十二经脉相通，禀受脏腑之气血，泄而为经血，藏而育胞胎，从而完成其生理功能。

# 第五节　脏腑之间的关系

## 一、脏与脏之间的关系

心、肺、脾、肝、肾五脏有各自的生理功能和特定的病机变化，但五脏之间又存在着密不可分的生理联系和病变影响。五脏之间的关系，不能只局限于五行的生克乘侮范围，更应注重五脏精气阴阳及其生理功能之间的相互制约、相互为用、相互资生、相互协调。

（一）心与肺

心肺同居上焦，心主血而肺主气，心主行血而肺主呼吸。心与肺的关系，主要表现在血液运行与呼吸吐纳之间的协同调节关系。

心主一身之血，肺主一身之气，两者相互协调，保证气血的正常运行，维持机体各脏腑组织的新陈代谢。血液的正常运行，必须依赖于心气的推动，亦有赖于肺气的辅助。肺朝百脉，助心行血，是血液正常运行的必要条件。正常的血液循环，又能维持肺主气功能的正常进行。由于宗气具有贯心脉而司呼吸的生理功能，从而加强了血液运行与呼吸吐纳之间的协调平衡。因此，积于胸中的宗气是连结心之搏动和肺之呼吸的中心环节。

（二）心与脾

心主血而脾生血，心主行血而脾主统血。心与脾的关系，主要表现在血液生成方面的相互为用及血液运行方面的相互协同。

血液生成：心主一身之血，心血供养于脾以维持其正常的运化功能。水谷精微通过脾的转输升清作用，上输于心肺，贯注于心脉而化赤为血。脾主运化而为气血生化之源。脾气健旺，血液化生有源，以保证心血充盈。

血液运行：血液在脉中正常运行，即有赖于心气的推动以维持通畅而不迟缓，又依靠脾气的统摄以使血行脉中而不逸出。血液能正常运行而不致脱陷妄行，全赖心主行血与脾主统血的协调。

（三）心与肝

心主行血而肝主藏血，心藏神而肝主疏泄、调畅情志。因此，心与肝的关系，主要表现在行血与藏血以及精神情志调节两方面。

血液运行：心主行血，心为一身血液运行的枢纽；肝藏血，肝是贮藏血液、调节血量的重要脏器。两者相互配合，共同维持血液的正常运行。心血充盈，心气旺盛，则血行正常，肝有所藏；肝藏血充足，疏泄有度，随人体生理需求进行血量调节，也有利于心行血功能的正常进行。

精神情志：心藏神，主宰精神、意识、思维及情志活动。肝主疏泄，调畅气机，维护精神情志的舒畅。心肝两脏，相互为用，共同维持正常的精神情志活动。心血充盈，心神健旺，有助于肝气疏泄，情志调畅；肝气疏泄有度，情志畅快，亦有利于心神内守。

## （四）心与肾

心与肾在生理上的联系，主要表现为"心肾相交"。心肾相交的机理，主要从水火既济、精神互用、君相安位来阐发。

水火既济：心居上焦属阳，在五行中属火；肾居下焦属阴，在五行中属水。就阴阳水火的升降理论而言，在上者宜降，在下者宜升，升已而降，降已而升。心位居上，故心火（阳）下降于肾，以温肾阳，使肾水不寒；肾位居下，故肾水（阴）上济于心，以滋心阴，使心火不亢。

精神互用：心藏神，肾藏精。精能化气生神，为气、神之源；神能控精驭气，为精、气之主。故积精可以全神，神清可以控精。

君相安位：心为君火，肾为相火（命火）。君火在上，如日照当空，为一身之主宰；相火在下，系阳气之根，为神明之基础。命火秘藏，则心阳充足；心阳充盛，则相火亦旺。君火相火，各安其位，则心肾上下交济。

心与肾之间的阴阳、水火、升降的动态平衡失调，称为心肾不交。主要表现为心肾阴虚火旺，即肾阴虚于下，心火亢于上"水火未济"，可见失眠烦躁、梦遗梦交等症状；或心肾阳虚，肾阳虚与心阳虚互为因果，可见心悸怔忡、水肿尿少等症状。

## （五）肺与脾

肺司呼吸而摄纳清气，脾主运化而化生谷气；肺主行水，脾主运化水液。肺与脾的关系，主要表现在气的生成与水液代谢两方面。

气的生成：肺主呼吸，吸入自然界的清气；脾主运化，化生水谷之精并进而化为谷气。清气与谷气在肺中汇为宗气。只有在肺脾两脏的协同作用下，才能保证宗气及一身之气的生成。

水液代谢：肺气宣降以行水，使水液正常地输布与排泄；脾气运化，散精于肺，使水液正常地生成与输布。人体的水液，由脾气上输于肺，通过肺的宣发肃降而布散周身及下输肾或膀胱。肺脾两脏协调配合，相互为用，是保证津液正常输布与排泄的重要环节。

## （六）肺与肝

肝主升发，肺主肃降。肺与肝的生理联系，主要体现在人体气机升降的调节方面。肝气以升发为宜，肺气以肃降为顺。肝升肺降，升降协调，对全身气机调畅，气血调和，起着重要的调节作用。肺气充足，肃降正常，有利于肝气的升发；肝气疏泄，升发条达，有利于肺气的肃降。可见肝升与肺降，既相互制约，又相互为用。

### （七）肺与肾

肺为水之上源，肾为主水之脏；肺主呼吸，肾主纳气；肺属金，肾属水，金水相生。肺与肾的关系，主要表现在水液代谢、呼吸运动及阴阳互资三方面。

水液代谢：肺主行水，为水之上源；肾主水液代谢，为主水之脏。肺气宣发肃降而行水的功能，有赖于肾气及肾阴肾阳的促进；肾气所蒸化及升降的水液，有赖于肺气的肃降作用使之下归于肾或膀胱。肺肾之气的协同作用，保证了体内水液输布与排泄的正常。

呼吸运动：肺主气而司呼吸，肾藏精而主纳气。人体的呼吸运动，虽由肺所主，但亦需肾的纳气功能协助。只有肾精及肾气充盛，封藏功能正常，肺吸入的清气才能经过其肃降而下纳于肾，以维持呼吸的深度。可见，在人体呼吸运动中，肺气肃降，有利于肾的纳气；肾精肾气充足，纳摄有权，也有利肺气之肃降。故"肺为气之主，肾为气之根"（《景岳全书·杂证谟》）。

阴阳互资：肺与肾母子相生，称为"金水相生"。金能生水，肺金为肾水之母，肺阴充足，下输于肾，使肾阴充盈；水能润金，肾阴为一身阴液的根本，肺阴依赖肾阴滋养而充盛。若肾阴不足，不能上滋肺阴；或肺阴亏虚，久虚及肾，可出现干咳少痰、声音嘶哑，潮热、五心烦热、颧红盗汗、腰酸耳鸣等肺肾阴虚之证。

### （八）肝与脾

肝主疏泄，脾主运化；肝主藏血，脾主生血统血。肝与脾的生理联系，主要表现在疏泄与运化的相互为用、藏血与统血的相互协调关系。

饮食物消化：肝主疏泄，调畅气机，协调脾胃升降，并疏利胆汁，输于肠道，促进脾胃对饮食物的消化及对精微的吸收和转输功能；脾气健旺，运化正常，水谷精微充足，气血生化有源，肝体得以濡养而使肝气冲和条达，有利于疏泄功能的发挥。

血液运行：血的正常运行，虽由心所主持，但与肝、脾也有密切的关系。肝主藏血，调节血量；脾主生血，统摄血液。脾气健旺，生血有源，统血有权，使肝有所藏；肝血充足，藏疏有度，血量得以正常调节，气血才能运行无阻。肝脾相互协作，共同维持血液的正常运行。

（九）肝与肾

肝与肾之间的关系，主要表现在精血同源、藏泄互用、以及阴阳互滋互制等方面。

精血同源：又称肝肾同源、乙癸同源。肝藏血，肾藏精，精血皆由水谷之精化生和充养，且能相互资生，故曰同源互化。清代张璐《张氏医通》说："气不耗，归精于肾而为精；精不泄，归精于肝而化清血。"肾精化为肝血。肾受五脏六腑之精而藏之，封藏于肾之精，也需依赖于肝血的滋养而维持充足。肾精肝血，一荣俱荣，一损俱损，休戚相关。

藏泄互用：肝主疏泄，肾主封藏，二者之间存在着相互为用、相互制约的关系。肝气疏泄可促使肾气开合有度，肾气闭藏可防肝气疏泄太过。疏泄与封藏，相反而相成，从而调节女子的月经来潮、排卵和男子的排精功能。若肝肾藏泄失调，女子可见月经周期失常，经量过多或闭经，以及排卵障碍，男子可见阳痿、遗精、滑泄或阳强不泄等症。

阴阳互滋互制：肾阴是一身之阴的根本，肾阴充盛滋养肝阴；肝阴充足能补充肾阴。肝肾之阴充盈，可防止肝阳过亢，保持肝肾阴阳协调平衡；肾阳资助肝阳，温煦肝脉，可防肝脉寒滞。肝肾阴阳之间互制互用维持了肝肾之间的协调平衡。如肾阴不足可累及肝阴，肝肾阴虚，阴不制阳，水不涵木，又易致肝阳上亢，可见眩晕、中风等。肾阳虚衰可累及肝阳，导致肝脉寒滞，少腹冷痛，阳痿精冷，宫寒不孕等症。

（十）脾与肾

脾为后天之本，肾为先天之本，脾肾两者首先表现为先天与后天的互促互助关系；脾主运化水液，肾为主水之脏，脾肾的关系还表现在水液代谢方面。

先天后天相互资生：脾主运化水谷精微，化生气血，为后天之本；肾藏先天之精，是生命之本原，为先天之本。脾的运化水谷，是脾气及脾阴脾阳的协同作用，但有赖于肾气及肾阴肾阳的资助和促进，始能健旺；肾所藏先天之精及其化生的元气，亦赖脾气运化的水谷之精及其化生的谷气的不断充养和培育，方能充盛。后天与先天，相互资生，相互促进。先天温养激发后天，后天补充培育先天。

水液代谢：脾气运化水液功能的正常发挥，须赖肾气的蒸化及肾阳的温煦作用的支持。肾主水液输布代谢，又须赖脾气及脾阳的协助，即所谓"土能制水"。脾肾两脏相互协同，共同主司水液代谢的协调平衡。

## 二、腑与腑之间的关系

胆、胃、小肠、大肠、膀胱、三焦的六腑之间的关系，主要体现于对饮食物的消化、吸收和排泄过程中的相互联系与密切配合。

饮食入胃，经胃的腐熟，成为食糜，下降于小肠；小肠承受胃的食糜，再进一步消化，并泌别清浊：清者为水谷精微以养全身，其中的水液经三焦渗入膀胱，浊者为食物残渣下传大肠，渗入膀胱的水液，经蒸化作用排泄于外而为尿；进入大肠的食物残渣，经燥化与传导作用，通过肛门排出体外是为粪便。在上述饮食物的消化、吸收与排泄过程中，还有赖于胆汁的排泄以助消化，及三焦的疏通水道以渗水液的作用。

## 三、脏与腑之间的关系

脏与腑的关系，是脏腑阴阳表里配合关系。脏属阴而腑属阳，阴主里而阳主表，一脏一腑，一阴一阳，一表一里，相互配合，组成心与小肠、肺与大肠、脾与胃、肝与胆、肾与膀胱等脏腑表里关系。

一脏一腑的表里配合关系，其依据主要有：①经脉络属。即属脏的经脉络于所合之腑，属腑的经脉络于所合之脏；②生理配合。六腑传化水谷的功能，受五脏之气的支持和调节才能完成；五脏的功能也有赖于六腑的配合；③病变相关。脏病可影响于腑，腑病亦可累及于脏；④脏腑兼治。治疗可用脏病治腑、腑病治脏、脏腑同治诸法。

### （一）心与小肠

手少阴经属心络小肠，手太阳经属小肠络心，心与小肠通过经脉相互络属构成了表里关系。

心与小肠生理上相互为用。心主血脉，心阳之温煦，心血之濡养，有助于小肠的化物功能；小肠主化物，泌别清浊，吸收水谷精微和水液，其中浓厚部分经脾气转输于心，化血以养其心脉，即《素问·经脉别论》所谓"浊气归心，淫精于脉"。

心与小肠的病变可相互影响。心经实火，可移热于小肠，引起尿少、尿赤涩刺痛、尿血等小肠实热的症状。反之，小肠有热，亦可循经脉上熏于心，可见心烦、舌赤糜烂等症状。此外，小肠虚寒，化物失职，水谷精微不生，日久可出现心血不足的病证。

### （二）肺与大肠

手太阴经属肺络大肠，手阳明经属大肠络肺，通过经脉的相互络属，肺与大肠构成表里关系。

肺与大肠的生理联系，主要体现在肺气肃降与大肠传导功能之间的相互为用关系。肺气清肃下降，气机调畅，并布散津液，能促进大肠的传导，有利于糟粕的排出。大肠传导正常，糟粕下行，亦有利于肺气的肃降。两者配合协调，从而使肺主呼吸及大肠传导功能均归正常。

肺与大肠的病变可相互影响。肺气壅塞，失于肃降，气不下行，津不下达，可引起腑气不通，肠燥便秘。若大肠实热，传导不畅，腑气阻滞，也可影响到肺的宣降，出现胸满咳喘。

### （三）脾与胃

脾与胃同居中焦，以膜相连，足太阴经属脾络胃，足阳明经属胃络脾，两者构成表里配合关系。脾胃同为气血生化之源、后天之本，在饮食物的受纳、消化及水谷精微的吸收、转输等生理过程中起主要作用。脾与胃的关系，体现为水谷纳运相得、气机升降相因、阴阳燥湿相济等三方面。

水谷纳运相得：胃主受纳、腐熟水谷，为脾主运化提供前提；脾主运化、消化食物，转输精微，也为胃的继续摄食提供条件及能量。两者密切合作，才能维持饮食物的消化及精微、津液的吸收转输。故隋代巢元方《诸病源候论·脾胃诸病候》说："脾胃二气相为表里，胃受谷而脾磨之，二气平调，则谷化而能食。"《景岳全书·脾胃》说："胃司受纳，脾主运化，一运一纳，化生精气。"若脾失健运，可导致胃纳不振，而胃气失和，也可导致脾运失常，最终均可出现纳少脘痞、腹胀泄泻等脾胃纳运失调之症。

气机升降相因：脾胃居中，脾气主升而胃气主降，相反而相成。脾气升则肾气、肝气皆升，胃气降则心气、肺气皆降，故为脏腑气机上下升降的枢纽。在饮食物的消化吸收方面，脾气上升，将运化吸收的水谷精微和津液向上输布，自然有助于胃气之通降；胃气通降，将受纳之水谷、初步消化之食糜及食物残渣通降下行，也有助于脾气之升运。脾胃之气升降相因，既保证了饮食纳运功能的正常进行，又维护着内脏位置的相对恒定。若脾虚气陷，可导致胃失和降而上逆，而胃失和降，亦影响脾气升运功能，均可产生脘腹坠胀、头晕目眩、泄泻不止、呕吐呃逆、或内脏下垂等脾胃升降失常之候。

阴阳燥湿相济：脾与胃相对而言，脾为阴脏，以阳气温煦推动用事，脾阳健则能运化升清，故性喜燥而恶湿；胃为阳腑，以阴气凉润通降用事，胃阴足则能受纳腐熟，故性喜润而恶燥。故《临证指南医案·卷二》说："太阴湿土，得阳始运，阳明燥土，得阴自安。以脾喜刚燥，胃喜柔润故也。"脾易湿，得胃阳以制之，使脾不至于湿；胃易燥，得脾阴以制之，使胃不至于燥。脾胃阴阳燥湿相济，是保证两者纳运、升降协调的必要条件。若脾湿太过，或胃燥伤阴，均可产生脾运胃纳的失常。如湿困脾运，可导致胃纳不振；胃阴不足，亦可影响脾运功能。脾湿则其气不升，胃燥则其气不降，可见中满痞胀、排便异常等症。

### （四）肝与胆

肝胆同居右胁下，胆附于肝叶之间，足厥阴经属肝络胆，足少阳经属胆络肝，两者构成表里相合关系。肝与胆的关系，主要表现在同司疏泄、共主勇怯等方面。

同司疏泄：肝主疏泄，分泌胆汁；胆附于肝，藏泄胆汁。两者协调合作，使胆汁疏利到肠道，以帮助脾胃消化食物。肝气疏泄正常，促进胆汁的分泌和排泄，而胆汁排泄无阻，又有利于肝气疏泄功能的正常发挥。

共主勇怯：《素问·灵兰秘典论》说："肝者，将军之官，谋虑出焉。胆者，中正之官，决断出焉。"胆主决断与人的勇怯有关，而决断又来自肝之谋虑，肝胆相互配合，人的情志活动正常，遇事能作出决断。实际上，肝胆共主勇怯是以两者同司疏泄为生理学基础的。若肝胆气滞，或胆郁痰扰，均可导致情志抑郁或惊恐胆怯等病症。

### （五）肾与膀胱

肾为水脏，膀胱为水腑，足少阴经属肾络膀胱，足太阳经属膀胱络肾，两者构成表里相合关系。

肾与膀胱的关系，主要表现在共主小便方面。肾为主水之脏，开窍于二阴；膀胱贮尿排尿，是为水腑。膀胱的贮尿排尿功能，取决于肾气的盛衰。肾气充足，蒸化及固摄功能正常发挥，则尿液能够正常生成，贮于膀胱并有度地排泄。膀胱贮尿排尿有度，也有利于肾气的主水功能。因此，肾与膀胱相互协作，共同完成小便的生成、贮存与排泄。两者的病变亦常相互影响。

# 第四章 气血津液

气、血、津液都是构成人体和维持人体生命活动的基本物质，是人体脏腑、经络、形体官窍等生理功能活动的物质基础。人体脏腑、经络、形体官窍的生理功能，依靠气的推动、温煦，以及血与津液的滋润与濡养；气、血、津液的化生、代谢，又依赖脏腑、经络、形体官窍的生理活动。气、血、津液又可以相互资生、相互转化。因此，气、血、津液之间，以及气、血、津液与脏腑、经络、形体官窍之间，无论在生理还是在病变方面，始终存在着相互依赖、相互影响的密切联系。

## 第一节 气

### 一、气的概念

气，属于中国古代哲学的一个重要理论。中医学将其理论应用到医学中，用以认识人体的生命活动，逐渐形成了中医学的气的理论。

#### （一）哲学含义

气作为中国古代哲学的最高范畴，其本义是客观的、具有运动性的物质存在；其泛义是世界的一切事物或现象，包括精神现象，均可称之为气。精气学说是气的早期概念，精、精气、气的内涵基本相同。两汉时期，"元气"为万物本原的思想兴起，精气学说逐渐为元气学说所同化。物质性、运动性、本原性是气的根本属性，其升、降、聚、散运动推动着宇宙的发展和变化，宇宙间一切事物，都是由气的运动变化而产生。中医学将这一理论与医学知识相结合，用以阐释人体的生命运动变化规律。

## （二）医学含义

人体的气是活力很强、运动不息的极精微物质，是构成人体和维持人体生命活动的最基本物质。气的运动和变化是立命之本，人体一切生理功能活动，都是气运动变化的结果。

# 二、气的生成

## （一）来源

人体之气，源于先天之精气、后天摄取的水谷之精气和自然界清气。前者源于先天，后两者则是人出生以后所获得的，故又称后天之气。

### 1.先天之气

禀受于父母的生殖之精，先身而生，与生俱来，是生命之本原，是构成生命体的原始物质。先天之精禀受于父母，归藏于肾，也是化生元气的物质基础，为人体之气的根本，是人体生命活动的原动力。

### 2.后天之气

水谷之精所化生的水谷之气和自然界的清气。水谷之精气，又称谷气，来源于人体所摄入的饮食物，饮食物经过脾胃的运化，化生水谷精微，是人体后天之气的主要来源，是人类赖以生存的主要物质基础。

自然界的清气，由肺吸入，与脾胃所化生的水谷精气相结合，形成宗气，走息道，司呼吸；贯心脉，行气血。肺吸入的自然界清气是生成人体之气的重要来源。

## （二）相关脏腑

人体之气的生成，是多个脏腑功能相互为用、综合协调的结果，其中与肺、脾胃和肾的关系最为密切。

### 1.肺为气之主

肺主气司呼吸，是体内外清浊之气交换的场所，其吸入的自然界清气与脾胃所运化的水谷之精气相结合形成宗气，参与了人体一身之气的生成和全身气机的调节，是五脏中与气关系最密切的脏。

### 2.脾胃为气血生化之源

水谷之精气的化生有赖于胃的受纳腐熟和脾的运化功能，水谷之精气是后天之是精气的主要来源，对生命活动的维系至关重要。

### 3. 肾为气之根

肾藏先天之精气，是人体元气化生的根源，元气依赖肾藏精气的生理功能，才能发挥其生理效应。肾主纳气，摄纳肺吸入的清气，保持吸气深度、防止呼吸表浅。

气的生成有二个条件：一是物质来源：与先天之精气、后天摄取的水谷之精气和自然界清气密切相关；二是脏腑功能：肺、脾胃、肾等脏腑的生理功能是否正常、协调，都会影响人体之气的生成。

## 三、气的运动

### （一）气机的概念

气的运动称为气机。运动是气的根本属性。气的运动贯穿于整个生命过程，人体之气通过运动，推动和激发脏腑、经络等的生理功能，并维持人体的生命活动。

### （二）气运动的基本形式

人体之气的运动有升、降、出、入四种基本形式。升，指气自下而上的运动；降，指气自上而下的运动；出，指气由内向外的运动，可表现为向外发散；入，指气自外向内的运动，可表现为向内收藏。气的升降出入运动是宇宙万物运动的普遍规律，也是人体生命活动存在的标志。脏腑生理功能通过气的升降出入运动方能正常发挥，气的升、降、出、入运动一旦停止，人的生命活动也将终结。

气机在各脏腑的表现有所侧重，如脾气主升，肝气主升，胃气主降等。但从人体的整体生理功能而言，升与降、出与入之间是平衡协调的，是保证生命活动正常进行的重要环节。气的运行通畅无阻、升降出入平衡协调，称为"气机调畅"，当气的运行受阻，升降出入之间失去协调平衡时，称为"气机失调"。气机失调的病机变化，常见五种表现形式：气滞、气逆、气陷、气闭、气脱。气的运行不畅，或在局部发生阻滞不通，称为"气滞"；气上升太过或下降不及者，称为"气逆"；气下降太过或上升不及者，称为"气陷"；气不能内守，大量外逸，称为"气脱"；气不外达，而闭结于内者，称为"气闭"。

### （三）脏腑之气的运动规律

人体脏腑依赖气的升降出入运动方能发挥各自的生理功能，脏腑经络的生理功能又表现为气的升降出入运动。由于五脏的生理功能和特性各有不同，所以其气的升降出入也各有不同的规律。

脏腑气机升降的一般规律是，升已而降，降已而升。心肺在上，在上者宜降。肝肾在下，在下者宜升。脾胃居中焦，连通上下，故脾升胃降为气机升降的枢纽。肝升与肺降协调共同治理调节全身气机。六腑功能特点为传化物，气机以通为用，以降为和。

总之，脏与脏，脏与腑，腑与腑之间均处于升降的统一体中，某一脏腑本身也是升降出入的统一体，如肺主气司呼吸的过程中，既有气的出入，又有气的升降。如此升中有降，降中有升，升已而降，降已而升，才能保证脏腑之气升降运动的平衡与协调，才能维持机体正常的生命活动。

## 四、气的功能

气有多种生理功能，维系着人体的生命活动。气的主要生理功能有推动、温煦、防御、固摄、营养和气化六个方面。

### （一）推动作用

气对人体生理功能具有激发和促进作用。气是活力很强的精微物质，能激发和促进着人体全身功能的正常发挥，包括激发和促进人体正常的生长发育和各脏腑经络等的生理功能，推动血液的生成及运行，津液的生成、输布和排泄等。若人体之气充沛，则各项功能正常，表现为生机勃勃。反之若气虚推动无力，则常见人体脏腑经络生理功能减退，导致人体生长发育迟缓，生殖功能衰退，或早衰，血和津液生成不足及运行输布异常等功能衰弱不足为特征的病机变化。

### （二）温煦作用

气是机体热量的来源，气对机体有温暖的作用。"气主煦之"（《难经·二十二难》），即指气可通过脏腑气化，增加热量的产生，发挥温养机体的作用。气的温煦作用主要是通过阳气的作用来体现的。气的温煦作用主要体现在维持恒定体温；温煦并促进脏腑、经络、形体官窍等的生理活动；温煦血和津液等液态物质，维持其正常循行，即所谓"得温则行，得寒则凝"。反之，若气虚则温煦不足，可出现畏寒喜暖、四肢不温、体温偏低、脏腑功能低下、血和津液运行不畅或停滞等病机变化。

（三）防御作用

气具有护卫肌表、防御外邪、驱邪外出的作用。人体生理功能总称为正气，气的防御作用是通过正气体现出来的。《素问·刺法论》说："正气存内，邪不可干。"即指气的防御功能正常，则邪气不易入侵；或虽有邪气修侵入也不易发病；即便发病，则气能积极抗邪，并驱邪外出，有利于疾病的康复。若气虚，防御功能减弱，则邪气易于入侵，机体易罹患疾病，正如《素问·评热病论》说："邪之所凑，其气必虚。"气虚防御功能减弱，无力驱邪外出，则邪气深入，病程缠绵难愈。因此，气的防御作用决定着疾病的发生及其发展和转归。

（四）固摄作用

固摄，即固护、控制、统摄之意。气的固摄作用，是指气对体内精、血、津液等液态物质具有固护、统摄和控制作用，并防止其无故流失的功能。

1. 固摄血液

气能摄血，使血液在脉中正常循行，防止其逸出脉外。脾统血和肝藏血的机理在于气对血的固摄作用。气虚不能摄血，可导致各种出血，如肌衄、崩漏、便血、尿血等。

2. 固摄津液

津液包括汗液、尿液、唾液、胃液、肠液等，气固摄和调节津液的运行和输布，防止津液异常流失。如卫气调节和固摄汗液，脾气固摄和调节唾液、胃肠之液，肾气调节尿液的生成和排泄等。气虚不能摄津，可导致自汗、多尿、小便不禁、流涎等。

3. 固摄精液

主要指肾气对肾精的封藏作用。肾气虚，气不摄精，可出现遗精、早泄、滑精等。

4. 固摄冲任、内脏等

气的固摄作用还表现为肾气固摄冲任以系养胎元，固摄内脏以维持内脏位置的相对恒定。如肾气虚，失于封藏，冲任失养，胎元不固，可致胎动不安、胎漏、滑胎、小产等；中气下陷，气虚失摄，则见内脏下垂、脱肛久利等。

对于血与津液而言，气的固摄作用与推动作用相辅相成。一方面，气推动着血液的运行和津液的输布排泄；另一方面，气又有固摄作用，防止其无故流失。气通过固摄与推动的相互协调，控制和调节体内液态物质的正常运行、分布和排泄，使人体血液运输和津液代谢正常进行。

**（五）营养作用**

气对人体脏腑、经络及形体官窍等具有营养作用。气为全身提供生命活动所必需的营养物质，如卫气温养肌肉、皮毛组织；经络之气，濡养脏腑经络；营气化生血液，营养五脏六腑、四肢百骸等。若气虚营养作用不足，脏腑经络失养，则易出现皮毛枯槁、脏腑功能活动低下等病机变化。

**（六）气化作用**

气化，指气的运动而产生的各种变化，气化是人体内外物质、能量、信息相互转化的过程，其实质是精、气、血、津液等物质各自的新陈代谢及其相互转化。例如饮食物的消化吸收；水谷之精气转化为气、血、津液等精微物质；津液经过肺、肾、膀胱的气化，转化成汗液和尿液；食物残渣经过大肠气化，转化成糟粕等，这些都是气化作用的具体表现。如果气化功能失常，就会影响脏腑的功能活动，影响饮食物的消化吸收，影响气、血、津液的新陈代谢和相互转化，影响汗液、尿液和粪便等的生成与排泄，从而产生各种代谢异常之病变。

气机、气化存在于生命的始终，是生命活动的基本特征。气机是气化赖以发生的前提和条件，没有气的运动，就没有气化的出现。机体中只要有气的运动，就会产生各种变化。气化过程中寓有气各种形式的运动，气的运动也正是从气化过程中体现出来的。

气的六个功能，虽各不相同、各有特点，但密不可分，彼此协调配合、相互为用、相互促进，才保持了人体正常的生命活动。

## 五、气的分类

人体之气，总体而言，是由肾中精气、脾胃所化生的水谷精气和肺吸入的自然界清气，在肺、脾胃、肾等脏腑的综合作用下生成，并充沛到全身。人体之气，由于其生成过程、组成部分、分布部位和功能特点的不同，而有多种不同的名称，如脏腑之气、经络之气、先天之气、后天之气、元气、宗气、营气、卫气等。根据生理功能阴阳属性的不同，人体之气又可分为阳气和阴气。本节重点阐述常用的元气、宗气、卫气、营气。

（一）元气

元气，又名真气、原气，是人体最根本、最重要的气，是人体生命活动的原动力，为人体先天本原之气。

**1. 生成**

元气根于肾，依赖肾中精气所化生，肾中精气以禀受于父母的先天之精气为基础，又赖后天水谷精气培育和充养，以保持肾中精气新陈代谢的相对平衡和元气的不断化生。故元气的盛衰并非完全取决于先天禀赋，亦与后天脾胃运化的水谷之气密切相关。

**2. 分布**

元气根于肾，以三焦为通道，内至五脏六腑，外至肌肤腠理，运行布散全身，作用于机体各部分。如《难经·六十六难》所说："三焦者，原气之别使也。主通行三气，经历于五脏六腑。"

**3. 生理功能**

（1）元气推动人体生长发育和生殖功能机体的生、长、壮、老、已的自然规律，与元气的盛衰密切相关。肾中精气充盛，元气化源充足，可不断激发和促进人体生长和发育。人从幼年开始，肾气与肾精逐渐充盛，化生元气，则有齿更发长等生理现象。到了青壮年，肾气、肾精进一步充盈，元气充盛，机体也因之发育到壮盛期，则形体壮实，筋骨强健，同时具备了生殖功能。待到老年，肾气、肾精衰退，元气化生不足，形体也逐渐衰老，全身筋骨运动不灵活，齿摇发脱，生殖功能也随着衰退。若肾精亏少，元气不足，则会出现生长发育和生殖功能障碍，以及未老先衰等病理现象。

（2）温煦和激发各脏腑、经络等的生理功能肾为元气之根，水火之宅，内居真水、真火，即真阴（元阴）、真阳（元阳）。五脏之阴气非此不能滋，五脏之阳气非此不能发。元阳温煦和激发全身脏腑发挥推动、兴奋、化气等功能；元阴调节各脏腑发挥宁静、抑制、成形、凉润等功能。故元阴、元阳充沛，阴阳水火协调，是全身阴阳平衡的根本。反之，元阳不足，元阴耗散，元气的推动和调节功能减退，则可致机体的阴阳失去平衡。

（二）宗气

宗气，又名"大气"，聚于胸中，由肺吸入的清气与脾胃化生的水谷精气结合而成。宗气在胸中积聚之处，称"膻中"，又名"气海"。宗气的盛衰直接关系到一身之气的盛衰。

### 1. 生成

宗气主要由水谷精气和自然界清气所组成，其生成与肺、脾二脏密切相关。脾胃运水谷饮食，化生水谷之精气，由脾升清并上输至肺，与肺所吸入之自然界清气相结合，并聚于胸中形成宗气。因此，肺的呼吸功能和脾胃的运化功能正常与否，直接影响宗气的盛衰。

### 2. 分布

宗气积于胸中，散布于肺、呼吸道（息道）和鼻；贯注于心，通行于脉，循经三焦，向下汇于丹田，并注入足阳明之气街（又名气冲，穴位名，位于腹股沟处），而下行至足。宗气的分布与其生理功能的正常发挥密切相关。

### 3. 生理功能

（1）走息道以司呼吸　宗气积于胸中，上走息道，可推动和调节肺的呼吸功能，故宗气有司呼吸、发声等作用。宗气的盛衰，直接影响着呼吸、语言、声音的强弱。宗气充盛则语声洪亮，呼吸和缓有力。宗气不足则语声低微，呼吸微弱。

（2）贯心脉以行气血　宗气具有贯心脉而行气血的作用，即宗气具有助心脏推动血液运行的功能，宗气的盛衰与心搏的强弱、心律、心率密切相关。宗气充盛，则脉搏和缓有力，节律整齐；宗气不足，则脉搏节律不整，或微弱无力，或躁动散乱等。

通过诊察"虚里"的搏动情况，来测知宗气的盛衰。《素问·平人气象论》："胃之大络，名曰虚里，贯膈络肺，出于左乳下，其动应衣，脉宗气也。"虚里位于左乳下心尖搏动处。若其动应手，搏动正常，则表明宗气充盛；若其搏动躁急，引衣而动，则表明宗气大虚；若其搏动消失，则表明宗气亡绝。

### （三）营气

营，有营运、营养之义。营气是行于脉中且具有营养作用的气。营，与"荣"通，营气富于养分，故亦称"荣气"。营气行于脉中，与津液并为血液的重要组成部分，是血液化生的主要来源之一，为血中之气，故并称为"营血"。营气与卫气相对而言，营行于脉中，精专柔和，属阴，故又被称为"营阴"。

### 1. 生成

营气的生成与脾胃运化功能密切相关。营气来源于脾胃运化的水谷精气中的精粹部分，并进入血脉中运行全身。

**2.分布**

营气生成后由脾气升清，上达心肺，渗入血脉之中，与血共同行于脉中，循脉运行全身，内入脏腑，外达肢节，终而得始，营周不休。如《素问·痹论》所说："营者，水谷之精气也，和调于五藏，洒陈于六腑，乃能入于脉也，故循脉上下，贯五藏络六腑也。"

**3.生理功能**

（1）**化生血液**　营气注于脉中，是化生血液的主要物质基础。《灵枢·邪客》指出："营气者，泌其津液，注之于脉，化以为血。"营气与津液生成后，经脾气散精而上输于心肺，渗注于脉中，化赤后变生为血。若脾胃失健，营气虚少，则血无以化生。

（2）**营养全身**　营气是水谷之精气中富于营养的部分，其性精专柔和，循脉流注输布全身，营养五脏六腑、四肢百骸。

营气化生血液与营养全身的生理功能是密切关联的。营气化生血液是营养全身的前提。若营气不足，则会导致血液亏虚，从而出现全身脏腑组织失养、生理功能减退的病机变化。

（四）**卫气**

卫，有卫护、保卫之义。卫气是行于脉外并具有保卫作用的气。因其有卫护人体，防御外邪入侵的作用，故称为"卫气"。因卫气行于脉外，故卫气相对于"营阴"而言，又有"卫阳"之称。

**1.生成**

卫气来源于脾胃化生的水谷之精气中的"慓疾滑利"部分。"慓疾滑利"，即活力强盛，流动迅速，运行滑利。如《素问·痹论》所说："卫者，水谷之悍气。"《灵枢·营卫生会》说："人受气于谷……其清者为营，浊者为卫"等。

**2.分布**

卫气运行于脉外，散布肌肉、腠理，温养胸腹肓膜，具有卫护肌表，调节汗孔，维持体温及温养全身的作用。如《素问·痹论》所说："卫者，水谷之悍气也，其气慓疾滑利，不能入于脉也，故循皮肤之中，分肉之间，熏于肓膜，散于胸腹。"

### 3. 生理功能

（1）卫气具有卫护肌表，防御外邪入侵的功能，如《灵枢·本藏》说："卫气和，则分肉解利，皮肤调柔，腠理致密矣。"卫气充足，肌肤得养，腠理致密，则可御邪于外。如若卫气不足，肌肤失养，腠理疏松，外邪则可乘虚而入，犯害机体。

（2）卫气具有温养全身的作用卫气之性剽悍滑疾，外可散布于肌肤腠理，内可熏蒸胸膈脏腑，发挥温养作用，从而保障内脏、肌肤等生理活动的正常进行。卫气充足，则机体体温得以保持相对恒定。如卫气不足，温养失司，则易招致邪气侵袭，出现阴盛之寒性病变。若卫阳被遏，郁积不散，则见阳盛之热性病变。

（3）卫气调节腠理开阖，使汗液正常排泄《灵枢·本藏》说："卫气者，所以温分肉，充皮肤，肥腠理，司开合者也。"卫气经肺气宣发，充养肌肤腠理，调节汗孔开合。天暑衣厚时，腠理疏松，汗液排泄增加；反之，则腠理致密，汗液排泄减少。正常情况下，卫气通过调节汗液有节制的排泄，促进并维持机体体温的相对恒定。卫气调节腠理开阖、汗液排泄的作用，是气的固摄作用和推动作用相互协调作用的结果。若卫气虚弱，卫表不固，腠理疏松，汗孔开有余而阖不及，则病自汗、漏汗等。

此外，卫气的运行与人体"昼精夜寐"有关。平旦，卫气出于体表，由阴出于阳，故平旦则人寤；入夜，卫气由阳入阴，循行于内脏，故入夜则人寐。若卫气循行失常，平旦未能出于阳，入夜尚未行于阴，则可表现为寤寐异常。

营气和卫气，既有联系，又有区别。营气和卫气均来源于脾胃运化后所生之水谷之精气，营气精专柔和，为水谷精气之"清者"，卫气"慓疾滑利"，为水谷精气之"浊者"；营气富含养分，行于脉中，是血液的重要组成部分；卫气滑利不守，行于脉外，发挥温养机体和防御外邪的作用；营者属阴，卫者为阳，阴阳相随，才能发挥其正常的生理功能。若营卫失和，则外扰腠理汗孔之开阖，内伤脏腑经脉之调和，导致恶寒发热、汗出失常、"昼不精夜不寐"等病变现象的出现。

# 第二节　血

## 一、血的概念

血，即血液，是循行于脉中的富有营养的红色液态物质，是构成人体和维持人体生命活动的基本物质之一。

脉，又称"血府"，是人体内血液循行的管道，具有约束血液沿着一定方向循行的作用，使血液能够内至脏腑，外达肌肤，灌溉一身，从而发挥其正常的生理功能。若在某些因素作用下，血在脉中运行受阻，或逸出脉外停于脏腑组织间成为"离经之血"，则不仅丧失其生理功能，而且可成为致病因素。

## 二、血的生成

### （一）血的来源

血液的化生是以水谷之精化生的营气、津液和肾精为其主要的物质基础。

#### 1. 水谷精微

血，主要由营气和津液所组成。营气和津液都来自脾胃化生的水谷精微。血液的生成过程，是饮食物经胃的腐熟和脾的运化，转化为水谷精微，水谷精微再经脾气的升清上输于肺，与肺吸入的清气相合，通过心肺的气化作用，注之于脉，化赤而为血。《灵枢·决气》就指出："中焦受气取汁，变化而赤，是谓血"。由此可见，经脾胃化生的水谷精微是生成血液的原料。

#### 2. 肾精

肾精是血液化生的基本物质。精与血之间存在着相互资生和相互转化的关系，肾藏精，精生髓，髓养血。

### （二）血液化生与相关脏腑

血液的生成是在多个脏腑的共同作用下完成的，其主要依赖于脾胃的运化功能，并与心、肺、肾等脏腑的生理功能密切相关。

#### 1. 脾胃

中焦脾胃受纳、运化水谷饮食，其所化生的营气和津液，是人体后天血液化生的物质基础，因此，"脾胃为后天之本，气血生化之源"。脾胃运化功能的强健与否，饮食水谷营养的充足与否，均直接影响着血液的化生。若脾胃功能虚弱或失调，或长期饮食营养摄入不足，都可能导致血液化生之源匮乏，从而形成血虚的病证。因而，临床治疗血虚病证，常从调理脾胃着手。

### 2. 肾肝

精和血之间存在着相互资生和相互转化的关系。精藏于肾，血藏于肝。肾精充盈，则化而为血。若肾精亏损，则可能导致血虚不足。所以临床上治疗血虚病证，有时需采用补肾益精的方法。

### 3. 心肺

脾胃运化水谷精微所化生的营气和津液，由脾气主升，上输于心肺，与肺吸入的清气相结合，一并灌注于心脉，在心气的作用下变化而成为红色血液。《灵枢·营卫生会》说："此所受气者，泌糟粕，蒸津液，化其精微，上注于肺脉，乃化而为血。"说明血的生成与心肺的气化作用密切相关，营气和津液渗入血脉之中，由心肺的气化而生成血。

血的生成有二个条件：一是物质来源：与水谷之精化生的营气、津液和肾精密切相关；二是脏腑功能：脾胃、肾肝、心肺等脏腑的生理功能是否正常、协调，都会影响血的生成。

## 三、血的运行

### （一）影响血液运行的因素

#### 1. 气

血液的正常循行，受到诸多因素的影响，首先与气的作用关系密切。气的推动、温煦与固摄作用之间的协调平衡是保证血液正常运行的重要环节。

血属阴而主静，血的运行需要推行的动力，主要依赖于气的推动作用和温煦作用，正如《医学正传·气血》说："血非气不运。"若气的推动和温煦作用减弱，则可见面色青紫、口唇紫绀、四肢发凉等症。血运行在脉道之中，不致逸出脉外，有赖于气的固摄作用，气的固摄作用下降，可见便血、尿血、肌衄、鼻衄、崩漏等出血病证。

#### 2. 脉道通畅

脉为血府，脉管是一个相对密闭的管道系统。脉道的完好无损与通畅无阻是维持血液正常运行的必要条件。脉道通畅，血液才能在脉管中运行不息，流布于全身，环周不休，以发挥营养作用。故《灵枢·决气》说："壅遏营气，令无所避，是谓脉。"若各种原因导致使脉道不利，则会血行不畅，形成瘀血内阻病证。

### 3.血液状态

血液充盈、血液清浊及寒温状态，都可影响血液自身的运行。津少而血稠，或血液中痰浊较多，可致血行不畅而瘀滞。血量不足则血脉空虚，不能保证血液的正常循行，而致脏腑经络失其濡养，功能失常。

此外，血液正常运行，还受机体的寒热温凉和病邪的影响。阳邪侵犯人体，或内生火热，可致阳热亢盛。热迫血行，或热伤血络，易使血逸脉外而出血；热伤津液，可致津少而血稠，血行不畅而致瘀。阴邪侵犯人体，或寒从中生，可致阴寒偏盛，寒凝则血瘀，易使血行缓慢，甚至出现瘀血。

### （二）相关脏腑

血液的正常运行，与心、肺、肝、脾等脏腑功能密切相关。

### 1.心主血脉

心动则血行诸经。心脏搏动是血液运行的基本动力，脉是血液循行的通路，血液在心气的推动下循行于脉管之中，输送到全身，发挥其濡养作用。心气充沛与否，心脏搏动是否正常，在血液循环中起着非常关键的作用。

### 2.肺朝百脉

肺气助心行血。血非气不运，血的运行，又依赖气的推动，随着气的升降而运至全身。肺司呼吸而主一身之气，肺朝百脉，调节全身的气机，辅助心脏推动和调节血液运行。

### 3.脾主统血

五脏六腑之血全赖脾气统摄，脾之统血，与脾为气血生化之源密切相关。脾气健旺，气血充足，固摄有力，则血行常道。

### 4.肝藏血，主疏泄

肝主藏血，具有贮藏血液、调节血量和防止出血的功能。根据人体动静的不同情况，调节脉管中的血液流量，使脉中循环血液保持在一个恒定水平上。同时，肝藏血的功能也可防止血逸脉外，避免出血的发生。肝主疏泄，调畅气机，一方面保障肝本身的藏血功能，另一方面对血液通畅地循行也起着一定的作用。

## 四、血的功能

### （一）营养和滋润作用

血，具有营养和滋润全身的生理功能。《难经·二十二难》将血液的这一功能概括为"血主濡之"。血在脉中循行，内至脏腑，外达皮肉筋骨，对全身各脏腑经络起着充分的营养和滋润作用。如《素问·五藏生成》："肝受血而能视，足受血而能步，掌受血而能握，指受血而能摄"。血的营养和滋润作用，具体体现在面色的红润、肌肉的丰满壮实、皮肤毛发的润泽有华、感觉和运动的灵活自如等方面。若血虚时，血的营养和滋润作用减弱，机体除脏腑功能低下外，还可见头昏目眩、面色不华或萎黄、毛发干枯、肌肤干燥、肢体或肢端麻木、运动不灵等临床表现。

### （二）神志活动的物质基础

《灵枢·营卫生会》说："血者，神气也。"指出血是神志活动的主要物质基础。《灵枢·平人绝谷》说："血脉和利，精神乃居"。血气充盛，血脉和利，则精神充沛，神志清晰，思维敏捷，活动自如；若血虚、血热或血运失常，则可见精神衰退、健忘、失眠、多梦、烦躁，甚至神志恍惚、惊悸不安、谵狂、昏迷等多种临床表现。

# 第三节　津　液

## 一、津液的概念

津液是机体一切正常水液的总称。包括各脏腑组织的内在体液及其正常的分泌物。如胃液、肠液、关节液、涕、泪、唾等。在机体内，除血液、精液之外，其他所有正常的液体都属于津液的范畴。津液不但是组成人体的基本物质，也是维持人体生命活动的基本物质。

津液，由津和液组成，同属于水液，皆属于阴，都具有滋润、濡养各脏腑组织和平衡阴阳等作用，但两者在性状、功能以及分布部位等方面又有一定的区别。津的性质清稀，流动性大，布散于体表皮肤、肌肉和孔窍，并能渗注于血脉，主要起滋润作用；液的性质较稠厚，流动性小，灌注于骨节、脏腑、脑、髓等组织，主要起濡养作用。

津和液在运行、代谢的过程中相互补充、相互转化，两者一般不予严格区分，故津和液常并称，但在病机变化方面，则有"伤津"和"脱液"的区别，一般而言，"伤津"较轻，"脱液"较重，辨证时须加以区分。

## 二、津液的代谢

津液的代谢，是指津液的生成、输布和排泄的生理过程，依赖于多脏腑生理功能的相互协调与配合，是一个较为复杂的生理过程。《素问·经脉别论》简要概括为："饮入于胃，游溢精气，上输于脾，脾气散精，上归于肺，通调水道，下输膀胱，水精四布，五经并行。"

### （一）津液的生成

津液来源于饮食水谷，主要通过脾胃、大肠、小肠等脏腑的气化功能而生成。

饮，即水饮流质，摄入于胃，胃主受纳腐熟，吸收饮食水谷中的部分精微；小肠受盛化物、主液、泌别清浊，将水谷精微与大量水液吸收；并将食物残渣下输大肠；大肠主津，在传化糟粕的过程中，吸收部分水分。胃、小肠、大肠所吸收的的水谷精微和水液，均上输于脾，通过脾气的转输作用布散至全身。

津液的生成有二个条件：一是有充足的水饮摄入；二是脾的运化及胃、大小肠的吸收功能。若水饮来源不足，或脾的运化及胃肠的吸收功能失常，均会影响津液的生成，导致津液亏损不足的病机变化。

### （二）津液的输布

津液的输布，主要依赖于肺、脾、肾、肝、三焦等脏腑生理功能的协调配合而完成。

#### 1.脾主运化水液

津液生成之后，借脾之运化，以"灌溉四傍"，将部分津液布散于四周各脏腑组织，同时津液又在脾的升清功能作用下"上归于肺"，通过肺气的宣发肃降，将津液布散至全身，并下达肾。若脾失健运，津液输布代谢障碍，水液停聚，或为痰饮，或为水肿、胀满痞塞。故《素问·至真要大论》说："诸湿肿满，皆属于脾"。

### 2. 肺主通调水道

肺主宣发肃降，通调水道，为水之上源。肺接受脾转输来的津液，一方面在肺气的宣发作用下，将部分津液向上向外布散于头目和肌肤，发挥其濡养滋润的功能；一方面通过肺气的肃降作用，将津液向下向内输送，滋润内脏，并下达肾。肺气的宣发和肃降，对水液输布有疏通和调节作用，体现了"肺主行水"的生理功能。肺气的宣发肃降运动失常，则水液输布障碍，会导致水液停聚而形成痰饮、水肿等病理产物。

### 3. 肾主水

肾为主水之脏，对津液输布代谢起着主宰作用。《素问·逆调论》说："肾者水脏，主津液。"肾对水液的输布作用主要体现在两个方面。一是肾气为人体生命原动力，对参与人体水液代谢的各个脏腑具有推动和调控作用。从胃肠道吸收水谷精微，到脾气运化水液，肺气宣发肃降，肝气疏利行津，三焦决渎，乃至津液的排泄，都离不开肾阳的温煦作用与肾阴的滋润作用。二是肾脏本身也是参与津液输布的一个重要环节。由肺下输至肾的津液，在肾的气化作用下，清者再升散于全身，浊者化为尿液注入膀胱，这一升清降浊作用对维持整个水液输布代谢的平衡协调有着重要意义。

### 4. 肝主疏泄

津液的输布有赖于气的推动。肝主疏泄，调畅气机，气行则水行，促进津液的输布环流。若肝失疏泄，气机郁结，往往影响水液的输布，导致水液停滞，产生痰饮、水肿以及痰气互结的梅核气、瘿瘤、鼓胀等多种病证。

### 5. 三焦决渎

三焦为津液在体内输布的通道。三焦气化功能正常，则水道通利，津液畅行无阻。若三焦水道不利，也会导致水液停聚，发为多种病证。

综上所述，津液在体内的输布主要依赖于肾阳的蒸腾气化、脾气的运化、肺气的宣降、肝气的疏泄和三焦之通利。其中的任何一个脏腑功能失调，都会导致津液的输布障碍，产生水液停聚的病机变化。

### （三）津液的排泄

津液的排泄依赖于肾、膀胱、肺、大肠等脏腑功能的协调配合而完成。津液代谢后的废物的排泄，主要通过尿、汗、粪便、呼气等途径排出体外。

### 1. 尿液排泄

尿液是津液排泄的主要途径。肾为主水之脏，通过气化作用将浊者化为尿液，下注于膀胱。当膀胱中的尿液贮存到一定量时，在肾和膀胱之气的推动作用下排出体外。尿液的正常排泄对于维持机体水液代谢的平衡起着关键的作用。若肾气的蒸化作用失常，则会引起尿少、尿闭、水肿或尿多等津液排泄障碍的病证。

### 2. 汗液、呼气排泄

肺气宣发，将津液外输于体表皮毛，在阳气的蒸腾作用下形成汗液，由肺宣散至体表的卫气，司毛窍之开阖以排出体外。此外，肺当呼气时也带走一部分水液。

### 3. 粪便排泄

大肠传化糟粕，粪便中也排出了部分水分。当有各种原因导致腹泻时，大便中带走大量水液，易引起伤津。

综上所述，津液代谢是由多脏腑功能的共同参与并综合协调来完成的，其中尤以肺、脾、肾三脏最为重要。若相关脏腑，尤其是肺、脾、肾三脏的功能失调，均可影响津液的生成、输布和排泄，从而导致津液代谢的失常，出现伤津、脱液等津液不足，或水肿、痰饮等津液输布障碍、水液停聚的病机变化。

## 三、津液的功能

### （一）滋润濡养

津液具有滋润和濡养作用。津以滋润作用为主，液以濡养作用为主。津液广泛分布于人体全身。内至脏腑筋骨，外而肌肤毫毛，全身各脏腑经络无不赖津液的滋润和濡养。分布于体表，能滋润皮肤，温养肌肉，使肌肉丰润，毛发光泽；分布体内能滋养脏腑，维持各脏腑的正常功能；注入孔窍，滋润口、眼、鼻等九窍；注入关节，滑利关节；注入髓腔，能充养骨髓和脑髓。若津液不足，失去滋润和濡养作用，则会使皮毛、肌肉、孔窍、关节、脏腑以及骨髓、脊髓、脑髓的生理活动受到影响，产生各种病机变化。

### （二）化生血液

津液是血液的重要组成部分。津液渗入血脉之中，与营气相合而形成血液。同时使血液充足，并濡养和滑利血脉，使血液环流不息。故《灵枢·痈痈》曰："中焦出气如露，上注溪谷，而渗孙脉，津液和调，变化而赤为血。"

### （三）调节阴阳

在正常情况下，人体内部以及人与自然界之间保持阴阳的动态平衡。津液作为阴精的一部分，对调节人体的阴阳平衡起着重要作用。脏腑之阴的正常与否，与津液的盛衰是分不开的。人体根据体内的生理状态和外界环境的变化，通过津液的自我调节使机体保持正常状态，以适应外界的变化，以保持与自然界的协调统一。如天气寒冷，皮肤汗孔闭合，津液不能借汗液排出体外，而下降入膀胱，使小便增多；天气炎热，汗孔开放，津液以汗的形式排出体外，故尿液减少。

### （四）排泄废物

人体在生理活动过程中，必然会产生代谢废物，这些废物必须通过一定的途径而排出体外。津液在其自身的代谢过程中，能把机体的代谢产物通过汗、尿等方式排出体外，以保证各脏腑功能活动正常进行。若这一作用受到损害和发生障碍，就会导致代谢产物或废物蓄积体内而形成湿毒浊邪，造成严重的病理后果。

# 第四节　气血津液之间的关系

气、血、津液等都是构成人体和维持人体生命活动的基本物质，都依赖于脾胃化生的水谷精微不断地补充。虽然在性状、功能及分布上各有不同的特点，但三者之间可以相互资生、相互转化。

## 一、气与血的关系

气属阳，主动，主温煦；血属阴，主静，主濡润。两者都源于脾胃化生的水谷精微和肾中精气，具有互根互用的关系，共同维持着人体的生命活动。气与血的关系常概括为"气为血之帅，血为气之母"。

### （一）气为血之帅

气为血之帅，是指气对血的作用，主要体现在气能生血、气能行血、气能摄血三个方面。

### 1. 气能生血

气参与并促进血液的生成。具体体现在两个方面：一是指气化是血液生成的动力。在脾、胃、心、肺、肾等脏腑之气的气化作用下，从摄入的饮食水谷转化为水谷精微，从水谷精微转化成营气与津液，从营气与津液转化成红色的血液，其中每一个转化过程都离不开气化。二是指气是化生血液的基本物质，主要指营气。营气直接参与血的生成，与津液入脉化而为血，是血液的重要组成成分。因此气旺则血充，气虚则血少。所以临床上治疗血虚时，在使用补血药的同时，常配用补气药，即是气能生血理论的应用。

### 2. 气能行血

气具有推动血液在脉管中运行的作用。血的运行，有赖于气的推动。一方面，气可直接推动血行，如宗气贯心脉行气血；另一方面，气又可以促进脏腑的功能活动，通过脏腑之气的作用，推动和促进血液的运行，如心气的推动、肝气的疏泄、肺气的布散等都是气能行血的表现。气行则血行，气虚则血瘀，气滞则血瘀，故临床治疗血瘀病证时，常采用益气活血、行气活血的治法，其理论依据即是"气能行血"。

### 3. 气能摄血

气对血具有统摄作用，使其正常循行于脉管之中而不逸于脉外。气的摄血功能，通过脾主统血、肝主藏血的功能来完成的。脾气、肝气健旺，固摄有力，血行脉中而不逸出脉外，以发挥正常营养作用。若脾气亏虚，或肝气不足，失于统摄，则可导致各种出血病证。故临床上治疗出血、甚或血脱等病证时，常用补气摄血之法。

### （二）血为气之母

血为气之母，是指血对气的作用，包括血能载气、血能化气两个方面。

### 1. 血能载气

气在血中，依附于血而不致散失，赖血之运载而到达全身。气的活力很强，运行急速，容易散而不聚，必须依附于有形之血或津液，方能发挥其正常的生理功能。若大失血时，血不载气，气亦常随之脱失，终致气随血脱的危证。

### 2. 血能化气

气的充盛及其功能发挥离不开血液的濡养。血在其循行过程中，不断为气的生成和功能活动提供营养，故血盛则气旺，血衰则气少。血虚患者往往兼有气虚的表现，故临床上治疗血虚日久而致气虚或气血两虚者，常需补气与养血兼顾。

总之，气与血，一阳一阴，相互依存，相互为用，共同维系人体正常的生命活动。反之，若血气不和，则百病丛生。

## 二、气与津液的关系

气无形而动，属阳，津液有质而静，属阴。气与津液的关系和气与血的关系十分类似。津液的生成、输布和排泄，离不开气的推动、固摄、气化等作用，而气在体内的存在和运动也离不开津液的运载和滋养。

### （一）气对津液的作用

气对津的作用主要体现在气能生津、气能行津、气能摄津三个方面。

#### 1. 气能生津

气是津液生成的动力与物质基础。津液源于水谷精气，其生成依赖于气的推动和气化作用，尤其是脾胃之气起着至关重要的作用。气推动和激发脾胃的功能活动，使中焦之气旺盛，运化正常，则津液化生充足。故脾胃之气亏虚，导致津液化生不足时，常采取补气生津之法。

#### 2. 气能行津

气的运动是津液输布、排泄的动力。气的升降出入运动表现为脏腑的升降出入运动。津液的输布依赖肺、脾、肾、肝及三焦等脏腑的气机运动，将津液布散于全身各脏腑组织，发挥其濡养和滋润作用。津液的排泄主要是通过肺、肾、膀胱等脏腑的气化而化为汗、尿等排出体外，以保证人体水液代谢的平衡。如气虚推动作用减弱，气化无力，或气机郁滞，气化受阻，都可以引起津液的输布、排泄障碍，形成痰饮、水湿等病理产物，称"气不行水"；反之，津液停聚又可导致气机不利，称"水停气滞"，两者常互为因果。故临床上治疗水肿等病变，常常行气和利水并用。

#### 3. 气能摄津

气的固摄作用控制着津液的排泄，使体内津液保持一定的量，以维持津液代谢的平衡。如卫气固摄肌腠，司汗孔开阖，防止津液过多外泄；肾气固摄，膀胱开合有度，都是气对津液固摄作用的体现。若气虚固摄无力，可见多汗、多尿、尿频、遗尿，甚至小便失禁等病理现象。故临床常用补气固津之法，治疗此类病证。

### （二）津液对气的作用

津液对气的作用，主要表现为津能载气、津能化气两方面。

#### 1. 津能载气

津液是气的载体之一，气亦附着于有形之津液而存在。当大汗、剧烈吐泻时，不仅伤津耗液，而且气亦随着外泄，甚或外脱，形成"气随津（液）脱"之候。比如暑邪伤人，大汗出，除常见口干喜饮等伤津的表现外，多伴有少气懒言、体倦乏力等的气虚表现，严重还会出现气脱亡阳的危急证候。

#### 2. 津能化气

津液可为气的生成提供营养，能促进气的生成。津液由脾胃运化的水谷精微所化，在输布过程中受到各脏腑阳气的蒸腾温化，可化生为气。同时，津液滋养各脏腑组织，使各脏腑组织之气化源充足，保持旺盛，维持正常的生理功能。因此，津足则气旺，津亏则气少。

## 三、血和津液的关系

血与津液均为液态营养物质，与气相对而言，两者均属于阴而主静。血和津液都同源于脾胃所化生的水谷精气，均有滋润和濡养作用。二者之间可以相互资生、相互转化，这种关系称为"津血同源"。二者在病变上也是相互影响，有着密切的关系。

### （一）血对津液的作用

运行于脉内的血液，由津液和营气构成。当机体需要时，血中津液渗出脉外，便成为脉外津液的一部分，可弥补脉外津液之不足，以滋润濡养脏腑形体官窍。津液可化为汗液排出于外，故又有"汗血同源"之说。若血液亏耗，尤其失血过多时，脉中血少，不能化为津液，反而津液渗入血脉，导致脉外津液不足，多出现口干、口渴、尿少、皮肤干燥等症状。因此，对于失血的患者，不宜再使用发汗、利尿等治疗方法，以防津液外泄，加重血脉空虚，形成恶候。故有"夺血者无汗""亡血者不可发汗""衄家不可发汗"之说。

### （二）津液对血的作用

津液是血液化生的组成部分。经脾胃运化生成的津液，在心肺作用下，进入脉中，与营气相合，化生为血液。当血液不足时，脉外津液会渗入血中，以补充血液之空虚。若津液化生不足，或大汗、大吐、大泻，或严重烧烫伤时，脉外津液亏少，不仅不能进入脉内以补充化生血液，脉内的津液反而会渗出脉外，导致血液亏少，血液变的黏稠，运行不畅，从而形成"津枯血燥"或"津亏血瘀"的病机变化。对于津液亏损较重者，不宜轻用放血或破血疗法，以免进一步伤津耗血，故有"夺汗者无血"之说。

# 第五章　经　络

经络学说，是阐述人体经络的概念、经络系统的组成、循行分布、生理功能、病机变化及其与脏腑、形体官窍、气血相互关系的基础理论，是中医学理论体系的重要组成部分。

经络学说与藏象、精气血津液等共同构成中医学理论体系的核心，成为中医学阐述人体生命运动规律的基本理论。《灵枢·经别》说："夫十二经脉者，人之所以生，病之所以成，人之所以治，病之所以起，学之所始，工之所止也，粗之所易，上之所难也。"中医学重视经络学说，不仅是针灸、推拿等学科的理论基础，而且对临床各科都有着重要指导作用。

## 第一节　经络系统概述

经络，是经脉和络脉的总称，为人体运行气血、联络脏腑、沟通内外、贯穿上下的径路。经脉是经络系统的主干；络脉是经脉的分支。经脉多以纵行为主，循行于较深的部位，有一定的循行路径；络脉纵横交错，网络全身，深浅部位皆有分布，浮络循行于较浅的部位。

### 一、经脉与络脉

#### （一）经脉及其附属部分

经脉是经络系统中的主干，全身气血运行的主要通道。

十二经脉，是经络系统的主体，又称之为"正经"。包括手三阳经、手三阴经、足三阳经、足三阴经。

奇经八脉，是督脉、任脉、冲脉、带脉、阴维脉、阳维脉、阴跷脉、阳跷脉的总称。奇经八脉中的督脉和任脉，各有其专行路线与所属腧穴，故常与

"十二经脉"合称为"十四经"。

十二经脉的附属部分，包括十二经别、十二经筋、十二皮部。十二经别是十二经脉的另行分出，深入体腔，以加强表里相合关系的支脉，又称"别行之正经"。十二经筋是十二经脉之气濡养筋骨肉节的体系，是附属于十二经脉的筋肉系统。十二皮部是指与十二经脉相应的皮肤系统，属十二经脉及其络脉布散的部位。

### （二）络脉

络脉，是从经脉中分出而遍布全身的细小分支。

十五络脉，又称"十五别络"，包括十二经脉在四肢肘膝以下各分出一络，再加上躯干前的任脉之别络、躯干后的督脉之别络及躯干侧的脾之大络，共十五条。别络有本经别走邻经之特点，是络脉中的较大者，主要作用是加强十二经脉中表里两经在体表的联系和统领一身阴阳诸络。

浮络，是循行于人体浅表部位且常浮现的络脉。其分布广泛，没有定位，起着沟通经脉，输达肌表的作用。

孙络，是最细小的络脉，属络脉的再分支，分布全身，难以计数，具有"溢奇邪、通荣卫"的作用（《素问·气穴论》）。

此外，由于分布部位、功能特点等的不同，又有气络、血络、阴络、阳络等。

## 二、经络系统的组成

经络系统由经脉和络脉组成。经脉，包括十二经脉、奇经八脉，以及附属于十二经脉的十二经别、十二经筋、十二皮部。络脉，包括十五络脉和难以计数的孙络、浮络等。见表5-1。

经络系统
├─ 经脉
│  ├─ 十二经脉
│  │  ├─ 手三阴经
│  │  │  ├─ 手太阴肺经
│  │  │  ├─ 手厥阴心包经
│  │  │  └─ 手少阴心经
│  │  ├─ 手三阳经
│  │  │  ├─ 手阳明大肠经
│  │  │  ├─ 手少阳三焦经
│  │  │  └─ 手太阳小肠经
│  │  ├─ 足三阳经
│  │  │  ├─ 足阳明胃经
│  │  │  ├─ 足少阳胆经
│  │  │  └─ 足太阳膀胱经
│  │  └─ 足三阴经
│  │     ├─ 足太阴脾经
│  │     ├─ 足厥阴肝经
│  │     └─ 足少阴肾经
│  ├─ 奇经八脉
│  │  ├─ 督脉
│  │  ├─ 任脉
│  │  ├─ 冲脉
│  │  ├─ 带脉
│  │  ├─ 阴维脉
│  │  ├─ 阳维脉
│  │  ├─ 阴跷脉
│  │  └─ 阳跷脉
│  └─ 十二经脉的附属部分
│     ├─ 十二经别
│     ├─ 十二经筋
│     └─ 十二皮部
└─ 络脉
   ├─ 十五络脉
   ├─ 孙络
   └─ 浮络

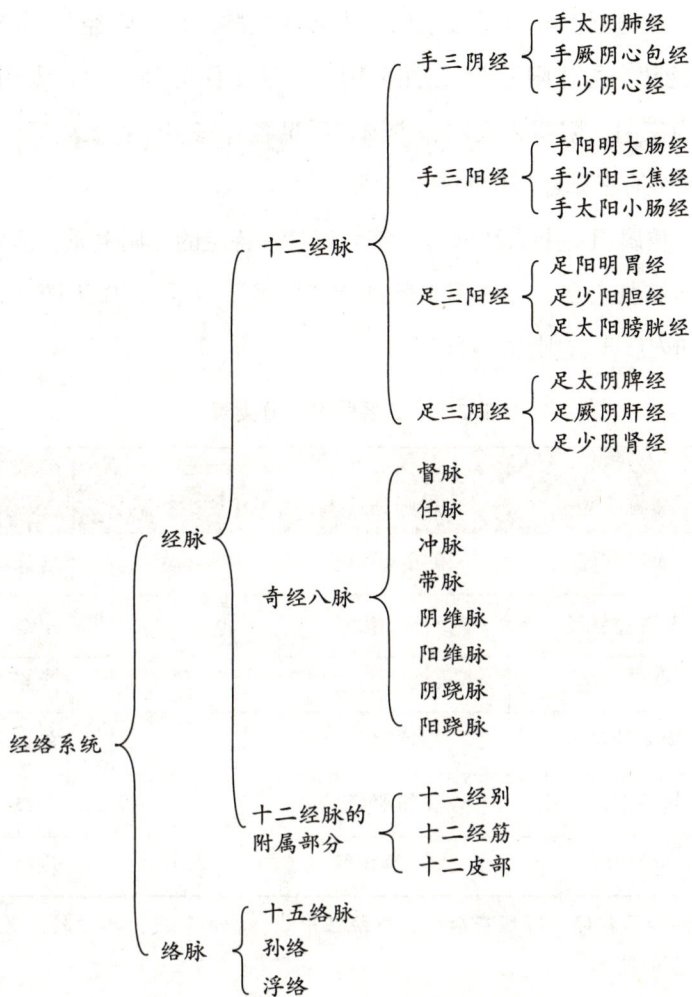

表 5-1　经络系统组成

# 第二节　十二经脉

## 一、十二经脉的名称

十二经脉的名称由手足、阴阳、脏腑三部分而组成。见表 5-2。命名原则如下：

上为手，下为足：手经行于上肢，足经行于下肢；起于或止于手的经脉，称"手经"；起于或止于足的经脉，称"足经"。

内为阴，外为阳：分布循行于四肢内侧的经脉，称"阴经"；分布循行于四肢外侧的经脉，称"阳经"。按照阴阳三分法，阴分为三阴：太阴、少阴、厥阴；阳分为三阳：阳明、太阳、少阳。手足各有三阴经：太阴经、少阴经、厥阴经；手足各有三阳经：阳明经、太阳经、少阳经。

脏属阴，腑属阳：十二经脉与六脏六腑各有特定的配属关系，六阴经属于脏，并冠以所属脏之名，如内属于肺则称"肺经"；六阳经属于腑，并冠以所属腑之名，如内属于胃则称"胃经"。

表 5-2　十二经脉名称分类表

| | 阴经<br>（属脏络腑） | 阳经<br>（属腑络脏） | 分布部位<br>（阴经行内侧、阳经行外侧） | |
|---|---|---|---|---|
| 手 | 太阴肺经 | 阳明大肠经 | 上肢 | 前缘 |
| | 厥阴心包经 | 少阳三焦经 | | 中线 |
| | 少阴心经 | 太阳小肠经 | | 后缘 |
| 足 | 太阴脾经 * | 阳明胃经 | 下肢 | 前缘 |
| | 厥阴肝经 * | 少阳胆经 | | 中线 |
| | 少阴肾经 | 太阳膀胱经 | | 后缘 |

* 在小腿下半部和足背部，肝经在前缘，脾经在中线。在内踝尖上八寸处交叉后，脾经在前缘，肝经在中线。

## 二、十二经脉的走向和交接规律

### （一）走向规律

十二经脉走行方向的规律，《灵枢·逆顺肥瘦》曰："手之三阴，从脏走手；手之三阳，从手走头；足之三阳，从头走足；足之三阴，从足走腹胸。"手三阴经起于胸中，循上肢内侧走向手指端；手三阳经起于手指端，循上肢外侧，走向头面部；足三阳经起于头面部，下行经躯干循下肢外侧，走向足趾端；足三阴经起于足趾端，经下肢内侧走向腹部、胸部。

### （二）交接规律

#### 1. 相表里的阴经与阳经在四肢末端交接

手太阴肺经和手阳明大肠经在食指端交接，手少阴心经和手太阳小肠经在小指端交接，手厥阴心包经和手少阳三焦经在无名指端交接；足阳明胃经和足太阴脾经在足大趾交接，足太阳膀胱经和足少阴肾经在足小趾交接，足少阳胆经和足厥阴肝经在足大趾爪甲后交接。

**2. 同名的手足阳经在头面部交接**

手阳明大肠经与足阳明胃经在鼻翼旁交接，手太阳小肠经与足太阳膀胱经在目内眦交接，手少阳三焦经与足少阳胆经在目外眦交接。

**3. 足、手阴经在胸中交接**

足太阴脾经与手少阴心经在心中交接，足少阴肾经与手厥阴心包经在胸中交接，足厥阴肝经与手太阴肺经在肺中交接。

## 三、十二经脉在体表的分布规律

十二经脉左右对称分布于人体两侧，每条经脉虽有迂回曲折，或交叉出入，但基本上为纵行，或自上而下，或由下而上。

### （一）头面部的分布

手三阳经止于头，足三阳经起于头。手足六条阳经交会于头面部，故称"头为诸阳之会"（《类经·藏象类》）。

诸阳经分布特点可概括为：阳明在前，少阳在侧，太阳在后。阳明经行于面部、额部；少阳经行于头两侧部；太阳经行于面颊、头顶和头后部。

诸阴经不起止于头面部，但部分阴经或其分支可上达头面部，手少阴心经的分支、足厥阴肝经上达目系，足厥阴肝经与督脉会于头顶部，足少阴肾经的分支上抵舌根，足太阴脾经连舌本、散舌下等。

### （二）躯干部的分布

手三阴经均从胸部行至腋下；手三阳经行于肩和肩胛部。

足三阳经则阳明经行于前（胸腹面），太阳经行于后（背腰面），少阳经行于躯体两侧。足三阴经均行于腹胸面。

十二经脉在腹胸部的分布规律，自内向外依次为足少阴肾经、足阳明胃经、足太阴脾经和足厥阴肝经。

### （三）四肢部的分布

手经行于上肢，足经行于下肢；阴经行于内侧面，阳经行于外侧面。

按正立姿势，两臂自然下垂、拇指向前的体位描述，四肢部的分布规律为：手足阴经为太阴在前缘、厥阴在中线、少阴在后缘；手足阳经为阳明在前缘、少阳在中线、太阳在后缘。但足厥阴肝经有例外，即内踝尖上八寸以下为厥阴行于前，太阴行于中，少阴仍在后。

## 四、十二经脉表里络属关系

十二经脉的阳经与阴经之间，通过经脉与脏腑的属络关系、经别和别络的相互沟通作用，组成六对"表里相合"关系。见表5-3。互为表里的经脉在生理上密切联系，病变时相互影响，治疗时相互为用。

表5-3　十二经脉表里关系表

| 表 | 手阳明大肠经 | 手少阳三焦经 | 手太阳小肠经 | 足阳明胃经 | 足少阳胆经 | 足太阳膀胱经 |
|---|---|---|---|---|---|---|
| 里 | 手太阴肺经 | 手厥阴心包经 | 手少阴心经 | 足太阴脾经 | 足厥阴肝经 | 足少阴肾经 |

## 五、十二经脉的气血流注次序

十二经脉是气血运行的主要通道。十二经脉之间首尾衔接，气血由中焦水谷精微化生后，上注于肺，自手太阴肺经开始，逐经依次流注，最后注入足厥阴肝经，再流注复达于手太阴肺经，形成了"阴阳相贯，如环无端"的十二经脉气血流注系统（表5-4）。

表5-4　十二经脉气血流注次序表

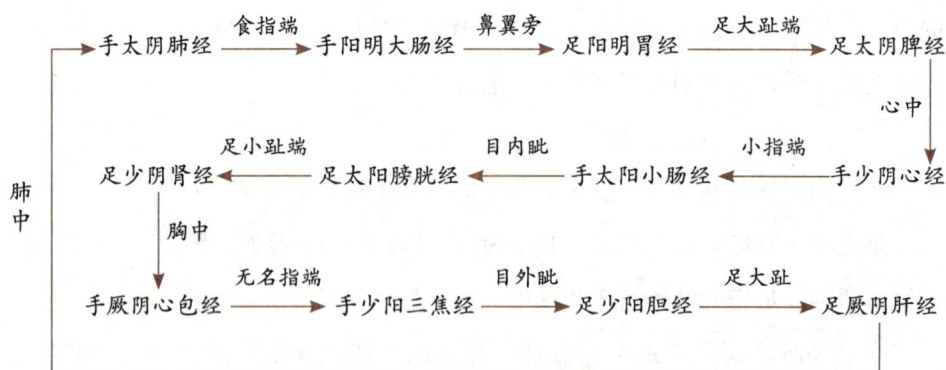

手太阴肺经 —食指端→ 手阳明大肠经 —鼻翼旁→ 足阳明胃经 —足大趾端→ 足太阴脾经

足少阴肾经 ←足小趾端— 足太阳膀胱经 ←目内眦— 手太阳小肠经 ←小指端— 手少阴心经　（心中）

手厥阴心包经 —无名指端→ 手少阳三焦经 —目外眦→ 足少阳胆经 —足大趾→ 足厥阴肝经

（肺中）（胸中）

附：十二经脉的循行分布、脏腑络属及腧穴

*1.手太阴肺经*

（1）经脉走向　从胸走手。

（2）循行分布　肺经起自中焦，循胸壁外上方，上肢内侧前缘，止于拇指；腕后分支至食指交接于大肠经。见图5-1。

（3）主治概要　本经腧穴主治咳、喘、咳血、咽喉痛等于肺脏有关的疾患，及经脉循行经过部位的其他病症。

（4）联系脏腑形体官窍　肺、大肠、胃、喉咙、气管。

（5）衔接经脉　上接足厥阴肝经、下接手阳明大肠经。

（6）手太阴肺经穴位名称　中府、云门、天府、侠白、尺泽、孔最、列缺、经渠、太渊、鱼际、少商。

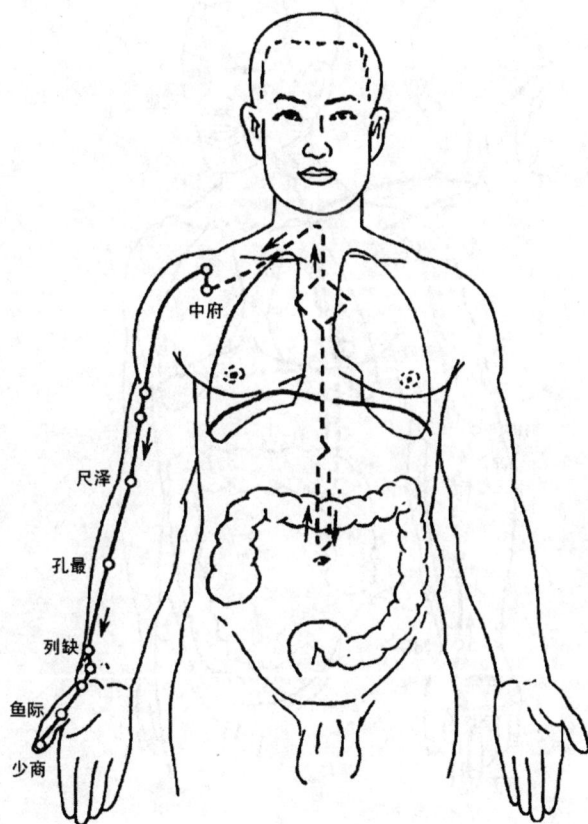

图5-1　手太阴肺经循行示意图

2.手阳明大肠经

（1）经脉走向　从手走头。

（2）循行分布　大肠经起自食指桡侧段，循行于上肢外侧前缘，上走肩，经颈部入下齿，环绕口唇，过人中，止于对侧鼻旁，交接于胃经。见图5-2。

（3）主治概要　本经腧穴主治头面五官疾患、热病、皮肤病、肠胃病、神志病等及经脉循行部位的其他病症。

（4）联系脏腑形体官窍　大肠、肺、鼻、下齿、口唇；喉咙（经别）；耳（络脉）。

（5）衔接经脉　上接手太阴肺经，下交足阳明胃经。

（6）手阳明大肠经穴位名称　商阳，二间，三间，合谷，阳溪，偏历，温溜，下廉，上廉，手三里，曲池，肘髎，手五里，臂臑，肩髃，巨骨，天鼎，扶突，禾髎，迎香。

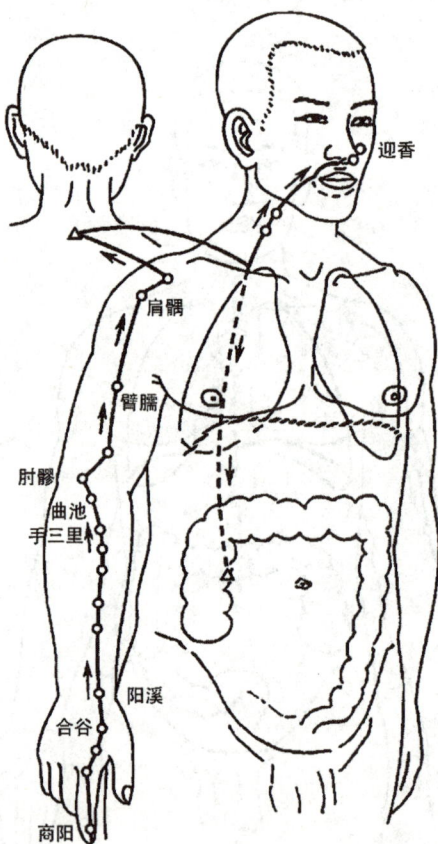

图 5-2　手阳明大肠经循行示意图

3.足阳明胃经

（1）经脉走向　从头走足。

（2）循行分布　胃经起于鼻旁，下行鼻外，经下颌，耳前，至额；再由颈下行胸正中线旁开 4 寸，腹正中线旁开 2 寸，下肢外侧前缘，至足第 2 趾；足背分支至足大趾内接于脾经。见图 5-3。

（3）主治概要　本经腧穴主治胃肠病和头面、目、鼻、口齿病和神志病等及经脉循行部位的其他病症。

（4）联系脏腑形体官窍　脾、胃、鼻、上齿、口唇、喉咙；心、咽、口、目系（经别）；阴器（经筋）。

（5）衔接经脉　上接手阳明大肠经，下交足太阴脾经。

（6）足阳明胃经穴位名称　承泣、四白、巨髎、地仓、大迎、颊车、下关、头维、人迎、水突、气舍、缺盆、气户、库房、屋翳、膺窗、乳中、乳根、不容、承满、梁门、关门、太乙、滑肉门、天枢、外陵、大巨、水道、归来、气冲、髀关、伏兔、阴市、梁丘、犊鼻、足三里、上巨虚、条口、下巨虚、丰隆、解溪、冲阳、陷谷、内庭、厉兑。

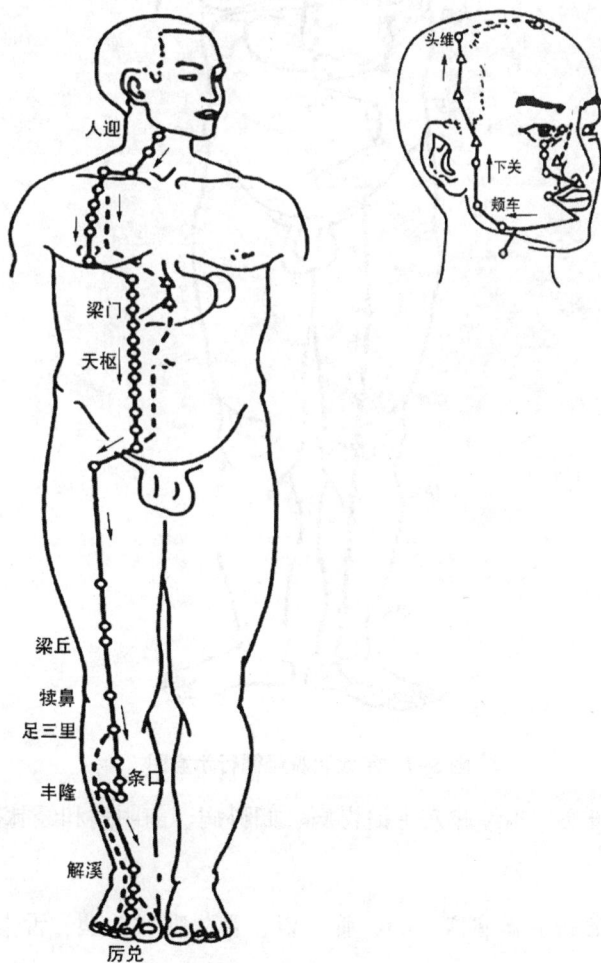

图 5-3　足阳明胃经循行示意图

## 4.足太阴脾经

（1）经脉走向　从足走胸腹。

（2）循行分布　脾经起自足大趾，行于小腿内侧中间，内踝上8寸后行于下肢内侧前缘，至腹行前正中线旁开4寸，至胸行前正中线旁开6寸，止于胸胁；一分支入心中，交接于心经。见图5-4。

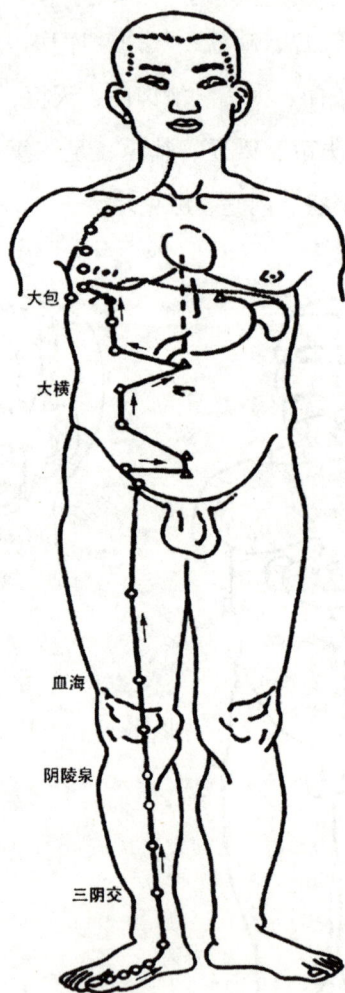

图 5-4　足太阴脾经循行示意图

（3）主治概要　本经腧穴主治胃病、妇科病、前阴病和经脉循行部位的其他病证。

（4）联系脏腑形体官窍　心、脾、胃、舌、咽喉；咽、舌本（经别）；阴器（经筋）。

（5）衔接经脉　上接足阳明胃经，下交手少阴心经。

（6）足太阴脾经穴位名称　隐白、大都、太白、公孙、商丘、三阴交、漏谷、地机、阴陵泉、血海、箕门、冲门、府舍、腹结、大横、腹哀、食窦、天溪、胸乡、周荣、大包。

5.手少阴心经

（1）经脉走向　从胸走手。

（2）循行分布　心经起自心中，出腋下，循上肢内侧后缘、掌内后缘，止于手小指内侧段，交接于小肠经。见图5-5。

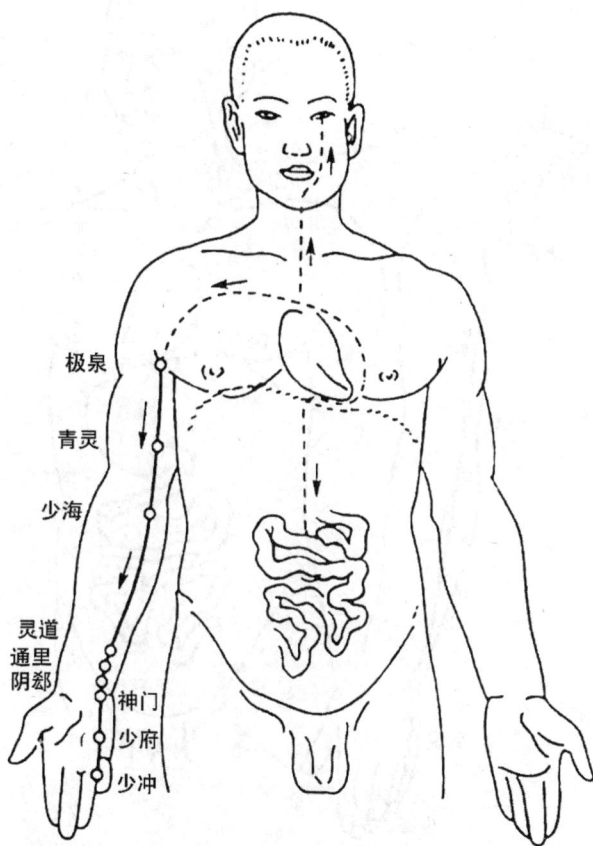

**图5-5　手太阴心经循行示意图**

（3）主治概要　本经腧穴主治心、胸、神志病和经脉循行部位的其他病证。

（4）联系脏腑形体官窍　心、小肠、肺、咽、目系；喉咙、目（经别）；舌本（络脉）。

（5）衔接经脉　上接足太阴脾经，下交手太阳小肠经。

（6）手少阴心经穴位名称　极泉、青灵、少海、灵道、通里、阴郄、神门、少府、少冲。

**6.手太阳小肠经**

（1）经脉走向　从手走头。

（2）循行分布　行上肢外侧后缘上行肩、颈、颊至目外眦，入耳中；一支脉自目内眦交接于膀胱经；因与肩部联系密切，又称"肩脉"。见图5-6。

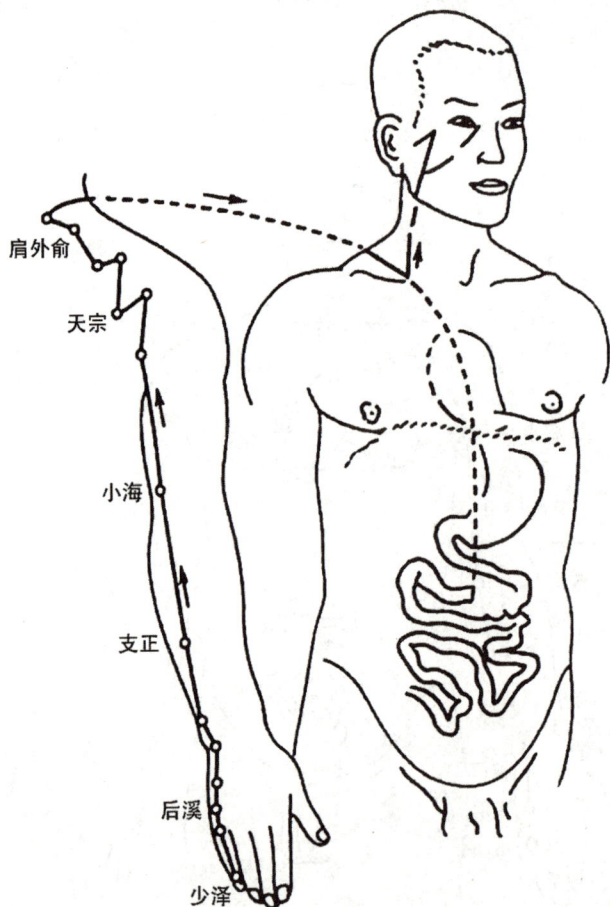

肩外俞

天宗

小海

支正

后溪

少泽

图5-6　手太阳小肠经循行示意图

（3）主治概要　本经腧穴主治头面五官病、热病、神志病和经脉循行部位的其他病证。

（4）联系脏腑形体官窍　小肠、心、咽、胃、耳、目。

（5）衔接经脉　上接手少阴心经，下交足太阳膀胱经。

（6）手太阳小肠经穴位名称　少泽、前谷、后溪、腕骨、阳谷、养老、支正、小海、肩贞、臑腧、天宗、秉风、曲垣、肩外俞、肩中俞、天窗、天容、颧髎、听宫。

7. 足太阳膀胱经

（1）经脉走向　从头走足。

（2）循行分布　起于目内眦，上额交巅，经后头，行背腰部距后正中线1.5寸及3寸两条侧线，股后，至腘相合，沿小腿后，外至小趾端交肾经。见图5-7。

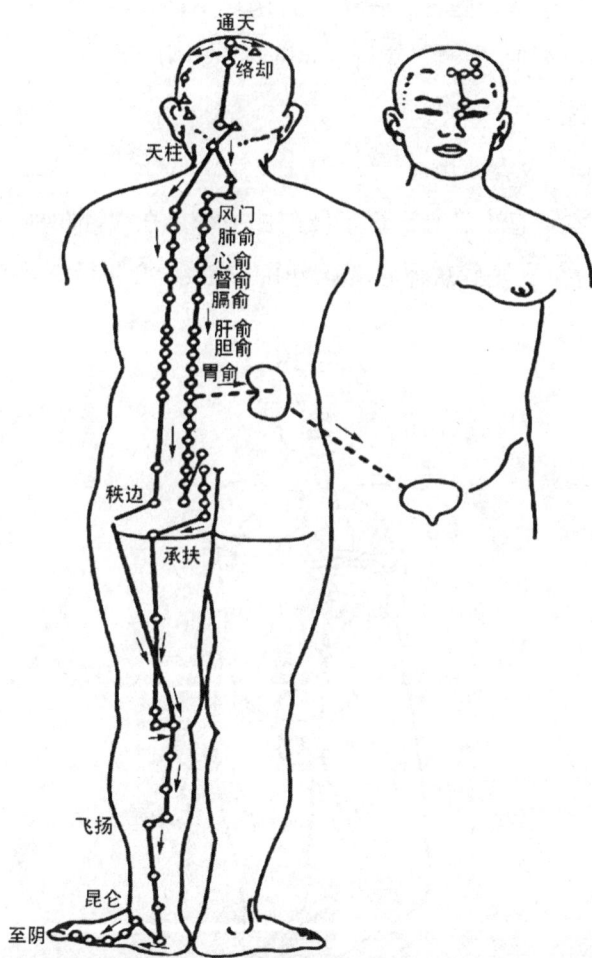

图5-7　足太阳膀胱循行示意图

（3）主治概要　本经腧穴主治头面五官病、项、背、腰、下肢病证及神志病，位于背部两条侧线的背俞穴及和经脉循行部位的其他病证。

（4）联系脏腑形体官窍　膀胱、肾、目、耳、脑；心、肝（经别）；舌本、鼻（经筋）。

（5）衔接经脉　上接手太阳小肠经，下交足少阴肾经。

（6）足太阳膀胱经穴位名称　睛明、攒竹、眉冲、曲差、五处、承光、通天、络却、玉枕、天柱、大杼、风门、肺俞、厥阴俞、心俞、督俞、膈俞、肝俞、胆俞、脾俞、胃俞、三焦俞、肾俞、气海俞、大肠俞、关元俞、小肠俞、膀胱俞、中膂俞、白环俞、上髎、次髎、中髎、下髎、会阳、承扶、殷门、浮郄、委阳、委中、附分、魄户、膏肓俞、神堂、譩嘻、膈关、魂门、阳纲、意舍、胃仓、肓门、志室、胞肓、秩边、合阳、承筋、承山、飞扬、跗阳、昆仑、仆参、申脉、金门、京骨、束骨、足通谷、至阴。

### 8.足少阴肾经

（1）经脉走向　从足走胸。

（2）循行分布　起于足心，行下肢内侧后缘，在腹部距前正中线0.5寸，在胸部距前中线2寸；支脉从肺分出至胸中，交接于心包经。见图5-8。

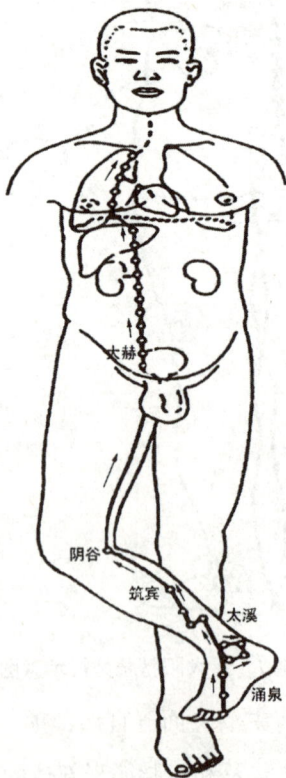

图5-8　足少阴肾经循行示意图

（3）主治概要　本经腧穴主治妇科、前阴病、和肾、肺、咽喉病，以及经脉循行部位的其他病证。

（4）联系脏腑形体官窍　肾、膀胱、肝、肺、心、喉咙、舌根；阴器（经筋）。

（5）衔接经脉　接足太阳膀胱经，下交足手厥阴心包经。

（6）足少阴肾经穴位名称　涌泉、然谷、太溪、大钟、水泉、照海、复溜、交信、筑宾、阴谷、横骨、大赫、气穴、四满、中注、肓俞、商曲、石关、阴都、腹通谷、幽门、步廊、神封、灵墟、神藏、彧中、俞府。

### 9.手厥阴心包经

（1）经脉走向　从胸走手。

（2）循行分布　起于胸，经胸壁外侧，行于上肢内侧面中间；止于中指端；一支脉由掌中分出至无名指端，交接于三焦经。见图5-9。

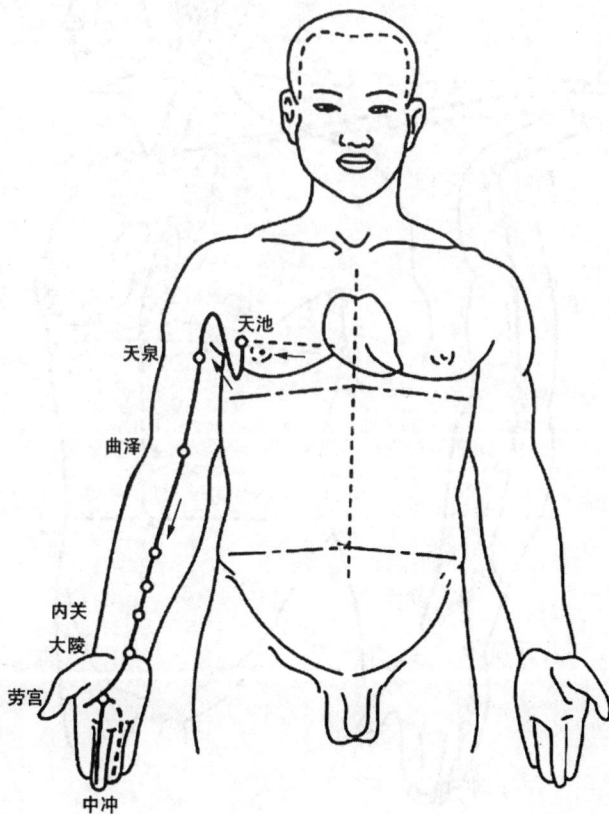

图5-9　手厥阴心包经循行示意图

（3）主治概要　本经腧穴主治心、胸、胃、神志病，以及经脉循行部位的其他病证。

（4）联系脏腑形体官窍　心、三焦；喉咙（经别）。

（5）衔接经脉　上接足少阴肾经，下交手少阳三焦经。

（6）手厥阴心包经穴位名称　天池、天泉、曲泽、郄门、间使、内关、大陵、劳宫、中冲。

*10.手少阳三焦经*

（1）经脉走向　从手走头。

（2）循行分布　行于上肢外侧中间，颈项，侧头，耳前，眉梢，在外眼角交接于胆经。见图5-10。

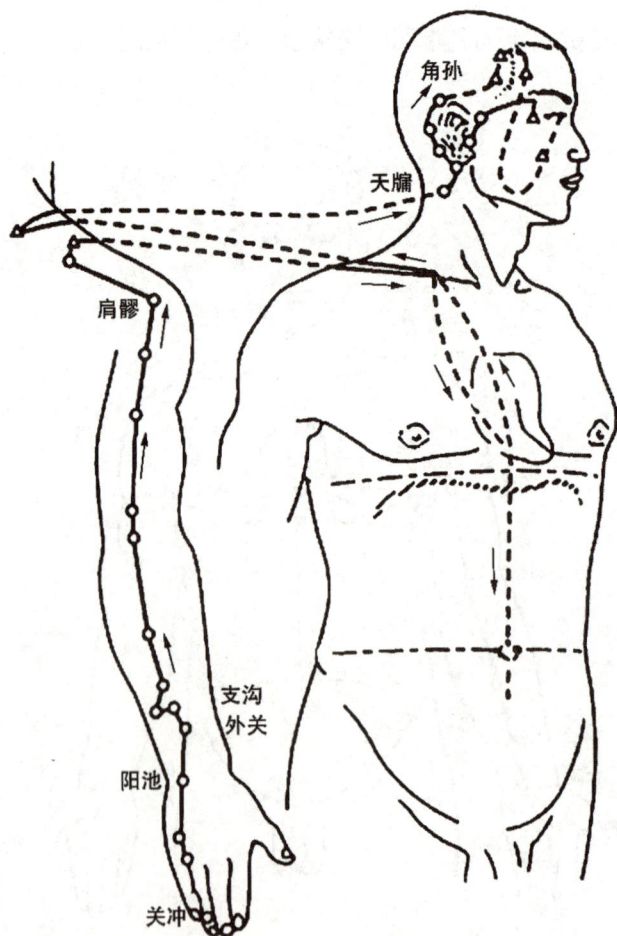

**图5-10　手少阳三焦经循行示意图**

（3）主治概要　本经腧穴主治心、耳、胸胁、咽喉病和热病，以及经脉循行部位的其他病证。

（4）联系脏腑形体官窍　三焦、心包、头、耳、目；舌本（经筋）。

（5）衔接经脉　上接手厥阴心包经，下交足少阳胆经。

（6）手少阳三焦经穴位名称　关冲、液门、中渚、阳池、外关、支沟、会宗、三阳络、四渎、天井、清冷渊、消泺、臑会、肩髎、天髎、天牖、翳风、瘛脉、颅息、角孙、耳门、耳和髎、丝竹空。

*11. 足少阳胆经*

（1）经脉走向　从头走足。

（2）循行分布　胆经分布于侧头，胸胁、侧腹、下肢外侧中间、第4及5趾间；足背分支在足大趾三毛交接于肝经。见图5-11。

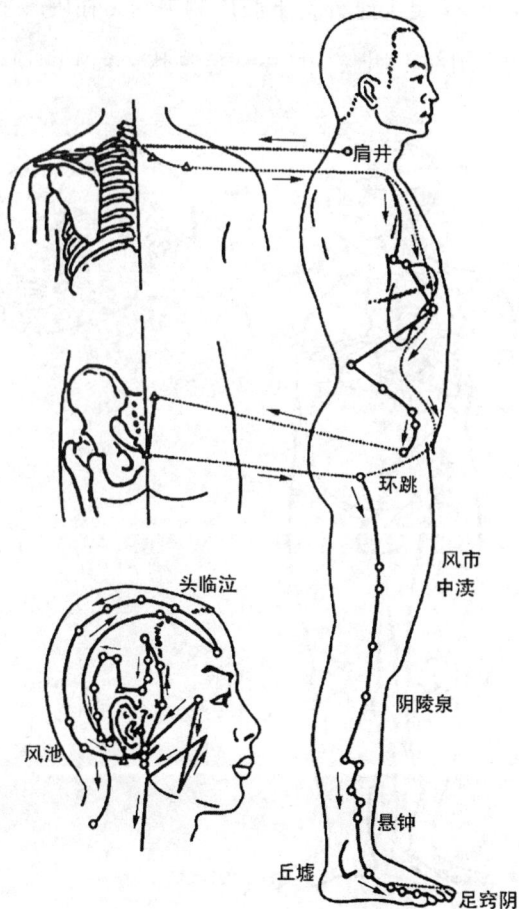

图5-11　足少阳胆经循行示意图

（3）主治概要　本经腧穴主治身侧、目、耳、咽喉病、神志病、热病以及经脉循行部位的其他病证。

（4）联系脏腑形体官窍　胆、肝、目、耳；心、咽、目系（经别）。

（5）衔接经脉　上接手少阳三焦经，下交足厥阴肝经。

（6）足少阳胆经穴位名称　瞳子髎、听会、上关、颔厌、悬颅、悬厘、曲鬓、率谷、天冲、浮白、头窍阴、完骨、本神、阳白、头临泣、目窗、正营、承灵、脑空、风池、肩井、渊液、辄筋、日月、京门、带脉、五枢、维道、居髎、环跳、风市、中渎、膝阳关、阳陵泉、阳交、外丘、光明、阳辅、悬钟、丘墟、足临泣、地五会、侠溪、足窍阴。

### 12. 足厥阴肝经

（1）经脉走向　从足走胸腹。

（2）循行分布　行于足大趾外，下肢内侧中间（在内踝上8寸处于足太阴相交而循行于其后），阴部，咽喉，目系；与督脉交会于颠顶。见图5-12。

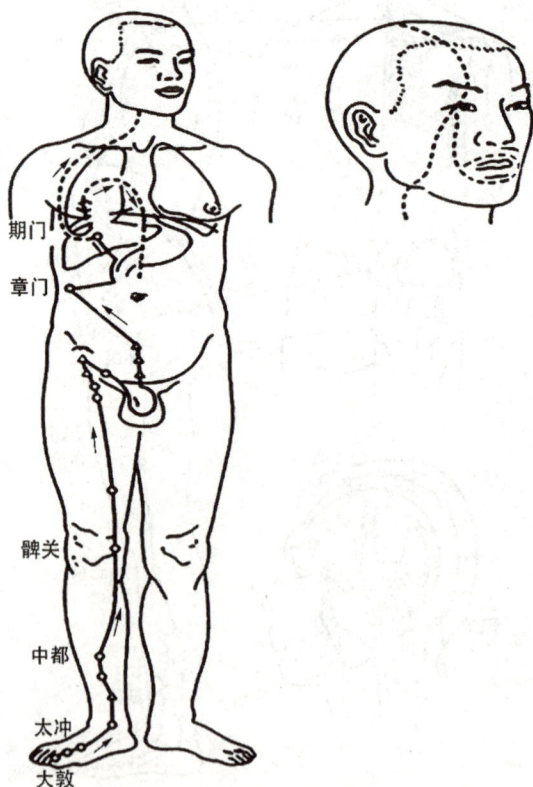

图 5-12 足厥阴肝经循行示意图

（3）主治概要　本经腧穴主治肝胆、妇科、前阴病及经脉循行部位的其他病证。

（4）联系脏腑形体官窍　胃、肝、胆、肺、阴器、喉、目。

（5）衔接经脉　上接足少阳胆经，下交手太阴肺经。

（6）足厥阴肝经穴位名称　大敦、行间、太冲、中封、蠡沟、中都、膝关、曲泉、阴包、足五里、阴廉、急脉、章门、期门。

# 第三节　奇经八脉

奇经八脉是不同于十二经脉的八条经脉，包括任脉、督脉、冲脉、带脉、阴跷脉、阳跷脉、阴维脉、阳维脉。奇者，异也。因其异于十二正经，故称"奇经"。

## 一、奇经八脉的特点

奇经八脉的循行特点有：①奇经八脉与脏腑无直接络属关系；②奇经八脉之间无表里配合关系；③奇经八脉的分布不像十二经脉分布遍及全身，人体的上肢无奇经八脉的循行；

④带脉横行季胁腰腹，其余奇经皆由下而上地循行；⑤冲脉（除小部分外）、任脉、督脉、带脉四脉都是单行一条，不像十二经脉皆左右对称分布。

## 二、奇经八脉的生理功能

*1.进一步加强十二经脉之间的联系*

督脉为阳脉之海，循行于腰背部正中，六条阳经都与督脉交会于大椎穴，联系总督一身之阳经；任脉为阴脉之海，循行于腹部正中，足三阴经在小腹与任脉相交，手三阴经借足三阴经与任脉相通，对一身阴经脉气具有总揽、总任的作用。冲脉为"十二经之海"，又为"血海"；带脉约束纵行诸脉。阴阳跷脉主宰一身左右的阴阳；阴阳维脉维络一身表里的阴阳。

*2.调节十二经脉的气血*

奇经八脉具有蓄溢和调节十二经气血的作用。当十二经脉气血有余时，则流入奇经八脉，蓄以备用；当十二经脉气血不足时，奇经中的气血及时溢出给予补充，以维持十二经脉中气血的相对恒定。正如《难经·二十八难》所说："比于圣人图设沟渠，沟渠满溢，流于深湖，故圣人不能拘通也。而人脉隆盛，入于八脉，而不还周，故十二经亦有不能拘之。"

**3. 与某些脏腑关系密切**

奇经与肝、肾等脏以及脑、髓、女子胞等奇恒之腑有较为密切的联系。如督脉"入颅络脑""行脊中""络肾"；任脉、督脉、冲脉三脉同起于胞中，相互交通等。因此，奇经八脉与这些脏腑在生理、病变等方面均有一定联系和影响。

## 三、奇经八脉的循行及其生理功能

### 1. 督脉

（1）循行分布　督脉起于小腹内，下出会阴，向后至尾骶部的长强穴，沿脊柱上行，经项部至风府穴，进入脑内，属脑，沿头部正中线，上至巅顶的百会穴，经前额下行鼻柱至鼻尖的素髎穴，过人中，至上齿正中的龈交穴。

分支：第一支，与冲、任二脉同起于胞中，出于会阴部，在尾骨端与足少阴肾经、足太阳膀胱经的脉气会合，贯脊，属肾。第二支，从小腹直上贯脐，向上贯心，至咽喉与冲、任二脉相会合，到下颌部，环绕口唇，至两目下中央。第三支，与足太阳膀胱经同起于眼内角，上行至前额，于巅顶交会，入络于脑，再别出下项，沿肩胛骨内，脊柱两旁，到达腰中，进入脊柱两侧的肌肉，与肾脏相联络。见图5-13。

（2）生理功能　其一，调节阳经气血，总督一身阳经，为"阳脉之海"，督脉对阳经有调节作用。其二，反映脑、肾及脊髓的功能。督脉属脑，络肾。肾生髓，脑为髓海。督脉与脑、肾、脊髓的关系密切。其三，与生殖功能有关。督脉络肾，与肾相通，肾主生殖，故督脉与生殖功能有关。

（3）督脉穴位名称　长强、腰俞、腰阳关、命门、悬枢、脊中、中枢、筋缩、至阳、灵台、神道、身柱、陶道、大椎、哑门、风府、脑户、强间、后顶、百会、前顶、囟会、上星、神庭、素髎、水沟、兑端、龈交。

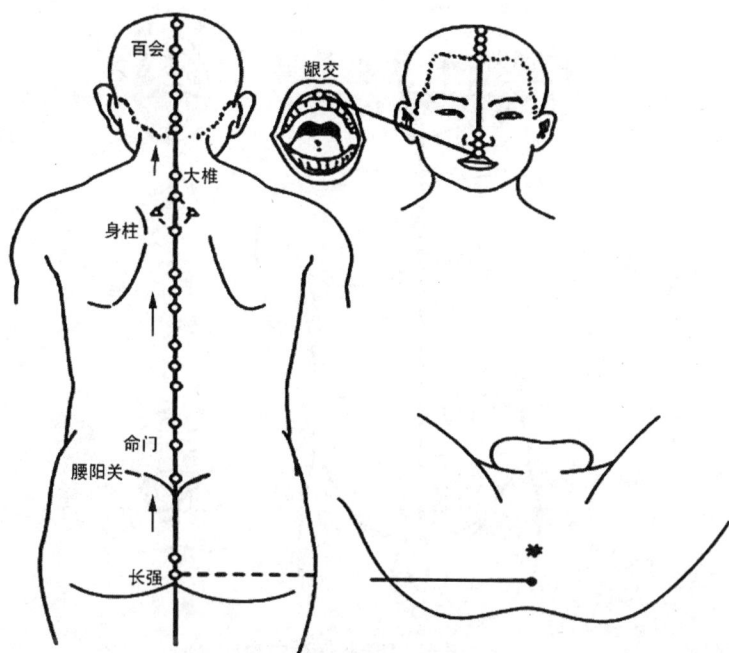

图 5-13　督脉循行示意图

2. 任脉

（1）循行分布　任脉起于胞中，下出于会阴，经阴阜，沿腹部正中线上行，经咽喉部（天突穴），到达下唇内，左右分行，环绕口唇，交会于督脉之龈交穴，再分别通过鼻翼两旁，上至眼眶下（承泣穴），交于足阳明经。分支：由胞中贯脊，向上循行于背部。见图 5-14。

（2）生理功能　其一，调节阴经气血，为"阴脉之海"，对阴经气血有调节作用，故有"总任诸阴"之说。其二，调节月经，妊养胎儿。任脉起于胞中，具有调节月经，促进女子生殖功能的作用，故有"任主胞胎"之说。

（3）任脉穴位名称　会阴、曲骨、中极、关元、石门、气海、阴交、神阙、水分、下脘、建里、中脘、上脘、巨阙、鸠尾、中庭、膻中、玉堂、紫宫、华盖、璇玑、天突、廉泉、承浆。

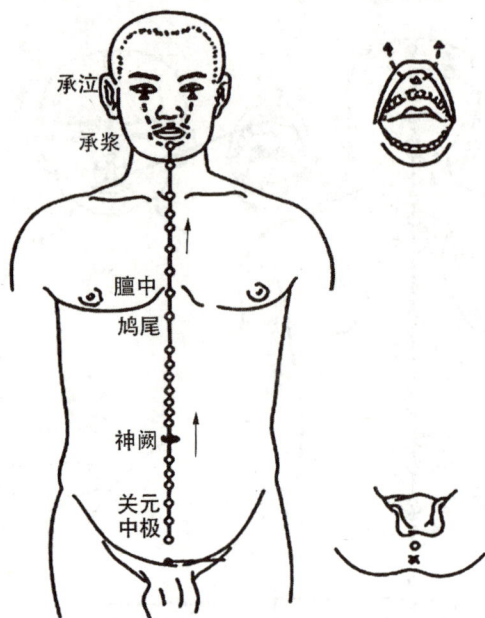

图 5-14 任脉循行示意图

3.冲脉的循行及其生理功能

（1）循行分布　起于胞宫，下出于会阴，并在此分为二支。上行支：其前行者（冲脉循行的主干部分）沿腹前壁夹脐（脐旁五分）上行，与足少阴经相并，散布于胸中，再向上行，经咽喉，环绕口唇；其后行者沿腹腔后壁，上行于脊柱内。下行支：出会阴下行，沿股内侧下行到大趾间。

（2）生理功能　其一，冲脉为"十二经脉之海"，其脉上至于头，下至于足，贯串全身，为总领诸经气血的要冲。其二，与生殖功能有关。冲脉又称"血海"，起于胞宫，有调节月经及男性生殖功能的作用。

（3）本经脉交会穴　会阴(任脉)、气冲(足阳明经)、横骨、大赫、气穴、四满、中注(足少阴经)、阴交(任脉)、肓俞、商曲、石关、阴都、通谷、幽门(足少阴经)。

4.带脉

（1）循行分布　带脉起于季胁，斜向下行，交会于足少阳胆经的带脉穴，绕身一周，并于带脉穴处再向前下方沿髋骨上缘斜行到少腹。

（2）生理功能　约束纵行的各条经脉，司妇女的带下。

（3）本经脉交会穴　带脉（带脉同名穴位）、五枢、维道（足少阳经）。

5. 阴跷脉

（1）循行部位　阴跷脉起于足跟内侧足少阴经的照海穴，通过内踝上行，沿大腿的内侧进入前阴部，沿躯干腹面上行，至胸部于缺盆，上行于喉结旁足阳明经的人迎穴之前，到达鼻旁，连属眼内角，与足太阳、阳跷脉会合而上行。

（2）生理功能　控制眼睛的开合和下肢肌肉的运动。

（3）本经脉交会穴　照海（足少阴肾经）、交信（足少阴肾经）、睛明（足太阳膀胱经）。

6. 阳跷脉

（1）循行部位　阳跷脉起于足跟外侧足太阳经的申脉穴，沿外踝后上行，经下肢外侧后缘上行至腹部。沿胸部后外侧，经肩部、颈外侧，上夹口角，到达眼内角。与足太阳经和阴跷脉会合，再沿足太阳经上行与足少阳经会合于项后的风池穴。

（2）生理功能　控制眼睛的开合和下肢肌肉运动。

（3）本经脉交会穴　申脉、仆参、跗阳（足太阳经）、居髎（足少阳经）、臑俞（手太阳经）、肩髃、巨骨（手阳明经）、天髎（手少阳经）、地仓、巨髎、承泣（足阳明经）、睛明（足太阳经）。

7. 阴维脉

（1）循行部位　阴维脉起于足内踝上五寸足少阴经的筑宾穴，沿下肢内侧后缘上行，至腹部，与足太阴脾经同行到胁部，与足厥阴肝经相合，再上行交于任脉的天突穴，止于咽喉部的廉泉穴。

（2）生理功能　维脉的"维"字，有维系、维络的意思。阴维具有维系阴经的作用。

（3）本经脉交会穴　筑宾（足少阴肾经），冲门、府舍、大横、腹哀（足太阴脾经），期门（足厥阴肝经），天突、廉泉（任脉）。此外，手厥阴心包经的内关穴通于阴维。

8. 阳维脉

（1）循行部位　阳维脉起于足太阳的金门穴，过外踝，向上与足少阳经并行，沿下肢外侧后缘上行，经躯干部后外侧，从腋后上肩，经颈部、耳后，前行到额部，分布于头侧及项后，与督脉会合。

（2）生理功能　维系阳经。

（3）本经脉交会穴　金门（足太阳经）、阳交（足少阳经）、臑俞（手太阳经）、天髎（手少阳经）、肩井（足少阳经）、头维（足阳明经）、本神、阳白、头临泣、目窗、正营、承灵、脑空、风池（足少阳经）、风府、哑门（督脉）。

# 第四节　经络学说的应用

经络是人体的重要组成部分，是脏腑与形体官窍联系的桥梁和枢纽，是血气灌注脏腑组织形体官窍的通道。经络学说被广泛用于指导临床各科疾病的治疗，是针灸、推拿及药物疗法的理论基础。如《灵枢·经脉》说："经脉者，所以能决死生，处百病，调虚实，不可不通。"

## 一、经络的生理功能

### （一）联系脏腑、沟通内外

经络具有联络和沟通作用。人体的五脏六腑、四肢百骸、五官九窍、皮肉筋骨等组织器官通过经络的联系而构成一个有机的整体，完成正常的生理活动。十二经脉及其分支等纵横交错、入里出表、通上达下，联系了脏腑器官，奇经八脉沟通于十二经之间，经筋、皮部联结了肢体筋骨皮肤，从而使人体的各脏腑组织器官有机地联系起来，正如《灵枢·海论》所说："夫十二经脉者，内属于脏腑，外络于肢节。"

### （二）运行气血，营养全身

《灵枢·本脏》说："经脉者，所以行血气而营阴阳，濡筋骨，利关节者也。"气血必须通过经络的传注，才能输布全身，以濡润全身各脏腑组织器官，维持机体的正常功能。如营气之和调于五脏，洒陈于六腑。这就为五脏藏精、六腑传化的功能活动提供了物质条件。

### （三）抵御病邪，反应病候

《素问·气穴论》说"孙络"能"以溢奇经，以通营卫"，这是因为孙络的分布范围很广，最先接触到病邪。当疾病侵犯时，孙络和卫气发挥了重要的抵御作用。

经络是传注病邪的途径、反应病候的部位，也是机体抵御病邪的重要屏障。当体表受到病邪侵犯时，可通过经络由表及里，由浅入深，如《素问·缪刺论》："夫邪之客于形也，必先舍于皮毛，留而不去，入舍于孙络，留而不去，入舍于络脉，留而不去，入舍于经脉，内连五脏，散于肠胃。"外邪从皮毛腠理内传于脏腑，脏腑病变可通过经络反映于体表。

经络也是病变相互传变的渠道，是脏腑之间、脏腑与体表组织器官之间相互影响的途径。如心移热于小肠、肝病影响到胃、胃病影响到脾等，是脏腑病变通过经络传注而相互影响的结果。此外，内脏病变可通过经络反映到体表组织器官，如《灵枢·邪客》说："肺心有邪，其气留于两肘；肝有邪，其气留于两腋；脾有邪，其气留于两髀；肾有邪，其气留于两腘。"

（四）传导感应，调和阴阳

针刺中的得气和气行现象都是经络传导感应的功能表现。人身经络之气发于周身腧穴，《灵枢·九针十二原》说："节之交，三百六十五会，所言节者，神气之所游行出入也。"针刺操作的关键在于调气，所谓"刺之要，气至而有效"。当经络或内脏机能失调时，通过针灸等刺激体表的一定穴位，经络可以将其治疗性刺激传导到有关的部位和脏腑，从而发挥其调节人体脏腑气血的功能，使阴阳平复，达到治疗疾病的目的。

## 二、经络学说的临床应用

（一）经络诊法

《灵枢·经水》说："审、切、循、扪、按，视其寒温盛衰而调之。"经络部位进行诊察的方法，包括审查、指切、推循、扪摸、按压，以及观察该部寒温和气血盛衰现象等。古代，经络外诊都用直接的检查。近代又采用一些客观的检测方法，如从皮肤电现象等作观察等，使检查探测方法趋于多样化。

《灵枢》以寸口脉诊候阴经病证的虚实，人迎脉诊候阳经病证的虚实。并且，阳明脉气可诊候冲阳（跌阳）脉；肾气盛衰则可诊候太溪脉。

分部诊络，则是指分皮部诊察血络的色泽，以辨痛、痹、寒、热等。近人又有从皮疹辨证，也属于诊络法。

压痛的检查，对临床取穴尤为重要。《灵枢·背腧》中"按其处，应在中而痛解（懈）"，这既是取穴法，也是经络诊法之一。

### （二）经络辨证

十二经脉各有"是动则病……"和"是主某所生病"的记载，意指此经脉变动就出现的有关病症，这就是经脉的主病。各经脉既有其循行所过部位的所称外经病（症），又有其有关的脏腑病（症）。此外，络脉、经筋也各有主病；皮部之病实即经络之病的综合反映。奇经八脉与各经相交会，其所主病症又有其特殊性质。

### （三）经络疗法

针灸、推拿、按摩等疗法是以经络学说作为理论基础的常用治病保健方法。经络能够通行气血，沟通上下内外，联络脏腑形体官窍，感应传导信息，协调阴阳，同时又是病邪入侵和疾病传变的通道。利用经络的这些特性，用针灸、推拿等多种方式刺激腧穴，以达到调理经络气血及脏腑功能，扶正祛邪的治疗目的。由于经络在人体分布上呈密切联系的网状结构，因而针灸推拿在治疗学中有着整体性调节的特点，即刺激腧穴可在不同水平上同时对机体多个器官、系统的正常或异常功能产生影响。

针灸处方中的配穴原则，是以经络学说为指导的。经络是按一定部位循行分布的，所以取穴的基本原则是"循经所过，主治所及"。又由于经络循行有交叉纵横、错综分布的现象，所以有变通的取穴原则。常用的循经取穴、十二经表里配穴、输募配穴、阴阳配穴以及某些特定的配穴法，都以经络的循行为依据。

此外，目前广泛应用于临床的针刺麻醉，以及电针、耳针、头针、穴位注射、穴位结扎、穴位埋线等等治疗方法，同样是在经络学说指导下创立和发展起来的。这些疗法的发展和应用，又进一步充实和发展了经络学说。

### （四）中药归经

中药归经，是不同药物与不同的脏腑经络之间存在着特殊的亲和关系和选择性作用。金·张元素（洁古）根据经络学说，在中药归经基础上，倡导分经用药，并创立"引经报使"理论。如《医学启源·各经引用》："太阳经，羌活；在下者黄檗，小肠、膀胱也。少阳经，柴胡；在下者青皮，胆、三焦也。阳明经，升麻、白芷；在下者，石膏，胃、大肠也。太阴经，白芍药，脾、肺也。少阴经，知母，心、肾也。厥阴经，青皮；在下者，柴胡，肝、包络也。已上十二经之的药也。"引经报使中药，又称"的药"，即某些药物能引导其他药物选择性地治疗某经、某脏的疾病，类似于现代的靶向药物。中药归经理论使得药物运用更为灵活多变，反映了临床用药的一些特殊规律。

　　方剂是临床针对疾病证候性质，按照君、臣、佐、使组方原则，配伍而成的中药处方。如张元素所创的"九味羌活汤"，为分经论治的代表方剂。可见，经络学说也是指导方剂组成的主要理论之一。正如宋·窦材《扁鹊心书》说："学医不知经络，开口动手便错。盖经络不明，无以识病证之根源，究阴阳之传变。"

# 第六章 体 质

体质是中医学生命观的重要内容，是人体在先天禀赋和后天调养基础上所形成的形态结构、生理功能、心理状态方面相对稳定的特性。体质理论是以藏象理论为指导思想，研究正常人体的生理功能和形态结构、心理活动的差异性，从而揭示个体在脏腑、经络、形体、精气血津液神等方面的规律性差异，对人体生理病理及疾病的诊断和防治，对临床各科的辨证论治起到重要的指导作用。

中医体质理论渊源于《黄帝内经》，书中常用"形""素""质"等表述体质，对体质的认识涉及体质的生理基础、分类、体质与疾病、体质与诊治等内容，构建中医体质理论的基础。《伤寒杂病论》从临床角度将体质与发病、病证、治疗、预后等方面进行进一步探讨，开创了中医体质理论临床应用的先河。《诸病源候论·漆疮候》提到禀性畏漆之人，说明了过敏性疾病的发生由先天禀赋决定，丰富了体质病因理论。宋代《小儿药证直诀·卷上》将小儿的体质特征概括为"成而未全""全而未壮""易虚易实""易寒易热"。宋·陈直《养老奉亲书》对老年人的体质特征，特别是心理特征进行阐述。明·张介宾较早运用"体质"一词，如《景岳全书·杂证谟·饮食门》："矧体质贵贱尤有不同，凡藜藿壮夫，及新暴之病，自宜消伐。"提出体质不仅受先天禀赋的影响，也受后天因素的影响。清代以后，"体质"一词应用较多，普遍用来表述不同个体的生理特殊性。如《临证指南医案·呕吐》说："凡论病先论体质、形色、脉象，以病乃外加于身也。"可见叶天士对体质辨证应用之精当，是辨体论治的示范。清代温病学家则从温热病学角度，对体质的分型及临床脉症、体质与温病的发生、发展、转归、治疗、用药关系进行阐述，使中医体质理论在临床实践中得到了新的发展。

现代，在历代医家有关体质理论与临床应用经验积累，形成大量文献资料的基础上，经当代医家的挖掘整理与理论凝练，逐渐形成并得到完善。20世纪

80年代王琦《中医体质学说》第一部体质专著正式面世，后期一大批学者体质相关研究成果陆续发表，使之成为中医学理论体系的重要组成部分。随着医学研究从以"病"为中心，向以"人"为中心的方向个体化诊疗的发展，体质研究得到了普遍重视。

# 第一节　体质学说的基本内容

## 一、体质的概念与构成要素

### （一）体质的概念

体质，是人体在先天禀赋和后天调养基础上所形成的形态结构、生理功能、心理状态方面相对稳定的个性特性。

中医学关于体质的概念，一方面强调先天因素是人体体质形成的重要基础；另一方面强调人体内外环境的统一性，体质是在后天生长、发育过程中与外界环境相适应而形成的个性特征。可以看出中医学的体质概念，充分体现出中医学"形神合一"的生命观和"天人合一"的整体观。

### （二）体质的构成要素

体质是特定躯体素质与一定心理素质的综合体，其概念包括了形、神两个方面的内容，一定的形态结构必然产生出相应的生理功能和心理特征，而良好的生理功能和心理特征是正常形态结构的反映，二者相互依存，相互影响，在体质的固有特征中综合地体现出来。正常的生命活动是形与神的协调统一，正如《类经·藏象类》："形神俱备，乃为全体。"可见，体质由形态结构、生理功能和心理状态三个方面的差异性构成。

#### 1. 形态结构的差异性

人体形态结构上的差异性是体质特征的重要组成部分，包括外部形态结构和内部形态结构。前者主要由体表形态等构成；后者主要由脏腑、经络、精气血津液等构成。根据中医学"司外揣内"的认识方法，以内在形态结构为基础，以外部形态结构为表征，两者是有机的整体。形态结构在内部结构完好、协调的基础上，主要通过身体外部形态体现出来，故人的体质特征首先表现为体表形态、体格、体型等方面的差异。

体表形态是个体外观形态的特征，包括体格、体型、体重、性征、体姿、面色、毛发、舌象、脉象等。体格是指反映人体生长发育水平、营养状况和锻炼程度的状态。一般通过观察和测量身体各部分的形状、尺寸，匀称程度，以及体重、胸围、肩宽、骨盆宽度等等情况来判断，是反映体质的标志之一。体型又称身体类型，是指身体各部位大小比例的形态特征，是衡量体格的重要指标。中医观察体型，主要观察形体之肥瘦、长短、皮肉之厚薄与坚松、肤色之黑白与苍嫩等，其中尤以肥瘦最有代表性。

### 2. 生理功能的差异性

形态结构是产生生理功能的基础，个体不同的形态结构决定着机体生理功能及对各种刺激反应的差异，而机体生理功能的个性特征，又会影响形态结构，引起一系列的改变。因此，生理功能的差异是体质特征的重要组成部分。

人体的生理功能是其内部形态结构的反映，也是脏腑、经络及精气血津液等功能的体现，如气色、食欲、二便、生育能力、呼吸、睡眠状况、感觉、皮肤肌肉的弹性、毛发状况、舌象、脉象等，均体现着脏腑生理功能的差异，反映了脏腑功能的盛衰偏颇。同样，机体的防病抗病能力、新陈代谢和自我调节能力、以及偏于兴奋或偏于抑制的基本状态等，亦反映了脏腑经络及精气血津液生理功能，是了解体质状况的主要内容。

### 3. 心理特征的差异性

心理是指客观事物在大脑中的反映，是动机、感觉、知觉、情感、情绪、记忆、思维、性格、能力等的总称，属于中医学神的范畴。在日常生活中人的心理特征是以人的心理偏向所表现出来。性格是指表现在人对现实的态度和相应的行为方式中的比较稳定的、具有核心意义的个性心理特征。不同脏腑的功能活动表现出某种特定的情感、情绪反应与认知活动。如《素问·阴阳应象大论》说："人有五脏化五气，以生喜怒悲忧恐。"由于人体脏腑精气及其功能各有不同，故个体所表现的情志活动，如多怒、善悲、胆怯等，有所差异。

人的心理特征与形态、功能有关。同时，与不同个体的生活经历及所处的社会、文化、经济、环境有密切的联系。所以即使同种形态结构和生理功能者，也可以表现为不同的心理特征，如《灵枢·阴阳二十五人》中，每一种类型的形态功能又有5种不同的心理倾向，木、火、土、金、水5种类型形态功能的人共有 25 种心理类型。可见，在体质构成因素中，形态、功能、心理之间有着密切的联系与影响，而心理因素是体质概念中不可缺少的内容。

## 二、体质的形成因素与特点

### （一）体质的形成因素

体质秉承于先天，得养于后天，因而各种先天因素、后天因素和环境因素等多种因素都对体质的形成和影响产生作用。

#### 1. 禀赋

禀赋，指先天赋予的体质因素。又称为先天因素，包括种族、家族遗传、婚育、养胎、护胎、胎教等，决定着群体或个体体质的相对稳定性和个体体质的特异性，是体质形成的基础，是人体体质强弱的前提条件，在体质的形成过程中，先天因素起着关键性作用。父母生殖之精的盈亏与盛衰、体质特征决定着子代禀赋的厚薄与强弱，影响其体质，父母体内阴阳的偏颇和功能活动的差异，可使子代也有同样的倾向性。

#### 2. 性别差异

性别差异以先天构成为基础，又与后天因素有着密切关系。男女在先天禀赋、身体形态、脏腑结构等方面的差别，相应的生理功能、心理特征也就有区别，因而体质上存在着性别差异。男为阳，女为阴。男性多禀阳刚之气，体魄健壮魁梧，性格多外向，粗犷，心胸开阔；女性多禀阴柔之气，体形小巧苗条，性格多内向，喜静，细腻，多愁善感。男子多用气，故气常不足，多从肾治；女子多用血，故血多亏虚，多从肝治。此外，女子由于经、带、胎、产、乳等特殊生理过程，出现月经期、妊娠期和产褥期的体质改变。

#### 3. 年龄因素

体质在生命过程中随着个体的生长壮老已的发展变化过程而不断发生变化。《素问·上古天真论》《灵枢·天年》等都从不同角度论述了人体脏腑精气盛衰与年龄的关系。在生长、发育、壮盛以至衰老的过程中，脏腑精气由弱到强，由盛至衰，一直影响着人体的生理活动和心理变化，决定着人体体质的演变。

#### 4. 地理因素

不同地理环境条件下，其地区方域、地势高低、气候的寒热燥湿、饮食习惯等都不同。人类具有能动的适应性，各自形成了与其生存环境条件相协调的自我调节机制和适应方式，从而产生并形成了不同地理条件下各自的体质特征。一般而言，北方人形体多壮实，腠理致密，易形成阳虚；东南之人多体型瘦弱，腠理偏疏松，易形成阴虚湿热；滨海临湖之人，多湿多痰。居住环境的寒冷潮湿，易形成阴盛体质或湿盛体质。

### 5. 饮食因素

饮食是后天营养物质的来源，后天的饮食习惯对体质形成有重要影响，是形成地域人群间体质差异的重要原因。不同的膳食含有不同的营养成分，并具有寒热温凉四种不同之性和酸苦甘辛咸五种相异之味。饮食习惯和相对固定的膳食结构均可通过脾胃运化影响脏腑气血阴阳的盛衰偏颇，形成稳定的功能趋向和体质特征。如嗜食肥甘厚味可助湿生痰，形成痰湿体质；嗜食辛辣则易化火灼津，形成阴虚火旺体质。

### 6. 劳逸因素

劳逸是影响体质的重要因素。适度的劳作或体育锻炼，可使筋骨强壮，关节通利，气机通畅，气血调和，脏腑功能旺盛。同样，适当的休息，亦有利于消除疲劳，恢复体力和脑力，维持人体正常的功能活动。劳逸适度有利于人体的身心健康，保持良好的体质。相反，过度劳作，易于损伤筋骨，消耗气血，致脏腑精气不足，功能减弱，形成虚性体质；而过度安逸，长期养尊处优，四体不勤，则可使气血流行不畅，筋肉松弛，脾胃功能减退，而形成痰瘀体质。

### 7. 情志因素

人的精神状态和七情的变化，时刻影响着脏腑气血的功能活动。情志变化无论强弱久暂，从其开始出现就不同程度地影响体质，故贵于调和。长期强烈的情志刺激，超过了人体的生理调节能力，如长期精神抑郁，情志不畅，则脏腑失调，气血阻滞，易形成气郁体质或瘀血体质；经常忿怒者，易化火伤阴灼血，形成阳热体质或阴虚体质等。

### 8. 疾病因素

疾病是促使体质改变的一个重要因素，其通过损伤人体正气，造成体质亏虚。如大病、久病之后，体质常虚弱。特别是某些慢性、消耗性疾病对体质的影响最为明显。此外，体质类型还与疾病变化有一定关系，如动脉粥样硬化性心血管疾病及胃癌等心身疾病，患者初为气虚质，中期多为痰瘀质，传变期多为瘀毒郁互结等不同类型的体质。可见，体质与疾病因素常互为因果。

### 9. 治疗因素

药物具有不同的性味特点，针灸也具相应补泻效果，能够调整脏腑精气阴阳之盛衰及经络气血之偏颇。若用之得当，将会收到补偏救弊的功效，使病理体质恢复正常；若用之不当或针药误施，将会加重体质损害，使体质由壮变衰，由强变弱。

总之，体质是经过先天、后天因素等诸多因素共同作用下而逐渐形成的。由于先天禀赋的区别及后天条件的多样性，地理与社会环境的差异，以及疾病、药物等因素的影响，使个体体质具有个体差异性。而中医学"因人制宜""辨证论治"思想所强调的正是这种个体特异性，因而所实施的治疗也更有针对性。

### （二）体质的特点

体质具有个体差异性、形神一体性、群体趋同性、相对稳定性、动态可变性、连续可测性、后天可调性等特点。

### 1. 个体差异性

由于每个生命个体的先天禀赋和后天调养不同，所形成的体质特征因人而异，通过人体的形态结构、生理功能和心理活动的差异性而表现出来，其中影响较大的因素如性别差异、某些生理缺陷与遗传性特禀体质等。因此，个体差异性是体质学说研究的核心与基础。

### 2. 形神一体性

体质是由特定躯体素质与相关心理素质的综合体，具有一体性。构成体质的躯体素质和心理素质之间的联系是体质稳定性与差异性的统一。复杂多样的体质差异，反映着人体在形态结构及由脏腑活动所产生的各种精神活动的基本特征，是对个体身心特性的概括。

### 3. 群体趋同性

同一种族或居住在同一地域的人群，可因为遗传背景相近、生存环境相同、生活习惯近似，使体质具有相同或类似的特点，形成地域人群的不同体质特征。此外，性别因素也呈现一定的趋同性。如《素问·上古天真论》分别以七、八为规律论述了女与男体质发展过程的规律；后世医家根据男、女体质的趋同性提出"女子以肝为先天""男子以肾为先天"的理论。

#### 4. 相对稳定性

体质的稳定性是由相似的遗传背景决定，年龄、性别等因素也可使体质表现出一定的稳定性。然而，由于环境、营养、锻炼、疾病等后天因素均参与并影响体质的形成和发展，从而使体质在生命过程中的某阶段，只具有相对的稳定性。

#### 5. 动态可变性

先天禀赋决定着个体体质的相对稳定性，但体质也是一个随着个体发育的不同阶段而不断演变的生命过程。如在个体发育过程中，体质的发展经历了幼年的"稚阴稚阳"、青年的"气血渐充"、壮年的"阴阳充盛"、老年的"五脏衰弱"等不同的体质阶段，从而反映出个体体质发展的时相性与阶段性。此外，在生命过程中，后天各种环境因素、营养状况、饮食习惯、精神因素、疾病损害、针药治疗等的影响，也会使体质具有动态可变性。

#### 6. 连续可测性

体质的连续性体现在不同个体体质的存在和演变时间的不间断性，且伴随着生命自始至终的全过程。虽然，体质在生命过程中的某个阶段具有相对稳定性，但是，在一个阶段与另一个阶段之间具有循着某种固有的发展演变规律缓慢演化的趋势，这就使得体质具有可预测性，从而为治未病提供了可能。

#### 7. 后天可调性

不同体质类型与疾病发生发展存在内在本质规律，改善偏颇体质为干预患病个体的病理状态提供前提条件，是医学治疗的重要途径。同时，减少某些体质对疾病的易感性，对疾病的预防也有重要的实践意义。根据体质状态及不同体质类型的特征、个体差异制定防治原则，可使中医学"因人制宜"的思想得到具体地应用，从而达到未病先防，既病防变。

## 三、体质的标志与分类

体质差异是先天禀赋与后天因素共同作用的结果。由于地域性因素、年龄、性别、以及生活方式、行为习惯等，可形成体质的群类趋同性；同时，又有先天禀赋、饮食、情志、疾病等不同而形成的个体差异性。因此，对复杂的体质现象进行比较分析，求同存异，分类研究，把握个体的体质差异规律及体质特征，对临床实践有重要的指导意义。

（一）体质的标志

体质的标志，通过体质的构成内容来体现。因此，评价一个人的体质状况，应从形态结构、生理功能、心理特征方面进行综合考虑。

**1.身体形态结构**

包括体表形态、体格、体型，内部的结构与功能的完整性、协调性。理想的体质可见身体健康，机体内部的结构与功能的完整与协调。

**2.身体生理功能**

包括机体的新陈代谢和各器官、系统的功能。理想的体质可见发育良好，体格健壮，体型匀称，体重适当，体姿正确，心血管、呼吸与运动系统等具有良好的功能。

**3.身体素质及运动能力**

包括速度、力量、耐力、灵敏性、协调性及走、跳、跑、投、攀越等身体的基本活动能力。理想的体质可见精力充沛，动作灵活，有较强的运动与劳动等身体活动能力。

**4.心理发育水平**

包括智力、情感、行为、兴趣、爱好、感知觉、个性、性格、意志等方面。理想的体质可见心理发育健全、情绪乐观、感觉灵敏、兴趣爱好健康、意志坚强，有较强的抗干扰、抗不良刺激的能力、处事态度积极、镇定、有主见，富有理性和创造性。

**5.内外环境适应能力**

包括对自然环境、社会环境和各种精神心理环境的适应能力及对病因、疾病损害的抵抗、调控能力、修复能力。理想的体质可见应变能力强，对自然、社会和精神心理环境有较强的适应能力。

（二）常用体质分类及其特征

体质的分类方法是认识和掌握体质差异性的重要手段。中医学体质的分类，以整体观念为指导思想，以阴阳五行学说为思维方法，以藏象及精气血津液神理论为基础。

理想的体质是阴阳平和之质，如《素问·调经论》："阴阳匀平……命曰平人。"体质大致可分为正常体质与偏颇体质两大类，而两类都在正常体质范围之类。

### 1. 正常体质

正常体质，又称阴阳平和质，是功能较为协调的体质类型。其体质特征是身体强壮、胖瘦适度；面色与肤色虽有五色之偏，但都明润含蓄；食量适中、二便通调；舌红润、脉象缓匀；目光有神、性格开朗、随和；精力充沛、夜眠安和、反应灵活、思维敏捷、工作潜力大；自身调节和对外适应能力强。

具有这种体质特征的人，或不易感受外邪、或较少生病。即使患病，多为表证、实证，且易于治愈，康复亦快，亦可不药而愈。如果后天调养得宜，无外伤、慢性疾患及不良生活习惯，其体质不易改变，易获长寿。

### 2. 偏颇体质

（1）偏阳质　偏阳质是具有兴奋、多动、偏热等特征的体质类型。体质特征为形体适中或偏瘦；面色略偏红或微苍黑，或呈油性皮肤；饮食量较大，大便易干，小便易黄赤；平素畏热喜冷，或易出汗，喜饮水；唇、舌偏红，苔薄易黄，脉多滑数；性格多外向，喜动好强，易急躁，自制力较差；精力旺盛，动作敏捷，反应灵敏，性欲较强。

具有这种体质特征的人，受邪发病多表现为热证、实证、易化燥伤阴，皮肤易生疖疮；内伤杂病多见火旺、阳亢或兼阴虚之证；容易发生头痛、眩晕、心悸、失眠及出血等病证。

（2）偏阴质　偏阴质是具有抑制、喜静、偏寒等特征的体质类型。体质特征为形体适中或偏胖，容易疲劳；面色偏白而欠华，食量较小；平时畏寒喜热；唇、舌偏白偏淡，脉多沉细；性格内向，喜静少动，或胆小易惊；精力偏弱，动作迟缓，反应较慢，性欲偏弱。

具有这种体质特征的人，受邪发病后多表现为寒证、虚证；表证易传里或直中内脏；冬季易生冻疮；内伤杂病多见阴盛、阳虚之证；容易发生湿滞、水肿、痰饮、血瘀等病证。

## 附：九种常见体质的判定标准（中华中医药学会标准）

### 1. 平和质（A型）

总体特征：阴阳气血调和，以体态适中、面色红润、精力充沛等为主要特征。

形体特征：体形匀称健壮。

常见表现：面色、肤色润泽，头发稠密有光泽，目光有神，鼻色明润，嗅觉灵敏，唇色红润，不易疲劳，精力充沛，耐受寒热，睡眠良好，胃纳佳，二便正常，舌色淡红，苔薄白，脉和缓有力。

心理特征：性格随和开朗。

发病倾向：平素患病较少。

对外界环境适应能力：对自然环境和社会环境适应能力较强。

### 2. 气虚质（B 型）

总体特征：元气不足，以疲乏、气短、自汗等气虚表现为主要特征。

形体特征：肌肉松软不实。

常见表现：平素语音低弱，气短懒言，容易疲乏，精神不振，易出汗，舌淡红，舌边有齿痕，脉弱。

心理特征：性格内向，不喜冒险。

发病倾向：易患感冒、内脏下垂等病，病后康复缓慢。

对外界环境适应能力：不耐受风、寒、暑、湿邪。

### 3. 阳虚质（C 型）

总体特征：阳气不足，以畏寒怕冷、手足不温等虚寒表现为主要特征。

形体特征：肌肉松软不实。

常见表现：平素畏冷，手足不温，喜热饮食，精神不振，舌淡胖嫩，脉沉迟。

心理特征：性格多沉静、内向。

发病倾向：易患痰饮、肿胀、泄泻等病，感邪易从寒化。

对外界环境适应能力：耐夏不耐冬，易感风、寒、湿邪。

### 4. 阴虚质（D 型）

总体特征：阴液亏少，以口燥咽干、手足心热等虚热表现为主要特征。

形体特征：体形偏瘦。

常见表现：手足心热，口燥咽干，鼻微干，喜冷饮，大便干燥，舌红少津，脉细数。

心理特征：性情急躁，外向好动，活泼。

发病倾向：易患虚劳、失精、不寐等病，感邪易从热化。

对外界环境适应能力：耐冬不耐夏，不耐受暑、热、燥邪。

### 5. 痰湿质（E型）

总体特征：痰湿凝聚，以形体肥胖、腹部肥满、口黏苔腻等痰湿表现为主要特征。

形体特征：体形肥胖，腹部肥满松软。

常见表现：面部皮肤油脂较多，多汗且黏，胸闷，痰多，口黏腻或甜，喜食肥甘甜黏，苔腻，脉滑。

心理特征：性格温和、稳重，善于忍耐。

发病倾向：易患消渴、中风、胸痹等病。

对外界环境适应能力：对梅雨季节及潮湿环境适应能力差。

### 6. 湿热质（F型）

总体特征：湿热内蕴，以面垢油光、口苦、苔黄腻等湿热表现为主要特征。

形体特征：形体中等或偏瘦。

常见表现：面垢油光，易生痤疮，口苦口干，身重困倦，大便黏滞不畅或燥结，小便短黄，男性易阴囊潮湿，女性易带下增多，舌质偏红，苔黄腻，脉滑数。

心理特征：容易心烦急躁。

发病倾向：易患疮疖、黄疸、热淋等病。

对外界环境适应能力：对夏末秋初湿热气候的潮湿或气温偏高环境较难适应。

### 7. 血瘀质（G型）

总体特征：血行不畅，以肤色晦黯、舌质紫黯等血瘀表现为主要特征。

形体特征：胖瘦均见。

常见表现：肤色晦黯，色素沉着，容易出现瘀斑，口唇黯淡，舌黯或有瘀点，舌下络脉紫黯或增粗，脉涩。

心理特征：易烦，健忘。

发病倾向：易患癥瘕及痛证，血证等。

对外界环境适应能力：不耐受寒邪。

### 8. 气郁质（H型）

总体特征：气机郁滞，以神情抑郁、忧虑脆弱等气郁表现为主要特征。

形体特征：形体瘦者为多。

常见表现：神情抑郁，情感脆弱，烦闷不乐，舌淡红，苔薄白，脉弦。

心理特征：性格内向不稳定，敏感多虑。

发病倾向：易患脏躁，梅核气，百合病及郁证等。

对外界环境适应能力：对精神刺激适应能力较差，不适应阴雨天气。

### 9. 特禀质（I 型）

总体特征：先天失常，以生理缺陷、过敏反应等为主要特征。

形体特征：过敏体质者一般无特殊形体特征，先天禀赋异常者或有畸形，或有生理缺陷。

常见表现：过敏体质者常见哮喘、风团、咽痒、鼻塞、喷嚏等，患遗传性疾病者有垂直遗传、先天性、家族性特征，患胎传性疾病者具有母体影响胎儿个体生长发育及相关疾病特征。

心理特征：随禀质不同情况各异。

发病倾向：过敏体质者易患哮喘、荨麻疹、花粉症及药物过敏等，遗传性疾病如血友病、先天愚型等，胎传性疾病如五迟（立迟、行迟、发迟、齿迟和语迟）、五软（头软、项软、手足软、肌肉软、口软）、解颅、胎惊等。

对外界环境适应能力：适应能力差，如过敏体质者对易致过敏季节适应能力差，易引发宿疾。

## 第二节　体质学说的应用

体质学说，旨在研究正常人体的生理差异性，强调脏腑经络的偏颇和精气阴阳的盛衰对体质形成的决定性作用，揭示了个体的差异规律、特征及机理；决定着疾病的发生发展、转归预后的不同及个体对治疗的不同反应。

因此，体质与病因病机、治疗、预防等均有密切的关系，体质学说在临床诊疗中具有重要的应用价值。中医学所强调的"因人制宜"，就是体质学说在临床应用方面的体现，更是个体化诊疗思想的代表。

## 一、预测疾病倾向

　　同一致病因素或同一种疾病，由于患者体质的差异，其临床表现、证型，各不相同；不同疾病，由于患者体质相同，其临床表现、证型亦可大致相同。正是这种体质的差异性决定着个体对某些病邪的易感性、耐受性。在疾病尚未发生或有明确表征之前，可以通过不同体质的特征对其易患疾病进行预测，以提前预知可能的疾病倾向及其转归情况等，做到"未病先防""既病防变"。如偏阳质者易感受风、暑、热之邪而耐寒；偏阴质者易感受寒湿之邪而耐热。特定的体质因素还决定着发病的倾向性，如小儿脏腑娇嫩，易患咳喘、腹泻、食积等疾；年高之人五脏精气多虚，体质转弱，易患痰饮、咳喘、眩晕、心悸、消渴等病等。

## 二、阐释发病原理

　　发病是疾病的起始阶段，标志着人体由健康状态进入病理状态。致病因素作用于人体是否导致疾病的发生，起主导作用是机体的正气。体质就其表现特征而言，从一定程度上反映了正气的盛衰状况，是疾病发生与否和疾病过程中表现出种种差异的根本原因。一般而言，体质强壮者，正气旺盛，抗病力强，邪气难以侵入致病；体质羸弱者，正气虚弱，抵抗力差，邪气易于乘虚侵入而发病。内伤杂病的发病亦与体质密切相关，如对某些情志刺激，机体发病与否，不仅与刺激的种类、量、质有关，更重要的是与机体体质有关。

　　疾病的发生，除由正邪斗争的结果决定外，还受环境、饮食、营养、遗传、年龄、性别、情志、劳逸等多方面因素的影响，这些因素均是通过影响人体体质的状态，使机体的调节能力和适应能力下降，从而导致疾病的发生。

## 三、解释病机变化

　　体质因素决定着病机的从化。从化是指病证的性质随体质阴阳而变化，如从阳而化热、从阴而化寒等。从化的一般规律是素体阴虚阳亢者，功能活动相对亢奋，受邪后多从热化；素体阳虚阴盛者，功能活动相对不足，受邪后多从寒化；平素津血亏耗者，易致邪从燥化；气虚湿盛者，受邪后多从湿化。

　　疾病传变与否，虽与邪之盛衰、治疗得当与否有关，但主要还是取决于体质因素。体质对疾病的传变发生作用，其一是通过正气的强弱，决定发病和影响传变；其二是通过决定病邪的"从化"，从而影响传变。

## 四、指导辨证论治

### （一）体质辨证

体质是辨证的基础与重要根据，决定了疾病的证候类型。感受相同的致病因素或患同一种疾病，因个体体质的差异可表现出不同的证候类型，即同病异证。如《素问·痹论》所论，同样感受寒邪，体质阳虚阴盛者，多发痛痹（寒痹）；而阳盛阴虚者，亦为感受寒邪，却为热痹。感受不同病因或患不同疾病，但因体质相类，常表现出相同或类似的证候类型，即异病同证。如泄泻和水肿，皆可表现出脾肾阳虚之证。可见，同病异证与异病同证，主要是以体质差异为生理基础。

个体体质的不同，决定了证候的不同，治法和方药应当针对证候而有别。通常所说的"因人制宜"，其核心应是区别体质而治疗。

### （二）辨体论治

体质有阴阳、强弱、寒热之异，所以在治疗中，常以患者的体质状态作为立法的重要依据。如面色白而体胖，属阳虚体质者，感受寒湿阴邪，易从阴化寒化湿，当以温阳祛寒或通阳利湿之法；而面色红而形瘦，属阴虚体质者，内火易动，若同感受寒湿阴邪，反易从阳化热伤阴，治宜清润之法。

从治疗学角度而言，相同剂量的同种药物对同疾病的不同患者往往有着不同的疗效，所发生的不良反应也可能明显有异，即个体对药物的特应性。体质有寒热虚实之异，药物有性味偏颇，针灸也有补泻手法的不同，因此，治疗时就要明辨体质对针药的宜忌，把握用药及针灸的"度"。

一般来说，阴阳平和质者宜视病情权衡寒热补泻；体质偏阳者宜甘寒、酸寒、咸寒、清润，忌辛热温散、苦寒沉降；体质偏阴者宜温补益火，忌苦寒泻火；素体气虚者宜补气培元，忌耗散克伐；痰湿质者忌阴柔滋补；湿热质者忌滋补厚味；瘀血质者忌固涩收敛等。体质强壮者，对药物耐受性强，剂量宜大，用药可峻猛；体质瘦弱者，对药物耐受性差，剂量宜小，药性宜平和。

体质不同，针灸治疗的反应有别。一般体质强壮者耐受性强，体质弱者耐受性差；肥胖体质者多气血迟涩，对针刺反应迟钝，进针宜深，刺激量宜大，多用温针艾灸；瘦长体型者气血滑利，对针刺反应敏感，进针宜浅，刺激量相应宜小，少用温灸。

## 五、指导养生防病

中医学的养生方法贯穿在衣食住行各个方面，其调摄因体质特征而异。如在食疗方面，阴虚之体，饮食宜甘润之品；阳虚之体，宜多食温补之品。在精神调摄方面，可根据体质的差异采用各种心理疏导之法，以维持和增进心理健康。在预防方面，基于"体病相关"，筛查偏颇体质相关疾病的高危人群并进行早期防治，将个体养生预防提高到群体预防水平。

总之，中医体质学源于临床，服务于临床，是中医基础理论和中医临床治疗学的重要组成部分。体质的本质是揭示健康、疾病与个体差异的关系，从而促进中医理论的创新，指导中医临床医学、中医预防医学的发展。

# 第七章　病　因

病因，即致病因素，指能导致疾病发生的原因。病因学说，是研究各种病因的概念、形成、性质、致病特点及其所致病证临床表现的理论，是中医学理论体系的重要组成部分。

中医病因学以整体观念为指导思想，将人与自然环境和社会环境、人体内部各种组织结构、脏腑经络的生理功能、临床实践的经验总结等结合起来，用普遍联系和发展变化的观点，辩证地探求环境、外邪、精神、体质等在发病过程中的作用，从而构建中医病因学理论。

中医临床探求病因的方法主要有两种：一是直接询问发病原因，例如详细询问患者是否感受外邪、有无情志因素及外伤、有无接触传染因素等。这种方法简便易行，但实际应用时常受到较多因素的限制或干扰。二是辨证求因，即以疾病的临床表现为依据，通过对疾病证状和体征的综合分析来推求致病因素，又称"审证求因"。

中医病因学理论重点研究各类病因的形成、性质和致病特点，探讨各种病因所致病证的临床特征，这样才能更好地指导疾病的诊断和防治。

## 第一节　外感病因

外感病因，是指来源于自然界从皮毛肌腠或从口鼻等体表部位侵入人体，引起外感病的致病因素，亦称之为"外邪"。外感病因自外界侵犯人体，所致疾病称为"外感病"。外感病一般发病较急，初起多表现为恶寒发热、头痛身痛等表证症状。外感病因包括六淫、疫气。

## 一、六淫

六淫是风、寒、暑、湿、燥、火（热）六种外感病邪的总称。在正常情况下，风、寒、暑、湿、燥、火是自然界的六种正常气候变化，是万物生长化收藏和人类赖以生存的必要条件，称为"六气"。正常的"六气"一般不易使人致病。只有当四季气候变化异常，六气发生太过或不及，或非其时而有其气，或气候变化过于急骤，六气变化的异常，则称为"六淫"。或者人体正气不足、抵抗力下降时，六气也能成为致病因素，伤及人体而发生疾病。

六淫致病的共同特点是：①外感性：六淫为病，其发病途径，多首先侵犯肌表，或从口鼻而入，或两者同时侵袭。例如，风寒湿邪易犯人肌表，温热燥邪易自口鼻而入。②季节性：六淫致病常有明显的季节性。例如，春季多风病，夏季多暑病，长夏多湿病，秋季多燥病，冬季多寒病。③地域性：六淫致病与生活、工作区域环境密切相关。例如，西北多燥病，东北多寒病，江南多湿热为病；长期高温作业者，多燥热或火邪为病，而久居湿地者多患湿病。④相兼性：六淫邪气既可单独侵袭人体而致病，又可两种以上同时侵犯人体而致病。例如，风热感冒、风寒感冒、暑湿感冒、风寒湿痹证等。

此外，六淫致病除了气候因素外，还包括生物（细菌、病毒等）、物理、化学等多种致病因素作用于机体所引起的病变反应在内。

### （一）风邪

凡致病具有风之轻扬开泄、善动不居特性的外邪，称为风邪。风为春天的主气，但终年皆有。六气各有其主时，致病因季节而异，唯风气四时均可见，故致病多而广泛，常兼夹他邪犯人，变化快而多端，故称"六淫之首"。

风邪的性质和致病特点：

*1. 风为阳邪，轻扬开泄，易袭阳位*

风性善动而不居，具有轻扬升发、向上、向外的特性，故属阳邪。风性开泄，是指风邪伤人易使腠理疏泄不固而汗出、恶风。易袭阳位，是指风邪常易侵犯人体的上部（头面）、阳经和肌表、肺等阳位，常出现恶风寒、发热、头痛、鼻塞咽痒、身背项痛等症状。《素问·太阴阳明论》谓："伤于风者，上先受之。"

### 2. 风性善行而数变

善行，是指风具有病位游移动、易行而无定处的特征。风邪致病，病位游移而行无定处。如"行痹"（又称风痹），症见游走性关节痛，痛无定处。数变，是指风邪致病具有发病急、变化快的特点。如荨麻疹的皮疹，皮肤瘙痒，时隐时现，发无定处，此起彼伏；小儿风水病，短时间会发生头面一身悉肿，均反映了风性数变的特点。故《素问·风论》说："风者，善行而数变。"

### 3. 风性主动

风主动，是指风邪致病具有动摇不定的特征，《素问·阴阳应象大论》说："风胜则动。"故其致病具有类似摇动的症状，如头目眩晕、口眼歪斜、震颤、抽搐、角弓反张等均与风邪有关。

### 4. 风为百病之长

风为百病之长，一是指风邪常夹带他邪合而伤人，为外邪致病的先导。因风性开泄，而寒、暑、湿、燥、火诸邪多依附于风而侵及人体致病，如风寒、风热、风湿、风燥等。二是指风邪致病极为广泛，风邪四季均有，风邪侵入无孔不入，其致病最多、变化最快，可导致多种病证。古人甚至把风邪当作外感病致病因素的总称。如《素问·风论》说："风者，百病之长也。"

### （二）寒邪

凡致病具有寒冷、凝结、收引特性的外邪称为寒邪。寒为冬季的主气，水冰地坼之时，则常易感受寒邪。故寒邪为病，多见于冬季。但寒邪为病也可见于其他季节，如气温骤降，淋雨涉水，汗出当风以及贪凉露宿，或过饮寒凉之物，均为感受寒邪的途径。

外寒根据寒邪侵犯人体部位的深浅不同，有伤寒、中寒的区别。寒邪伤于肌腠，阻遏阳气，称为"伤寒"；寒邪直中于里，伤及脏腑阳气，则为"中寒"。

寒邪的性质和致病特点：

### 1. 寒为阴邪，易伤阳气

寒为阴气盛的表现，"阴盛则寒"，故寒的性质属阴。寒邪伤人后，体内阳气与之抗争，阳气本可制阴驱寒，但若寒邪过盛，则阳气不仅不足以祛除寒邪，反而被寒邪所伤，故《素问·阴阳应象大论》说："阴胜则阳病。"寒邪最易伤阳气。阳气受损，失其正常的温煦气化作用，则表现出寒证，即"阴盛则寒"。如寒邪袭表，卫阳被遏，可见发热、恶寒、无汗、脉浮紧等症；寒邪直中太阴，损伤脾阳，则见脘腹冷痛、呕吐腹泻等症。

### 2. 寒性凝滞主痛

凝滞，即凝结、阻滞。寒邪犯体，阴盛阳损，可使经脉失于温煦，气血凝滞不通，不通则痛，故见疼痛症状。例如头项强痛、骨节疼痛之太阳伤寒证，关节疼痛剧烈的痛痹等，均与寒性凝滞相关，故有"寒主疼痛"之说。而且疼痛特点是得温则减。《素问·痹论》："寒气胜者为痛痹。""痛者，寒气多也，有寒故痛也。"

### 3. 寒性收引

收引，即收缩、牵引。寒邪袭体，使体内气机收敛，腠理、经络、筋脉收缩而挛急。如寒邪袭表，使皮肤腠理收缩，汗孔闭塞，可见恶寒、发热、无汗等；寒客经络关节，筋脉牵引拘急而见关节屈伸不利、拘挛作痛等症，《素问·举痛论》说："寒气客于脉外则脉寒，脉寒则缩蜷，缩蜷则脉绌急，绌急则外引小络，故卒然而痛。"

### 4. 寒性清澈

机体分泌物或排泄物出现清稀状，多属寒邪所致。如风寒感冒初起，鼻流清涕；寒邪束肺，咯痰清稀等。《素问·至真要大论》云："诸病水液，澄澈清冷，皆属于寒。"

### （三）暑邪

夏至以后，立秋以前，具有炎热、升散、兼湿特性的火热外邪，称为暑邪。暑为夏季的火热之邪，独见夏令，纯属外邪。暑为火热之气所化，暑气太过，伤人致病，则为暑邪。暑邪致病，有明显的季节性，主要发生于夏至以后，立秋之前。见于《素问·热论》："先夏至日者为病温，后夏至日者为病暑。"

暑邪为病，有伤暑和中暑之分。感受暑邪病情比较轻的，为"伤暑"；感受暑邪病情重者多为"中暑"。

暑邪的性质和致病特点：

### 1. 暑为阳邪，其性炎热

暑为夏季火热之气所化，其性炎热，故属阳邪。由于夏季气候炎热，暑与其他季节之温热邪气相比，其势炽盛，更具独特的炎热性。因此，暑邪犯人可迅速出现壮热、面赤、目红、心烦、脉洪数等一派热势弛张上炎的症状。

### 2. 暑性升散，扰神耗气伤津

暑为阳邪，主升主散，故侵犯机体可上扰心神及头目，出现心烦闷乱而不宁、头昏、目眩等症；多直入气分，使腠理开泄而多汗，汗多则易耗伤津液，可见口渴喜饮、尿少短赤等；大量汗出则气随津泄而耗气，常见气短、乏力；严重者可致气随津脱而出现突然昏倒、不省人事等气津两伤或气脱症状。

### 3. 暑多夹湿

暑季炎热，且多雨而潮湿，天暑下逼，地湿上蒸，故暑邪多兼夹湿邪犯机体。临证除有发热、烦渴等暑热证外，常兼见四肢困倦、胸闷呕恶、大便溏泄不爽等湿阻证。

### （四）湿邪

凡致病具有水湿之重浊、黏滞、趋下特性的外邪称为湿邪。湿为长夏的主气，长夏是夏秋之交，此时阳热尚盛，雨水较多，氤氲熏蒸，湿气充斥，为一年中湿气最盛的季节，故长夏多湿病。外湿病证，多由气候潮湿、涉水淋雨、居处潮湿、水中作业等环境中感受湿邪所致。

湿邪的性质和致病特点：

### 1. 湿为阴邪，易阻气机，损伤阳气

湿为有形之邪，最易阻滞气机，使脏腑气机升降失常；湿性类水，其性属阴，阴胜则阳病，故湿邪易损人之阳气。湿喜归脾，脾喜燥恶湿，所以湿邪常先困伤脾阳，从而影响脾胃的运化和气机升降功能，出现胸闷、胃纳呆滞、脘痞腹胀等症；水湿停聚，则出现腹泻、尿少、水肿、腹水等症。

### 2. 湿性重浊

重，即沉重、附着。湿邪致病，常出现以沉重感及附着难移为特征的临床表现，如湿袭肌表，则周身困重、四肢酸沉怠惰；湿困于头，则头重如裹、昏昏欲睡，《素问·生气通天论》说："因于湿，首如裹。"为清阳不升之象；湿留关节，则肌肤不仁、关节疼痛重着、沉重不举，故又称"着痹"。浊，指湿邪为病，其排泄物和分泌物具有秽浊不清的特点。如湿浊在上，则面垢眵多；湿阻中焦，则便溏不爽、下痢黏稠脓血、苔腻厚；湿浊下注，在妇人则见带下黄白黏稠量多；湿在皮肤则湿疹破溃、流脓渗水等。

### 3. 湿性黏滞

"黏"，即黏腻不爽；"滞"，即停滞。湿邪致病，其黏腻停滞的特性主要表现在两个方面：一是症状的黏滞性，分泌物和排泄物黏腻不爽，如湿留大肠，则大便黏腻不爽或里急后重；湿阻膀胱，则小便涩滞不畅或频急涩痛；湿浊内盛，则舌苔黏腻。二是湿病病程的缠绵性。因湿性黏滞，易阻气机，气不行则湿不化，胶着难解，如湿痹、湿疹、湿温等病，均有起病隐缓、病程长、反复发作或时起时伏、缠绵难愈的特点。

### 4. 湿性趋下，易袭阴位

湿性类水，水性润下，故湿邪有下趋之特性，其致病易伤机体下部。如湿邪为病的水肿，多以下肢较明显；湿邪下注之病，有淋病、尿浊、带下、痢疾等，均为湿性趋下之表现。《素问·太阴阳明论》说："伤于湿者，下先受之。"

## （五）燥邪

凡致病具有干涩、收敛、清肃特性的外邪称为燥邪。

燥为秋天的主气。秋季天气肃敛，气候干燥，自然界呈现一派肃杀景象。燥邪多从口鼻而入，首先犯肺。

燥邪为病，根据其相兼寒热邪气的不同，又可分为温燥和凉燥。初秋具有夏热余气，秋阳以曝，燥与热相合，侵犯人体，病多温燥；深秋近冬，燥与寒气相合，病多凉燥。

燥邪的性质和致病特点：

### 1. 燥性干涩，易伤津液

燥邪干燥而涩滞，易耗伤阴液。故燥邪为病，可见鼻燥咽干、口唇皲裂、舌上少津、干咳少痰、大便干结或皮肤干燥、毛发不荣等症状。燥邪有温燥、凉燥之分。温燥，燥而偏热，见头痛身热、咽痛声嘶、痰中带血、舌红等；凉燥，燥而偏寒，见恶寒发热、头痛无汗、舌苔薄而干等，故《素问·阴阳应象大论》有云："燥胜则干"。燥邪为病，虽有温燥、凉燥之分，但因所兼邪气属性不同，并不影响燥邪的自身特性。刘完素《素问玄机原病式·燥类》说："诸涩枯涸，干劲皲揭，皆属于燥。"

### 2. 燥易伤肺

肺为娇脏，喜润而恶燥；肺外合皮毛，开窍于鼻；司呼吸而与外界大气相通。燥邪多从口鼻、皮毛而入，最易伤肺。肺津耗伤，宣降失司，甚则伤及肺络，可见干咳或痰黏而难咯出，或痰中带血、咽干痛、呼吸不畅、喘息胸痛等症。肺与大肠相表里，肺津耗伤，大肠失润，传导失司，可现大便干涩不畅等症。

### （六）火（热）邪

凡具有火之炎热升腾特性的外邪称为热邪。温、热、火三者均属阳邪，异名同类，故常统称为温热之邪、火热之邪，但在程度上又有差别。热为温之渐，火为热之极。一般认为，热多指外邪，属"六淫"之一，如风热、燥热、湿热之类；而火多由内生，如"内生五邪"的心火、肝火等。

#### 1. 火（热）为阳邪，其性炎上

火热之性燔灼、升腾上炎，故属阳邪。阳邪伤人，致人体阳气偏亢，《素问·阴阳应象大论》云："阳胜则热。"临床多见高热、恶热、烦渴、面赤、汗出、脉洪等症。火热之邪侵犯人体，症状多见于人体上部，如头痛、面赤、咽喉红肿热痛、齿衄、龈肿或口舌糜烂等。

#### 2. 火（热）易扰心神

火热与心相通应，故火热之邪入于营血，尤易影响心神。轻者心神不宁而见烦躁、失眠等症；重者神不守舍可见狂躁不安、神昏、谵语等症。《素问·至真要大论》说："诸躁狂越，皆属于火。"

#### 3. 火（热）易耗气伤津

火热之邪伤人，热淫于内，一方面迫津外泄，使气随津泄而致津亏气耗；另一方面则直接消灼煎熬津液，耗伤人体的阴气。故火热之邪致病，可出现口渴引饮、咽干舌燥、小便短赤、大便秘结等津伤液耗之症。当热迫津液外泄的同时，气随津泄，故又易导致津伤气耗，轻者见体倦乏力、少气懒言等气虚征象；重则可致全身津气脱失的虚脱证。

#### 4. 火（热）易生风动血

"生风"，指火热之邪侵犯人体，燔灼津液，劫伤肝阴，筋脉失养失润，易引起"热极生风"的病证。临床表现高热神昏、四肢抽搐、颈项强直、角弓反张、两目上视等症。"动血"，指火热邪气入于血脉，易迫血妄行。火热之邪侵犯血脉，轻则加速血行而脉数，甚则可灼伤脉络，迫血妄行，引起各种出血证，如吐血、衄血、便血、尿血，皮肤发斑，妇女月经过多、崩漏等。

## 5. 火（热）易致疮痈

火热之邪侵犯人体血分，可聚于局部，腐蚀血肉，发为痈肿疮疡。《灵枢·痈疽》说："大热不止，热胜则肉腐，肉腐则为脓……故命曰痈。"由火毒壅聚所致之阳性疮疡，其临床表现以疮疡局部红肿热痛为特征。

# 二、疠气

疠气，是一类具有强烈传染性、致病性和流行性的外感病邪。当自然环境急剧变化之时，疠气易于产生和流行，其伤人则发为疫疠病。在中医文献中，疠气又称为"疫毒""疫气""异气""戾气""毒气""乖戾之气"等。疠气与六淫不同，早在《黄帝内经》就明确指出，此类邪气是不同于六淫的又一类外感邪气。《瘟疫论》称"夫瘟疫之为病，非风、非寒、非暑、非湿，乃天地间别有一种异气所感"。

疠气可通过空气传染，多从口鼻侵犯人体而致病，也可随饮食污染、蚊虫叮咬、虫兽咬伤、皮肤接触、性接触、血液传播等途径感染而发病。

疠气致病为疫病，种类很多，实际包括了现代许多传染病和烈性传染病，如大头瘟、虾蟆瘟、疫痢、白喉、烂喉丹痧、天花、霍乱、鼠疫、艾滋病（AIDS）、严重急性呼吸道综合征（SARS）、甲型H1N1流感、新型冠状病毒肺炎等。

### （一）疠气的性质和致病特点

#### 1. 传染性强，易于流行

传染性强是疠气致病最主要的特点。疠气主要通过空气传染，从口鼻等传播途径侵入人体而致病。此外，还有随饮食、接触、蚊虫叮咬及其他形式接触病原体等途径在人群中发生传播，甚至出现流行。《诸病源候论》明确指出病气对人类的严重危害，谓"人感乖戾之气而生病，则病气转相染易，乃至灭门"。

#### 2. 发病急骤，病情危笃

疠气致病，潜伏期较短，甚可"触之者即病"，且病情凶险，发展变化快，死亡率高，常见发热、扰神、动血、生风、剧烈吐泻等危重病状。如白喉、疫痢、霍乱、天花等均发病急骤、来势凶猛、病情危笃。一般来说六淫致病比内伤杂病发病急，而疠气发病则比六淫致病更为急重。

### 3. 一气一病，症状相似

不同疠气致病，具有一定的特意选择性，从而在不同的脏腑产生相应的病证。疠气种类不同，所致之病各异。每一种疠气所致之疫疠病，均有各自的临床特点和传变规律，所谓"一气一病"。同一种疠气对机体致病部位又具有定位性，即某种疠气可专门侵犯某脏腑、经络或某一部位而发病，故患同一疠气的人群，大都症状相似。如痄腮，一般都表现为耳下腮部肿胀。疫毒痢，大都表现为壮热，腹痛剧烈，里急后重，痢下赤白脓血等症状。

### （二）影响疠气产生的因素

影响疠气产生的因素有多种，主要有气候因素、环境因素、预防措施和社会因素等。

#### 1. 气候反常

自然界气候急骤或持久的反常变化，如久旱、酷热、淫雨、洪涝、湿雾、山岚瘴气等均可助长疠气滋生、传播而导致疫病的流行。如霍乱等病的大流行与此类因素有关。

#### 2. 环境污染与饮食不洁

环境卫生不良，如水源或空气污染，均可滋生疠气。食物污染、饮食不当也可引起疫疠发生。如疫毒痢、疫黄等病，即是疠气随饮食入里而发病。地震等地质灾害也易形成疠气的流行。

#### 3. 预防和隔离工作不力

预防和隔离是防止疫病发生、控制其流行蔓延的有效措施。因为疠气具有强烈的传染性，发现疫病患者，应立即隔离治疗，防止疫病的蔓延。对易接触感染者，应服食或注射预防药物，并注意饮食起居，保养正气，提高机体抵抗力。

#### 4. 社会因素

疫病的发生和流行与社会制度和社会状态密切相关。社会动荡不安、战乱不停、贫穷落后等因素，均能造成抗御自然灾害能力低下，而易使疫病暴发流行，使疠气肆虐。若国家安定，经济繁荣，民众安居乐业，又注重卫生防疫工作，疫病发病会显著下降，并不易发生流行。

# 第二节　内伤病因

内伤病因，是指由于人的情志、饮食、劳逸等异常，导致气血津液失调、脏腑功能失常的致病因素。内伤病因在邪气来源、侵入途径、致病特点等方面均与外感病因有明显差异，主要包括七情内伤、饮食失宜、劳逸适度等。

## 一、七情内伤

### （一）七情内伤的基本概念

七情，指喜、怒、忧、思、悲、恐、惊七种正常的情志活动，是人对外界事物和现象的七种不同情志反映，一般情况下属正常情志活动，不会致病。如果人的情志异常强烈持久，偏激过甚，超过人体自身调节范围与耐受能力，或人体正气虚弱，脏腑精气虚衰，对情志刺激的调节适应能力低下，七情就会导致疾病发生或成为疾病发生的诱因，因七情异常能直接影响脏腑，病自内生，故称为"七情内伤"。

### （二）七情内伤的致病特点

情志活动与机体内外环境变化密切相关，因此，生活工作环境急剧变化，人际关系不良，以及内脏精气虚衰，气血失和，均可引起七情失常，影响相应脏腑功能，导致疾病发生。

#### 1. 直接伤及脏腑

人体各脏腑具有不同的功能特征，不同的情志刺激，可对各脏腑产生不同的影响，损伤相应脏腑。例如怒伤肝，喜伤心，思伤脾，悲、忧伤肺，惊、恐伤肾。五脏之中，尤以心、肝、脾三脏与情志活动关系密切。心藏神，为五脏六腑之大主，心神是生命的主宰，故七情过激伤人发病，首先作用于心神，产生异常的情志反应和精神状态。肝藏血主疏泄气机，脾乃气血生化之源而为气机升降之枢纽，故情志所伤病证，以心、肝、脾三脏和气血失调为多见。例如思虑过度伤及心脾，暗耗心血，损伤脾气，导致心脾两虚出现心悸怔忡、失眠多梦、食欲不振、腹胀便溏、倦怠乏力等症状。郁怒不解则伤肝，肝的疏泄气机功能失常，导致气机郁滞或上逆，可见胁肋胀痛、善太息或头胀头痛、面红目赤等症；肝气横逆，犯及脾胃，又可出现肝脾不调、肝胃不和等证。

七情所伤，影响五脏，可单独发病，亦可相兼为病。例如忧思过度，伤及肺脾；大惊卒恐损伤心肾等。

**2. 影响脏腑气机**

七情内伤又能影响脏腑气机，使气机升降失常、气血运行紊乱而发病。不同的情志内伤，对气机的影响也不相同，具体表现如《素问·举痛论》说："怒则气上""喜则气缓""悲则气消""恐则气下""惊则气乱""思则气结"。

（1）怒则气上　气上即气机逆上之意。怒则气上，指过怒导致肝气疏泄太过，气机上逆，血随气逆并走于上，可见头目胀痛、面红目赤或呕血，甚则昏厥卒倒等症。除肝气上逆之外，临床常见肝气横逆犯脾，见腹痛、腹泻等。

（2）喜则气缓　气缓，即气机涣散之意。喜则气缓包括两个方面，一是喜可缓和精神紧张，使心情舒畅，营卫通利，二是喜乐过度，可导致心神涣散，神不守舍。临床可见乏力、懈怠、精神不能集中，乃至心悸、失神，甚则失神狂乱等症。

（3）悲（忧）则气消　气消，即气的消散和功能减退。悲（忧）则气消是指过度悲忧，可使肺气耗伤，意志消沉，出现气短声低、倦怠乏力、精神萎靡不振等症。

（4）思则气结　气结，即气机郁结不畅。思则气结是指思虑伤脾，导致脾气结滞、运化失职的病机变化。脾胃居于中焦，为气机升降枢纽。脾气结滞，临床可见食欲减退、脘腹胀满、便溏等症。思虑劳神不但使脾胃气机结滞，还可暗耗心血而成"心脾两虚"证。

（5）恐则气下　气下，即气机下陷。恐则气下是指恐惧过度，可使肾气不固，气泄于下，血亦随之下行而见面色苍白、头昏，甚则昏厥；肾气下陷不固常见尿频或二便失禁、遗精、孕妇流产等；恐伤肾精可见骨酸痿厥等。

（6）惊则气乱　气乱，即气机紊乱。惊则气乱是指突受惊吓，使心气紊乱，致心无所倚，神无所归，虑无所定，而见心悸、失眠、心烦、气短、惊慌失措，甚则精神错乱等。

**3. 影响病情转归**

病势变化与情志活动关系密切。七情变化对病情具有两方面的影响：一是有利于疾病康复。情绪积极乐观，七情反应适当，精神保持愉悦恬淡，有利于病情的好转乃至痊愈。二是加重病情。情绪消沉，悲观失望，或者情绪异常波动，可加重病情。

## 二、饮食失宜

饮食是人类赖以生存和维持健康的基本条件，是人体生命活动所需精微物质的重要来源。饮食物主要是依赖脾胃的纳运作用进行消化吸收，故饮食失宜致病，首先损伤脾胃。由饮食失宜引起的内伤疾病常称为"饮食内伤"。饮食失宜主要包括饮食不节、饮食不洁、饮食偏嗜三种情况。

### （一）饮食不节

饮食不节，指饮食不能节制，明显低于或超过本人适度的饮食量，以致内伤脾胃。如过饥过饱，或饥饱无常，均可影响健康，引起疾病发生。

过饥，指摄食不足，或饥而不得食，或有意识的限制饮食，或脾胃功能不足不思饮食、或因七情内伤而不思饮食，或不能按时饮食等。长期摄食不足，则化源缺乏，气血化生不足，久之必然亏虚为病，可见形体日渐消瘦。另一方面气血衰少则正气不足，卫外无力，易感外邪或继发其他病证。此外临床上还有一部分患者，为了某种目的，有意抑制食欲，导致气血生化不足，变生诸病，严重者可发展成厌食等顽固的身心疾病。儿童时期，如果饮食过少可致营养不良，则影响正常的生长发育。

过饱，指饮食过量超过脾胃的承受能力，如暴饮暴食，或中气虚弱而强食，以至脾胃难于消化转输而引起疾病。轻者表现为饮食积滞不化，可见脘腹胀满疼痛，嗳腐吞酸，呕吐泄泻，厌食纳呆等。甚者，可因脾胃损伤，或营养过剩，而发展为消渴、肥胖、胸痹等病证。若食积日久，脾胃运化功能久不能复，还可导致气滞、湿聚、化热、生痰等病变。

在疾病初愈阶段，由于脾胃尚虚，若饮食过饱或过食不易消化食物，或热病后进食热量过盛的食物，常可引起疾病复发，此称"食复"。婴幼儿食积日久，可酿成"疳积"，出现手足心热，心烦易哭、脘腹胀满、便溏、面黄肌瘦等。

饮食不规律。一日定时三餐为人类漫长进化过程中所形成的适应胃肠规律性活动的结果。若饮食无时，规律失其节制，首先损伤脾胃，使脾胃气机升降失调、运化失常、功能减退而发病。

（二）饮食不洁

饮食不洁，是指因食用了不清洁，或陈腐变质有毒，或被污染的食物，出现腹痛、吐泻、痢疾等；亦可引起各种肠道寄生虫病，表现为时有腹痛、嗜食异物、面黄肌瘦，如蛔虫病、蛲虫病等；若误服腐败变质、有毒食物，可引起食物中毒，出现剧烈腹痛、吐泻，重者可致昏迷或死亡。

（三）饮食偏嗜

饮食偏嗜，指特别喜好某种性味的食物，或长期偏嗜某些食物而导致某些疾病的发生。如饮食偏寒偏热，或饮食五味有所偏嗜，或偏嗜饮酒等，久之会导致阴阳失调，气血失和，或导致某些营养物质缺乏而引起内伤疾病发生。

*1. 寒热偏嗜*

饮食之寒热，一般指食品性质的寒性或热性，也包括饮食温度的寒热。寒热食品可致体内阴阳失衡，如饮食偏嗜寒凉，过食生冷寒凉之品，易损脾胃阳气，遂致寒湿内生，可见脘腹冷痛、喜暖喜按、泄泻等症；偏嗜辛燥温热之品，易致胃肠积热，出现口渴、口臭、腹满胀痛、便秘或痔疮等。

*2. 五味偏嗜*

五味，即酸、苦、甘、辛、咸五种食味。五味与五脏，各有一定的亲和性，若长期偏嗜某种味道的食物，造成与之相应的脏腑功能偏亢，功能活动失调而引发疾病，久之亦损其他脏腑，导致脏腑之间平衡关系失调，而出现他脏的病机改变。如过食咸味，可致肾盛乘心，而见胸闷气短、面色无华、血脉凝滞等。所以饮食品种要多样化，不应偏嗜，这也是保健防病的重要内容之一。

*3. 种类偏嗜*

若偏嗜某种或某类食物，或厌恶或不食某类食物，或膳食中缺乏某些营养物质等，久之也可成为导致某些疾病发生的原因，如瘿瘤（碘缺乏）、佝偻（钙、磷代谢障碍）、夜盲（维生素 A 缺乏）等。如过食肥甘厚味，可聚湿生痰、化热，易致肥胖、眩晕、中风、胸痹、消渴等。

*4. 嗜酒成癖*

指长期过量的饮酒。嗜酒成癖，可损伤脾胃，久易聚湿生痰，化热而致病，甚至变生癥积。过量饮酒不仅伤及脾胃，对人体所有脏腑具有较大的危害。

### 三、劳逸失度

劳逸结合、动静相兼是保障人体健康的重要条件。正常的劳作，必要的体育锻炼，有助于体内气血流畅，增强体质；适当的休息，可以消除疲劳，恢复体力与脑力，均有利于人体正常生理活动。若长期过度劳累或过度安逸，可导致脏腑经络及精气血津液神的失常而引起疾病的发生。因此，劳逸失度也是内伤病的主要致病因素之一。

#### （一）过劳

过劳，指过度劳累，也称劳倦所伤。包括劳力过度、劳神过度和房劳过度三个方面。

##### 1. 劳力过度

劳力过度，又称"形劳"，指较长时间的过度用力，劳伤形体，积劳成疾，或病后体虚，勉强劳作而致病。

劳力太过致病特点主要有两个方面，一是过度劳力而耗气，"劳则气耗"，损伤内脏的精气，导致脏器虚少，功能减退。由于肺主气，脾为生气之源，故劳力太过尤其耗伤肺脾之气。常见少气懒言，体倦神疲，喘息汗出等。二是过度劳力而致形体损伤，即劳伤筋骨。体力劳动，主要是筋骨、关节、肌肉的运动，如果长时间用力太过，则易致形体组织损伤，导致积劳成疾。

##### 2. 劳神过度

劳神过度又称"心劳"。指长期用脑过度，思虑劳神而积劳成疾。心藏神，脾主思，血是神志活动的重要物质基础，故用神过度，长思久虑，则易耗伤心血，损伤脾气，以至心神失养，神志不宁而心悸健忘，失眠多梦，以及脾失健运而纳少，腹胀、便溏、消瘦等。

##### 3. 房劳过度

房劳过度又称"肾劳"。指房事太过，或手淫恶习，或妇女早孕多育等，耗伤肾精、肾气而致病。肾藏精，主封藏，肾精不宜过度耗泄。若房事不节则肾精、肾气耗伤，根本动摇，可见腰膝酸软、眩晕耳鸣、精神萎靡、性功能减退或遗精、早泄、阳痿、月经不调或不孕不育等症状。损伤肾中精气。此外房劳过度也是导致早衰的重要原因。

### （二）过逸

过逸，是指过度安逸，包括体力过逸和脑力过逸等。

过度安逸致病特点主要表现在三个方面：一是安逸少动，气机不畅。如果长期运动减少，则人体气机失于畅达，可导致脾胃等脏腑的功能障碍，出现胸闷、食少、腹胀、困倦、肌肉软弱或臃肿肥胖等；久则影响气血运行和津液代谢，形成气滞血瘀、水湿痰饮、结石等病变。二是阳气不振，正气虚弱。过度安逸，或长期卧床，阳气失于振奋，以致脏腑功能减退，体质虚弱，正气不足，抵抗力下降等。故过逸致病，常见动则心悸，气喘汗出等；或抗邪无力，易感外邪致病。《素问·宣明五气》说："久卧伤气，久坐伤肉。"三是长期用脑过少，加之阳气不振，可导致神气衰弱，常见精神萎靡、健忘、反应迟钝等。

## 第三节　病理产物性病因

病理产物性致病因素，主要指的是继发于其他病理过程而产生的致病因素，又称为继发性病因。病理产物性致病因素具有既是病理产物，又是致病因素的双重特点。病理产物性病因，主要包括痰饮、瘀血、结石等。

### 一、痰饮

#### （一）痰饮的概念

痰饮是机体水液代谢障碍所形成的病理产物，属于继发性病因。一般而言，以稠浊者为痰，清稀者为饮。

痰饮有广义和狭义之分。狭义之痰饮，指咳吐之痰涎。广义之痰饮，指由津液代谢障碍所形成的病理产物，由机体功能失调，津液停蓄蕴结而成。

从形质来分，痰又可分为有形之痰和无形之痰。有形之痰，是指视之可见、闻之有声、触之可及的痰，如咳嗽吐痰、喉中痰鸣等，或指触之有形的痰核，或体表可触及的瘰疬、痰核等。无形之痰，是指只见其征象，不见其形状的痰病，如眩晕、癫狂等，临床上可以通过其所表现的症状和体征来分析确定。

饮的性质较清稀，流动性较大，可留积于人体脏器组织的间隙或疏松部位，如肠胃、胸胁、胸膈、肌肤等。从饮的停留部位不同可分为"痰饮""悬饮""溢饮""支饮"等。

### （二）痰饮的形成

外感六淫、疫疠之气，内伤七情、饮食劳逸，瘀血、结石等致病因素是形成水湿痰饮的初始病因。上述因素或直接影响津液代谢，或使相关脏腑的功能失常，导致津液代谢障碍而水湿痰饮内生。

水湿痰饮形成的中心环节是肺、脾、肾、三焦等脏腑气化功能失常，病理基础为水液代谢障碍、水湿内停凝聚。肺为水之上源，主宣降，通调水道，敷布津液。若外邪犯肺，气失宣降，津液不布，凝聚而生外感之痰饮；肺气不足，治节无权，水湿津液失于宣化，则痰饮恋肺；或肺阴不足，虚火煎熬津液，可发为内伤燥痰，故称"肺为贮痰之器"。脾为水之中州，主运化水湿。若外感湿邪，饮食失宜，致脾气阻滞不运；或内伤思虑，劳倦太过耗伤脾气，使脾虚不运，津液停聚或水谷精微不能正常输布转化，均可聚湿生痰，故称"脾为生痰之源"。肾为主水之脏，主管水液代谢的全过程。若肾开阖不利，水液排泄失司，停聚而为水湿痰饮；或命门火衰，火不暖土，脾失温运而湿聚痰生；或肾阴不足，虚火灼津，煎熬津液而成痰。三焦为"决渎之官"，三焦气化失司，则水道不利而为痰。此外，肝气郁结，气机阻滞，气不行水；心阳不振，行血无力，均可致湿浊聚积而成痰饮。

总之，水湿痰饮的形成多由外感六淫、内伤七情或饮食劳逸失常，使肺、脾、肾、肝、三焦及膀胱等脏腑气化功能失常，水液代谢障碍所致。

### （三）痰饮的致病特点

痰饮形成之后，作为致病因素可导致更为复杂的病变。痰随气升降流行，内而脏腑，外至筋骨皮肉，无处不到，无处不有；饮则多留积于肠胃、胸胁、胸膈、肌肤等处，引发多种病证。

#### 1. 易阻碍气血运行

痰饮多水湿凝聚的有形之邪，故痰饮停滞，易于阻滞气机，导致脏腑气机升降出入异常。痰饮在肺，肺失宣降，出现咳嗽喘息、胸部满闷，甚则不能平卧。痰结咽喉，气机不利，则见咽中梗阻，如有异物，吐之不出，咽之不下的梅核气。痰流注肢体，使经络阻滞，气血运行不畅，则见肢体麻木、屈伸不利，甚则半身不遂；结于经络筋骨，则可致痰核、瘰疬、阴疽、流注等病证。

饮停肠胃，气机升降失常，则见恶心呕吐、腹胀肠鸣等病证；饮停胸胁，气机阻滞，则见胸胁胀满、咳唾引痛等症状。经络为气血运行之通道，痰饮作祟，易于导致经络壅塞，气血运行受阻。

### 2. 影响水液代谢

痰饮作为水液代谢障碍所形成的病理产物，一旦形成之后，可作为一种继发性致病因素反过来作用于人体，进一步影响肺、脾、肾等脏腑的功能活动，促使水液代谢失常更加严重。如痰湿困脾，可致水湿不运；痰饮停滞下焦，可影响肾、膀胱的气化功能，以致水液停蓄；痰饮内生，闭阻胸阳，则导致咳嗽气喘，胸闷脘胀，痰多清稀。因此，痰饮致病能影响人体水液的输布与排泄，使水液进一步停留于体内，加重水液代谢障碍。

### 3. 易于蒙蔽心神

痰饮为浊物实邪，而心神性清净。故痰浊为病，随气上逆，尤易蒙蔽清窍，扰乱心神，使心神活动失常，出现头晕目眩、精神不振等症，或者痰浊上犯，与风、火相合，蒙蔽心窍，扰乱神明，以至出现神昏谵妄，或引起癫、狂、痫等疾病。

### 4. 致病广泛，变幻多端

痰饮随气流行，内而五脏六腑，外而四肢百骸、肌肤腠理，无处不到，可停滞而引发多种疾病，因而其致病异常广泛。由于其致病面广，发病部位不一，且又易于兼邪致病，因而在临床上形成的病证繁多，症状表现非常复杂，故有"百病多由痰作祟""怪病多痰"之说。痰饮停滞于体内，其病变可伤阳化寒，可郁而化火，可夹风、夹热，可化燥伤阴，可上犯清窍，可下注足膝，且病势缠绵，病程较长。因此，痰饮为病，还具有变幻多端，病证错综复杂的特点。

## 二、瘀血

### （一）瘀血的概念

瘀血，是体内血液运行失常而形成的病理产物，属于继发性病因，包括血液逸出于经脉之外而瘀积的离经之血，以及血液运行受阻而阻滞于经脉或脏腑组织内的血液。古医籍中，又称为蓄血、恶血、败血、污血、衃血等。

瘀血与血瘀在概念上有所不同。瘀血是病理产物性病因而导致的继发性病变，属于病因学概念；血瘀，是指人体血液运行不畅或血液瘀滞不通的病机变化，属于病机学范畴。瘀血形成之后，影响血液的正常运行，可导致和加重血瘀的病理状态，血瘀又导致瘀血的产生，二者互为因果。

### （二）瘀血的形成

凡能影响血液正常运行，导致血液运行不畅或血离经脉而瘀积的各种因素，都可导致瘀血的形成。

#### 1. 因虚致瘀

气具有推动、固摄、温煦等功能。"气为血之帅"，气盛则血行滑疾，气虚则推动无力而血行迟缓，或固摄无权而外逸，或血不得温煦而凝滞，皆可形成瘀血。阳虚则导致脉道失于温通，血行凝滞，发为血瘀。阴虚则脉道失于柔润，同时内热煎灼，瘀血内生。因此，气血阴阳亏虚，皆可导致血液运行瘀滞而成瘀血。

#### 2. 气滞致瘀

气行则血行，气滞则血瘀，故若情志郁结，气机不畅，或水、湿、痰、饮等积滞体内，阻滞经络，都会造成血液运行不畅，形成瘀血。

#### 3. 寒凝致瘀

寒为阴邪，具有凝滞收引之性。血得温则行，遇寒则凝。外感寒邪或阴寒内盛，一方面阳气受损，失去温煦推动之功能，致血运不畅而成瘀血。另一方面，又因感寒之后，血脉收引挛缩，促进或加重瘀血。

#### 4. 血热致瘀

外感火热邪气，或体内阳盛化火，入舍于血，血热互结，煎灼血中津液，导致血液黏稠而运行不畅；或因内热炽盛，迫血妄行而导致出血，以致血液壅滞于体内局部不散而成瘀血，如《医林改错·积块》："血受热则煎熬成块。"

#### 5. 血出致瘀

各种外伤，如跌仆、金刃、虫兽所伤等，致使脉管破损而血逸于外而成瘀血。或因脾不统血、肝不藏血等原因导致的出血，以及妇女经行不畅，流产等，如果所出之血未能及时消散或排出体外，留积于体内进而形成瘀血。

#### 6. 津亏致瘀

津血同源，血液充盈，津液和调，则脉道通利，血行畅达。剧烈吐泻、烧伤等导致津液化源不足或耗损过多，津液亏耗，血液黏稠，运行涩滞，导致瘀血形成。

**7. 痰浊致瘀**

瘀血、痰浊都是疾病过程中形成的病理产物，二者成因不同，但形成之后，往往相互影响，既可因瘀致痰，亦可因痰致瘀。因痰致瘀者，盖痰浊为有形之邪，易于阻滞气机，影响血运，或因直接阻滞脉络，可在致病之因的基础上导致瘀血。

**（三）瘀血的致病特点**

**1. 易于阻滞气机**

血为气之母，血能载气，故而瘀血一旦形成，必然影响和加重气机郁滞，所谓"血瘀必兼气滞"；又因气为血之帅，气机郁滞，又可引起局部或全身的血液运行不畅；因而导致血瘀气滞、气滞血瘀的恶性循环。如外伤局部，破损血脉，血出致瘀，可致受伤部位气机郁滞，出现局部青紫、肿胀、疼痛等症。

**2. 影响血脉运行**

瘀血为血液运行失常的病理产物，瘀血形成之后，无论其瘀滞于脉内、脉外，均可影响心、肝、脉等脏腑的功能，导致局部或全身的血液运行失常。如瘀血阻滞于心，导致心脉痹阻，气血运行不畅，可致胸痹心痛；瘀血留滞于肝脏，影响到肝的疏泄，导致肝脏脉络阻滞等；瘀血阻滞于经脉，气血运行不利，形体官窍脉络瘀阻，可见口唇、爪甲青紫，皮肤瘀斑，舌有瘀点、瘀斑，脉涩不畅等症。

**3. 影响新血生成**

瘀血乃病理性产物，已失去对机体的正常濡养滋润作用。瘀血阻滞体内，日久不散，就会严重影响气血的运行，导致脏腑组织失于濡养，功能异常，进而影响新血的生成，故有"瘀血不去，新血不生"的说法。因此，久瘀之人，常可表现出肌肤甲错、毛发不荣等失濡失养的临床特征。

**4. 病位固定，病证繁多**

瘀血一旦停滞于某脏腑组织，多难于及时消散，故其致病具有病位相对固定的特征，如局部刺痛，固定不移，癥积肿块形成，而久不消散等。此外，因瘀血阻滞的部位不同，形成原因各异，兼邪不同，其病理表现也就不同。如瘀阻于心，出现因血行不畅而导致的心悸心痛，胸闷疼痛；瘀阻于肺，则宣降失调，或致脉络破损，可见胸痛，气促，咯血；瘀阻于肝，气机郁滞，血海不畅，经脉瘀滞，可见胁痛，癥积肿块；瘀阻胞宫，经行不畅，可见痛经，闭经，经色紫暗有块；瘀阻于肢体肌肤，可见肿痛青紫；瘀阻于脑，脑络不通，可致突然昏倒，不省人事，或引起严重的后遗症，如痴呆，语言謇涩，半身不遂等。此外，瘀血阻滞日久，也可化热。

### （四）瘀血致病的症状特征

瘀血致病，虽然病证繁多，症状表现错综复杂，但是仍然具有一些共同的症状表现。

*1. 疼痛*

多为刺痛，痛处固定，拒按，夜间明显，活动减轻。

*2. 肿块*

瘀积于体表可见青紫肿胀；瘀积于体内，久聚不散，则可形成癥积，按之有块，坚固难移。

*3. 出血*

血色多呈紫暗色，多伴有血块。

*4. 紫绀*

面部、爪甲、肌肤、口唇青紫。

*5. 舌象*

舌质紫暗，舌体瘀点、瘀斑，或舌下静脉曲张，为瘀血最常见、最敏感的指征。

*6. 脉象*

多见细涩或结代。

此外，面色黧黑、肌肤甲错、皮肤紫癜、肢体麻木、精神神经症状等也较为多见。

# 三、结石

### （一）结石的概念

结石，是在多种因素作用下，身体的某一部位形成的砂石样病理产物或结块。常见的结石有泥沙样结石、圆形或不规则形状的结石、结块样结石（如胃结石）等，且大小不一。一般来说，结石小者，易于排出；而结石较大者，难于排出，多留滞而致病。结石具有致病性，在结石的作用下可导致新的病证，如石淋、黄疸等。

### （二）结石的形成

#### 1. 饮食不当

嗜食辛辣，过食肥甘炙煿，导致湿热内生，影响肝胆，肝失疏泄，胆汁排泄不利，郁积日久，则可形成胆结石。若湿热下注，蕴结于下焦，影响肾与膀胱之气化功能，也可因膀胱湿热与尿浊积结而成肾结石或膀胱结石。若空腹过食柿子，影响胃的受纳和通降，则可导致胃结石。此外，某些地域的水质也可促使结石形成。

#### 2. 情志内伤

若情志不遂，肝气郁结，疏泄失职，可导致胆气不利，胆汁瘀积，排泄受阻，煎熬日久亦可形成肝胆结石。

#### 3. 服药不当

长期过量服用某些药物，致使脏腑功能失调，或药物潴留残存体内某些部位，导致结石形成。

#### 4. 体质差异

由于先天禀赋及后天因素引起的体质差异，导致机体对于某些物质的代谢异常，从而易于在体内积聚而形成结石。

### （三）结石的致病特点

结石致病，由于致病因素、形成部位的不同，临床表现差异很大。气机运行不畅是体内结石停留的基本病机，疼痛是各种结石的共同临床特征。

#### 1. 多发于肝、胆、胃、肾、膀胱等脏腑

肝之疏泄，与胆汁的生成、排泄密切相关，肾的气化功能又直接影响尿液的生成与排泄，故肝肾功能失调易生成结石。胆、胃、膀胱等为管腔性器官，肝、肾有管道与胆、胃、膀胱相通，结石易于停留，故肝、胆、肾、膀胱、胃等为结石易形成之部位。

#### 2. 病程较长，症状不同

结石多为湿热内蕴，日久煎熬而成，故大多数结石的形成过程缓慢。结石的大小不等，停留部位不一，其临床表现差异很大。一般来说，结石小，病势较轻，有的甚至无任何症状；结石过大，则病情较重，症状明显，发作频繁。

### 3. 阻滞气机，损伤脉络

结石为有形实邪，停留体内，易于阻滞气机，影响气血津液运行，可见局部胀闷酸痛等，程度不一，时轻时重。重者，可导致局部绞痛，如肾结石；结石在移动的过程中可损伤脉络而出血，如肾结石、膀胱结石可出现尿血等。

### 4. 多见疼痛，轻重不一

疼痛结石引起的疼痛，以阵发性为多，亦呈持续性，或为隐痛、胀痛、钝痛，甚则绞痛，部位常固定不移，亦可随结石的移动而有所变化。结石性疼痛具有间歇性特点，发作时常剧烈绞痛，而缓解一如常人。

# 第四节　其他病因

## 一、外伤

外伤主要指因外力损伤、化学伤、电击伤、烧烫伤、冻伤和虫兽咬伤等因素而导致的皮肤、肌肉、筋骨及内脏的损伤。外伤致病，多有明确的外伤病史，常见的外伤类型，根据其损伤性质可分为外力损伤、烧烫伤、冻伤、虫兽所伤等。

### （一）外力损伤

外力损伤，指因机械暴力引起的创伤，包括跌仆、坠落、撞击、压轧、负重、金刃、交通事故等所伤。轻者可为皮肉损伤，血行不畅，出现局部青紫、肿痛或出血等；重则损伤筋骨、内脏，表现为筋肉撕裂，关节脱臼，骨折，内脏破裂，出血过多，甚至危及生命。

### （二）烧烫伤

烧烫伤，主要是火毒为患，包括火焰、沸水、热油、蒸汽、雷电等灼伤形体。轻者灼伤皮肤而见局部灼热、红肿、疼痛或起水泡；重者焦灸肌肉筋骨而见患部如皮革样，或呈蜡白、焦黄，甚至炭化样改变。若大面积烧烫伤，可致火毒内攻脏腑，而神识昏迷，或大量伤津耗液而致亡阴亡阳。

### （三）冻伤

冻伤，是低温所造成的全身或局部的损伤。冻伤的程度与温度和受冻时间、部位等直接相关，温度越低，受冻时间越长，则冻伤程度越重。局部冻伤，多发生在手、足、耳、鼻及面颊等裸露和末端部位。初起，因寒性凝滞收引，局部可见肌肤苍白，冷麻，作痛；继而肿胀青紫，痒痛或起水泡，甚至溃烂；日久则组织坏死而难愈。全身性冻伤，多为外界阴寒太甚，御寒条件太差，致使阳气严重受损，失其温煦作用，而出现寒战，体温骤降，面色苍白，唇舌指甲青紫，肢体麻木，反应迟钝，甚则呼吸微弱，脉微欲绝，神识昏迷。如不及时救治，可危及生命。

### （四）虫兽所伤

虫兽所伤，主要指猛兽、毒蛇、疯狗及其他家畜、动物咬伤。猛兽所伤，轻者局部皮肉损伤，出血，肿痛；重者可损伤内脏，或出血过多而致死亡。毒蛇咬伤及蜈蚣、蜂、蝎等蜇伤，多致局部肿痛，或出现头晕，心悸，恶心呕吐，甚则昏迷等全身中毒症状；特别是毒蛇咬伤，常可迅速导致死亡。疯狗咬伤，除局部皮肉损伤、出血、肿痛外，经过一段时间潜伏后，可发为"狂犬病"，出现烦躁，惊慌，恐水，恐风，抽搐等症，乃至死亡。

## 二、诸虫

诸虫即寄生虫，人体常见的寄生虫有蛔虫、蛲虫、绦虫、钩虫、血吸虫等。这类寄生虫寄居于人体内，不仅消耗人体的营养物质，还可以造成各种损害，导致疾病发生。不同的寄生虫，致病各有特点。

### （一）蛔虫

人的蛔虫病是蛔虫寄生于人体小肠内引起的一种常见寄生虫病，在儿童中发病率相对较高。蛔虫成虫呈圆柱形，似蚯蚓状；虫卵为椭圆形，卵壳表面常附有一层粗糙不平的蛋白质膜，因受胆汁染色而呈棕黄色。多由饮食不洁、食用被蛔虫卵污染的食物而感染。蛔虫寄生于肠道，当脾胃功能失调时，易在肠中作祟而致病，可见腹部疼痛，尤以脐周疼痛为多，时轻时重，或吐清涎，或夜间磨牙等。若蛔虫上窜，进入胆道，则见胁部绞痛，恶心呕吐，或吐蛔，四肢厥冷，称为"蛔厥"。若虫扭结成团，可致肠道梗塞不通。若蛔虫寄宿日久，可致脾胃虚弱，气血日亏，面黄肌瘦，在小儿则易致疳积。

### （二）蛲虫

蛲虫成虫细小，乳白色，呈线头样。成虫寄生于人体的回盲部，以盲肠、阑尾、结肠、直肠及回肠下段多见。当人睡眠后，肛门括约肌松弛时，部分雌虫爬出肛门，在附近皮肤产卵。产卵后，雌虫多因干枯死亡，少数雌虫可由肛门蠕动移行返回肠腔。若进入阴道、子宫、输卵管、尿道或腹腔、盆腔等部位，可导致异位寄生。主要通过手指、食物污染而感染。病久亦常伤人脾胃，耗人气血。

### （三）绦虫

绦虫是一种肠道寄生虫，又称"白虫""寸白虫"。多因食用被污染的生鲜或未熟的猪、牛肉而得。绦虫寄生于肠道，多见腹部隐痛，腹胀或腹泻，上中腹部疼痛是常见症状，有时疼痛很剧烈，但进食以后，疼痛多数能缓解。少数可见恶心、腹泻、便秘。病初起食欲亢进，病久食欲不振，出现消瘦、无力、头昏等症状。因为绦虫节片能自动脱离虫体，所以患者常有节片随大便排出。

### （四）钩虫

钩虫是一种常见的肠道寄生虫，寄生于人的十二指肠及小肠里，常由手足皮肤黏膜接触被钩虫蚴污染的粪土而感染，初起见局部皮肤痒痛、红肿等，俗称为"粪毒"。成虫寄生于小肠，可严重影响脾胃功能和耗伤气血。症见腹部隐痛，食欲不振，面黄肌瘦，神疲乏力，心悸气短，甚或肢体浮肿等。

### （五）血吸虫

血吸虫病是由血吸虫寄生于人体所引起的一种地方性寄生虫病。人体一般通过皮肤接触含尾蚴的疫水而感染，主要病变为在肝脏与结肠内由虫卵囤积而引起的肉芽肿。血吸虫病急性期有发热、咳嗽、肝肿大和肝区疼痛；慢性期有腹泻、肝脾肿大；脑型血吸虫病有症状性癫痫等；晚期有肝硬化。儿童得病，可严重影响生长发育，形成"侏儒症"。《诸病源候论·水蛊候》说："此由水毒气结聚于内，令腹渐大……名水蛊也。"感染后，初起可见发热恶寒，咳嗽，胸痛等；日久则以胁下癥块，鼓胀腹水等为特征，后果较严重。

## 三、毒邪

毒邪，泛指一切强烈、严重损害机体结构和功能的致病因素。毒的含义较广泛，可体现于三个方面，其一，病因，能够对机体产生毒害（或毒性）作用的各种致病因素；其二，药物或药物的毒性、偏性等；其三，病证，如丹毒、阴阳毒等。简言之，广义之毒泛指一切强烈损害机体的致病因素，狭义之毒是指致病因素之一，如火毒、热毒、瘀毒、寒毒、疫毒等；虫兽咬伤而感受的毒邪，如蛇毒、狂犬毒等。

### （一）毒邪的形成

#### 1. 外来之毒

来源于自然界，多为天时不正之气所感，或起居接触，或外伤感染等侵入人体所致。形成与时令、气候、环境有关，具有外感性特点。如大风苛毒、疠毒、疫毒、热毒、寒毒、湿毒、燥毒、温毒、暑毒，以及梅毒、秽毒、水毒、虫毒、蛊毒、漆毒、煤气毒、瘴毒等。

#### 2. 内生之毒

来源于饮食失宜、七情内伤、痰饮瘀血，治疗不当等；或脏腑功能失调，毒邪郁积所致，具有内生病邪和病理产物性病因的特点。如食毒、药毒、丹毒、瘤毒、疮毒、疡毒、伏毒（邪伏化郁而成毒）、瘀毒、痰毒、胎毒、脏毒等。

### （二）毒邪的致病特点

不同的毒邪，虽各有差异，但具有共同的致病特点。

#### 1. 毒性暴戾，病势危重

毒邪致病，多发病较急，传变较快，扰及神明，病势危重，可见壮热、恶寒、神昏、谵语、烦躁、呕吐、泄泻、出血、紫癜、黄疸等，甚至死亡。毒邪致病，常损伤正气，导致脏腑阴阳气血失调、生理功能异常和形态结构破坏；或伤及肌肤、筋骨、血脉等形体，导致疮疡痈肿，筋伤骨坏，血脉浸淫等。

#### 2. 致病广泛，复杂多变

毒邪致病，常兼夹其他病邪，侵犯部位广泛，外至形体、经络、官窍，内至脏腑，涉及多脏腑、多部位发病，导致多种疾病发生。邪气蕴结，形成毒邪后，又作为新的病因，多因素交互作用，使病情更加复杂多变。如毒易化热化火，伤阴败血，多见高热，汗出，口渴，舌干便秘等火热伤阴症状；火热邪毒，灼伤脉络，迫血妄行，可致吐血，衄血，咳血；热盛肉腐则为疮疡痈肿等。

#### 3. 顽固难愈，症状秽浊

毒邪蕴积，易成痼疾，反复发作，病程较长；迁延日久，则病多缠绵，难以治愈。如瘀毒致病，每多夹痰，痰瘀凝结，深入于里，影响脏腑，阻滞经络；瘤毒致病，结为癥积，形成瘤疾。毒邪致病，郁积日久，可见皮肤、黏膜等的黏液、糜烂、溃疡、腐败等秽浊不清的症状。

**4.传染流行，病状特异**

某些毒邪致病具有强烈的传染性，尤其在气候变化异常或环境恶劣的条件下，易于流行感受同一毒邪，一毒一病，多具有特殊的、相似的病变过程和临床表现。如疫毒、疹毒、虫毒等。

## 四、药邪

药邪，指的是因药物炮制不当，或使用不当而导致发病的一类致病因素。如果医师不熟悉药物的性味、功效、常用剂量、副作用、配伍禁忌等，而对药物使用不当，或药物炮制不当，或患者不遵医嘱而擅自乱服药物，均可导致疾病的产生，此类致病因素称之为药邪。

### （一）药邪的形成

**1.用药过量**

药物用量过大，特别是一些有毒药物的用量过大，则易于中毒。如生川乌、生草乌、马钱子、细辛、巴豆等均含有毒成分，临床使用均有用量规定，必须严格遵守，用量过大则易导致药物中毒。

**2.炮制不当**

药物炮制的目的是为了减轻药物的毒性，增强药物的临床疗效，某些含有毒性成分的药物经过适当的炮制才可以进行使用，乌头火炮或蜜制，半夏姜制、马钱子去毛去油等。如果对此类药物炮制不规范，达不到降低毒性的目的，服用后则易致中毒。

**3.配伍不当**

部分药物配伍使用时会产生毒性或使毒性增加。如中药配伍的"十八反""十九畏"等。这些药物配伍不当，导致中毒的产生。

**4.用法不当**

某些药物在使用上有着特殊要求和禁忌。如有的药物应先煎以减低毒性，妇女妊娠期间用禁忌等。若使用不当或违反有关禁忌，也可致副作用或变生他疾。

### （二）药邪的致病特点

**1. 中毒**

误服或过量服用有毒药物则易致中毒，且其中毒症状与药物的成分、用量有关。轻者常表现为头晕心悸，恶心呕吐，腹痛腹泻，舌麻等。重者可出现全身肌肉震颤，烦躁，黄疸，发绀，出血，昏迷乃至死亡。

**2. 加重病情，变生他疾**

药物使用不当，非助邪即伤正，不仅可使原有的病情加重，还可引起新的病变发生。如妇女妊娠期间可因用药不当而引起流产，畸胎、死胎等。

## 五、医过

医过，也称"医源性致病因素"，指由于医护人员的过失，而导致病情加重或变生他疾的一类致病因素。医源性因素涉及面很广，医护人员接触患者整个过程中的言行举止，都有可能产生正反两方面的效应。《内经》对此早有认识，并著有"疏五过论""征四失论"等专篇进行论述。后世医家也告诫应注意避免医过的损害。

### （一）医过的形成

**1. 言行不当**

医生言语亲切，行为得体，态度和蔼，可起到辅助治疗的作用，有利于患者病情缓解。如果说话不注意场合，或语言粗鲁，态度生硬，则会对患者产生不良影响。如泄露隐私，会给患者造成更大的痛苦，甚至引起严重后果。医生举止鲁莽，行为不端，也会给患者带来不信任感，甚至不良刺激，有时可因此面加重病情或导致患者拒绝治疗。

**2. 处方草率**

诊治时漫不经心，"相对斯须，便处汤药；按寸不及尺，握手不及足……"（《伤寒杂病论·序》）等草率马虎行为，包括处方用字，故意用别名、僻名，字迹潦草等，均可产生不利影响。轻则引起患者的焦虑或不信任，影响药物的疗效，或因处方药名难辨而耽误时间；重则延误治疗时机，甚至错发药物而致不测。

**3. 诊治失误**

医生诊察有失，辨证失准，以致用药失误，或手法操作不当，是重要的医源性致病因素。如用药寒热不辨，补泻误投；针刺时刺伤重要脏腑，导致气胸，或断针体内；以及推拿时用力过大或不当，引起筋脉损伤，甚或骨折等。

（二）医过的致病特点

**1.易致患者情志波动**

医生言行不当或诊治草率，极易引起患者的不信任，甚至情志异常波动，或拒绝治疗，或导致气血紊乱而促使病情加重。

**2.加重病情，变生他疾**

医生言行不当，处方草率，或是诊治失误，均可贻误治疗，加重病情，甚至变生他疾。

# 六、先天病因

先天病因，指个体出生时受之于父母的病因，包括父母的遗传性病因和母体在胎儿孕育期及分娩异常所形成的病因。先天病因一般分为胎弱、胎毒两个方面。

（一）胎弱

胎弱，也称胎怯，指胎儿禀受父母的精血不足或异常，以致畸形，或发育障碍。胎弱的表现很多，如皮肤脆薄。发肤色白，形寒肢冷，面黄肌瘦，筋骨不利，齿生不齐，项软头倾，手足痿软，神痴气怯等。

胎弱为病，主要包括两类情况：一是各类遗传性疾病。多因于父母之精本有异常，如先天性畸形等。二是先天禀赋虚弱。多因于受孕妊娠之时，父母身体虚弱，或疾病缠身；或饮食不调，七情内伤，劳逸过度，以致精血不充，胎元失养等所致。

（二）胎毒

胎毒，有广义和狭义之分。广义胎毒，指妊娠早期，其母感受邪气或误用药物、误食伤胎之物，导致遗毒于胎，出生后渐见某些疾病，如小儿出生之后，易患疮疖、痘疹等，多与胎传火毒有关。狭义胎毒，指某些传染病，在胎儿期由亲代传给子代，如梅毒可由其父母传染而得。

此外，近亲婚配，怀孕时遭受重大精神刺激，以及分娩时的种种意外等，也可成为先天性病因，使新生儿或在其出生后表现出多种异常，如先天性心脏病、唇腭裂、多指（趾）、色盲、癫痫等。同时，父母个体的体质类型也可遗传给子女，形成某些特殊的体质，决定对某些病变的易感性特点，易于患相同或相似的疾病，如高血压、糖尿病等。

# 第八章 病 机

病机，即疾病发生、发展、变化的机理。首见于《素问·至真要大论》："谨候气宜，无失病机""谨守病机，各司其属"。

中医病机理论的主要特点，是从整体观、辩证观和恒动观来认识和研究疾病发生、发展、变化的机理。病机理论的整体观，一是注重把局部病变同机体全身状况联系起来，通过脏腑经络之间的相互联系和相互制约关系来探讨疾病的发生、发展与传变规律；二是注重疾病发生、发展及患病机体与自然、社会等外界环境因素之间的相互关联，形成中医病机理论的指导思想。病机理论的辩证观，将病机的普遍性和特殊性联系起来，在疾病的发生、发展与传变过程中，既注重一般规律的研究，也注重某些"不以次相传"的特殊情况的认识，形成中医病机理论的逻辑思维。病机理论的恒动观，是基于运动变化的观点，视其进退，察其吉凶，及时、动态地辨析疾病的发生、发展和传变，形成临床实践全过程必须始终遵循的基本原则。

## 第一节 发 病

发病，是正邪相争的结果。正气不足是疾病发生的内在根据；邪气是发病的重要条件；正邪相搏胜负，决定发病与否，并影响着病证的性质和疾病的发展与转归。

### 一、正气不足是疾病发生的内在因素

正气，与邪气相对而言，即人体正常功能活动的统称，包括人体正常生理功能及所产生的各种维护健康的能力，包括自我调节能力、适应环境能力、抗邪防病能力和康复自愈能力等。

正气强弱是决定发病与否的关键因素和内在根据。故《素问·刺法论》说："正气存内，邪不可干。"邪气之所以能够侵袭人体而致病，是由于正气虚弱，故《素问·评热病论》又说："邪之所凑，其气必虚。"

正气在发病中的主导作用包括：①正虚感邪而发病。正气不足，抗邪无力，外邪乘虚而入，疾病因之发生。或正气不足，适应和调节能力低下，也易对外界的情志刺激产生较为强烈的反应而发为情志病；②正虚生邪而发病。正气不足，调节脏腑经络功能活动的能力下降，易致脏腑功能紊乱，精气血津液的代谢失常，或导致痰饮、瘀血等病理产物积聚而引起新的病变；③正气强弱可决定发病的证候性质。正气充盛，奋起抗邪，邪正相搏剧烈，多表现为实证；正气不足，脏腑功能减退，精气血津液亏损，多表现为虚证或虚实夹杂证。若正气虚衰，不能敌邪，邪气易于深入内脏，为病多重。

## 二、邪气是发病的重要条件

邪气，与正气相对，是各种致病因素的总称，简称为"邪"，包括存在于外界或由人体内产生的各种致病因素。邪气侵犯人体，可造成脏腑形质损害、导致生理功能失常、改变体质类型，从而对机体产生损害作用。

中医发病学，既重视正气，强调在一般情况下正气在发病中的主导地位；也重视邪气在发病中的作用，认为邪气是发病的重要条件，特别是在特殊情况下，邪气在发病中的主导作用。

邪气在发病中的作用包括：①邪气是疾病发生的原因。疾病是邪气作用于人体而引起正邪交争的结果，若没有邪气侵袭，人一般不会得病。当感邪较重，或邪气致病性强，正气虽不虚，亦可使人致病。②影响发病的性质、类型和特点。不同的邪气作用于人，表现出不同的发病特点、证候类型。例如，六淫邪气致病，发病急，病程较短，初起多有卫表证候，证属风、寒、暑、湿、燥、火。七情内伤，发病多缓慢，病程较长，多直接伤及内脏，或致气机紊乱、气血失调产生病变。③影响病情和病位，邪气性质、感邪轻重、邪气所中部位与发病病情的轻重有关。感邪轻者，临床症状表现较轻；感邪重者，临床症状表现也重。受邪部位表浅者多形成表证；受邪部位较深者多形成里证。邪气的性质与病位有关。如风邪轻扬，易袭阳位，多在肺卫；湿邪易阻遏气机，多伤及于脾；疠气发病急骤，传变快，病位停留于肌表非常短暂，易传入于里，伤津耗血，损伤人体心、肝、肾等重要脏腑，甚则致人死亡。④在邪气的毒力和致病力特别强，超越人体正气抗御能力和调节范围时，邪气对疾病的发生起着决定性的作用。如疠气、高温、高压、电流、枪弹伤、虫兽伤等，即使正气强盛，也难免被损伤而产生病变。故历代医家都十分强调避其邪气侵害，如《素问·上古天真论》说："虚邪贼风，避之有时。"

### 三、邪正相搏的胜负与发病

邪正相搏，即邪正斗争，指邪气伤正与正气抗邪之间的相互斗争。邪正斗争贯穿于疾病的始终，不仅关系着疾病的发生，而且影响着病证的性质和疾病的发展与转归。

*1. 决定发病与否*

（1）正胜邪退不发病　正气充足，或抵御外邪入侵，或祛邪外出，或防止内生病邪的产生，机体不受邪气的侵害，不出现临床症状和体征，故不发病。

（2）邪胜正负则发病　邪气亢盛，致病力强，超越了正气的抗邪能力，外邪得以侵入人体，或内生病邪亢盛，进一步损害机体，造成机体阴阳失调，或脏腑功能异常，或心理活动障碍，或脏腑组织的形质损伤，出现临床症状和体征，发生疾病。

*2. 决定证候类型*

疾病发生后，其证候类型、病变性质、病情轻重、进展与转归，都与邪正胜负有关。正盛邪实，多形成实证；正虚邪衰，多形成虚证；邪盛正虚，多形成较为复杂的虚实夹杂证或危重证。感邪轻而正气强，病位表浅，病情轻，疗效和预后好；感邪重而正气弱，易于传变，病位较深，病情重，疗效和预后差。

此外，影响发病的因素很多，除正气与邪气对发病的直接影响外，气候因素、地域因素、生活和工作环境、社会因素、体质因素和精神状态均与发病关系密切。

# 第二节　基本病机

基本病机，指机体对于致病因素侵袭所产生的最基本的病变反应，是病机变化的一般规律。基本病机主要包括邪正盛衰、阴阳失调和精气血津液失常的病机变化。

## 一、邪正盛衰

邪正盛衰，指在疾病的发生、发展过程中，机体正气的抗病能力与致病邪气之间相互斗争所发生的盛衰变化。

### （一）邪正盛衰与虚实变化

在疾病过程中，正气和邪气这两种力量不是固定不变的，而是在其不断斗争的过程中，发生力量对比的消长盛衰变化。正气增加而充盛，则促使邪气消退；反之，邪气增长而亢盛，则会损耗正气。随着体内邪正的消长盛衰变化，形成了疾病的虚实病机变化。

#### 1. 虚实病机

《素问·通评虚实论》说："邪气盛则实，精气夺则虚。"虚和实是相比较而言的一对病机概念。

（1）实　指邪气盛，是以邪气亢盛为矛盾主要方面的病机变化。病机特点：邪气亢盛，正气未虚，正邪斗争反应剧烈。常见于外感六淫和疠气所致的外感病变初期及中期，或由于水湿痰饮、食积、气滞、瘀血等引起的内伤病变。

临床上出现一系列病变反应比较剧烈的、亢盛有余的证候，称为实证，表现为高热，烦躁，声高气粗，痰涎壅盛，腹痛拒按，二便不通，脉实有力等。

（2）虚　指正气不足，是以正气虚损为矛盾主要方面的病机变化。病机特点：正气不足，邪不明显，正邪斗争难以出现剧烈反应。多见于素体虚弱，精气不充；或外感病的后期，以及各种慢性病证日久，耗伤人体的精气血津液，或正气化生无源；或因暴病吐泻、大汗、亡血等使正气随津血而脱失等。

临床上表现一系列虚弱、衰退和不足的证候，称为虚证，表现为低热，神疲体倦，声低气短，自汗，盗汗，或五心烦热，或畏寒肢冷，面色无华，脉虚无力等。

### 2.虚实错杂

虚实错杂，指在疾病过程中，邪盛和正虚同时存在的病机变化。临床上由于邪气亢盛，或疾病失治、误治，以致病邪久留，损伤人体正气；或因虚体受邪，正气无力祛邪外出；或本已正虚，又兼内生水湿、痰饮、瘀血等病理产物凝结阻滞，都可形成正虚邪实的虚实错杂病变。

（1）**虚中夹实** 以正虚为主，又兼有实邪为患的病机变化。例如，脾虚水肿，由于脾气不足，运化无权，而致水液代谢障碍，临床既有脾气虚弱的神疲肢倦，食欲不振，食后腹胀，大便不实等表现；又兼见水湿内停所致的水肿、腹水等症状。

（2）**实中夹虚** 以邪实为主，又兼有正气虚损的病机变化。例如，热盛伤津，由于邪热炽盛，伤津耗气，临床既有邪热炽盛的高热气粗，烦躁不安，面红目赤，苔黄，脉数等表现，又兼见津液不足所致的口渴引饮，尿少便秘，舌燥少津等症状。

### 3.虚实转化

虚实转化，指在疾病过程中，由于邪气伤正，或正虚而邪气积聚，发生病机性质由实转虚，或因虚致实的变化。

（1）**由实转虚** 病证本来以邪气盛为矛盾主要方面的实性病变，转化为以正气虚损为矛盾主要方面的虚性病变的过程。多由于病邪过盛，正不敌邪，或体质素虚，正气虚弱不足，或失治、误治等因素，使病程迁延，虽邪气已去，但正气耗伤，逐渐转化为虚性病机。例如，实热证，由于大量耗伤阴液，可转化为虚热证。

（2）**因虚致实** 本来以正气虚损为矛盾主要方面的虚性病变，转变为邪气盛较突出的病变过程。多由于脏腑功能减退，气血阴阳亏虚，而产生气滞、痰饮、内湿、瘀血、食积等病理变化或病理性产物，或因正虚抗邪无力而复感外邪，邪盛则实，形成虚实并存的病机变化。例如，气虚证日久导致血瘀，转化为气虚血瘀证。因虚致实的病变过程，由于正虚始终存在，故转化结果只是邪实暂时居于突出地位，为实中夹虚证，而非真正的实证。

### 4.虚实真假

虚实真假，指在某些特殊情况下，疾病的临床症状可出现与其病机的虚实本质不符的假象，主要有真实假虚和真虚假实两种情况。

（1）真实假虚　又称为"大实有羸状"，指病机的本质为"实"，但表现出"虚"的临床假象。多由于邪气亢盛，结聚体内，阻滞经络，气血不能外达所致。例如，邪热与肠中糟粕相结，可见腹痛硬满拒按，大便秘结，潮热，谵语等里实热证症状，但又可见肠中津液为热邪所迫而下流所致大便清水，色纯青等状似泄泻虚证的假象，称为"热结旁流"，治疗应"急下之"，以泻热存阴。

（2）真虚假实　又称为"至虚有盛候"，指病机的本质为"虚"，但表现出"实"的临床假象。多由于正气虚弱，脏腑经络气血不足，功能减退，气化无力所致。例如，气虚便秘，可见神疲乏力，少气懒言，食少纳呆等气虚证症状，但又可见大肠气虚而传导无力所致大便秘结，数日一行，排出不畅等类似实证表现，临床自当详细诊察。

总之，在疾病的发生和发展过程中，病机的虚和实是相对的，虚实夹杂、虚实转化，是疾病发展过程中的常见病机，虚实真假亦应周密诊察病情，必须透过现象看本质，才能不被假象所迷惑，从而真正把握疾病的虚实变化。

### （二）邪正盛衰与疾病转归

在疾病的发生、发展过程中，由于邪正双方的斗争，其力量对比在不断地发生消长盛衰的变化，这种变化对疾病转归起着决定性的作用。一般而论，正胜邪退，疾病趋向于好转和痊愈；邪胜正衰，则疾病趋向于恶化，甚则导致死亡；若邪正力量相持不下，则疾病趋向迁延或慢性化。

### 1.正胜邪退

正胜邪退，指在疾病过程中，由于患者的正气比较充盛，抗御病邪的能力较强，正气奋起抗邪；或由于得到及时正确治疗，正气渐趋强盛，而邪气渐趋衰弱或被驱除，疾病向好转和痊愈方向发展的病机变化，也是在许多疾病中最常见的一种转归。

### 2.邪去正虚

邪去正虚，指在疾病过程中，由于邪气亢盛，正气耗伤较重，经治疗邪气被排除，但正气未复；或攻邪过于峻烈，正气大伤的病机变化。邪去正虚多见于重病的恢复期，其最终的转归一般仍然是趋向好转、痊愈。

### 3. 邪正相持

邪正相持，指在疾病过程中，机体正气不甚虚弱，而邪气亦不亢盛，则邪正双方势均力敌，相持不下，病势处于迁延状态的病机变化。此时，由于正气不能完全祛邪外出，邪气可以稽留于一定的部位，病邪既不能消散，亦不能深入，又称为"邪留"或"邪结"。

### 4. 正虚邪恋

正气大虚，余邪未尽，或邪气深伏伤正，正气无力祛除病邪，致使疾病处于缠绵难愈的病理过程，被称为正虚邪恋。正虚邪恋可视为邪正相持的特殊病机，一般多见于疾病后期，且是多种疾病由急性转为慢性，或慢性病久治不愈，或遗留某些后遗症的主要原因之一。

### 5. 邪胜正衰

邪胜正衰，指在疾病过程中，邪气亢盛，正气虚弱，机体抗邪无力，疾病向恶化、危重，甚至向死亡方面转归的病机变化。多由于机体的正气虚弱，或邪气炽盛，或失治误治，严重损伤机体的正气，导致机体抗邪能力日渐低下，不能有效抗御邪气，其结局是邪气进一步发展，正气受到损害日渐加重，病情日趋恶化，甚至死亡。

## 二、阴阳失调

阴阳失调，指在疾病的发生发展过程中，由于各种致病因素的影响，导致机体的阴阳双方失去相对的平衡协调而出现的阴阳偏胜、偏衰、互损、格拒、亡失等一系列病机变化。一般而言，邪正盛衰是虚实病证的机理，阴阳失调是寒热病证的病机，二者在阐释疾病的发生发展及转归机理时，常联合应用、互为羽翼。

### （一）阴阳偏胜

阴阳偏胜，指人体阴阳双方中的某一方过于亢盛，导致以邪气盛为主的病机变化，属"邪气盛则实"的实性病机。

### 1. 阳偏胜

阳偏胜，即阳盛，指机体在疾病过程中所出现的阳邪偏盛、功能亢奋、机体反应性增强的病机变化。病机特点：阳邪亢盛，阴液未虚，临床表现以实热证为主。形成原因，多由于感受温热阳邪，或虽感受阴邪而从阳化热；也可由于情志内伤，五志过极而化火；或因气滞、血瘀、食积等郁而化热所致。

阳邪亢盛，以热、动、燥为临床特点，可见壮热，烦躁，口渴，面红，目赤，尿黄，便干，苔黄，脉数等症状，即所谓"阳盛则热"；若阳盛进一步发展，伤及阴液，则兼有口渴、小便短少等表现，即所谓"阳盛则阴病"。

### 2. 阴偏胜

阴偏胜，即阴盛，指机体在疾病过程中所出现的阴邪偏盛、功能抑制、机体反应性障碍的病机变化。病机特点：阴邪亢盛，阳气未虚，临床表现以实寒证为主。形成原因，多由于感受寒湿阴邪，或过食生冷，或阴寒性病理产物积聚，寒邪中阻等，导致阴邪亢盛。

阴邪亢盛，以寒、静、湿为其临床特点，可见形寒肢冷，蜷卧，舌淡而润，脉迟等症状，即所谓"阴盛则寒"；阴邪亢盛，阴长阳消，损伤阳气，常同时伴有程度不同的阳气不足，即所谓"阴盛则阳病"。

### （二）阴阳偏衰

阴阳偏衰，指人体阴阳二气中某一方虚衰不足的病机变化，属于"精气夺则虚"的虚性病机。

### 1. 阳偏衰

阳偏衰，即阳虚，指机体阳气不足，温煦、推动、气化等功能减退，出现虚寒内生的病机变化。病机特点：阳气不足，阳不制阴，阴相对偏亢，临床表现为虚寒证。形成原因，多是先天禀赋不足，或后天失养，或劳倦内伤，或久病损耗阳气。阳气不足可见于五脏六腑，如心阳、脾阳和肾阳等，由于肾阳为人身诸阳之本，故以肾阳虚衰最为重要。

人体阳气虚衰，突出地表现为温煦、推动和气化功能减退，临床可见畏寒肢冷，小便清长，大便溏薄，舌胖苔白，脉沉迟等症状，即所谓"阳虚则寒"。

阳虚则寒与阴胜则寒，不仅在病机上有区别，而且在临床表现方面也有不同，前者是虚而有寒；后者是以寒为主，虚象不明显。

### 2. 阴偏衰

阴偏衰，即阴虚，指机体阴液不足，凉润、宁静、抑制等功能减退，阴不制阳，出现虚热内生的病机变化。病机特点：阴液不足，阴不制阳，阳气相对偏盛，临床表现为虚热证。形成原因，多由于阳邪伤阴，或因五志过极，化火伤阴，或久病伤阴所致。阴虚可见于五脏六腑，如肺阴、脾阴、胃阴、心阴、肝阴和肾阴，皆可发生阴虚病变，由于肾阴为人身诸阴之本，故以肾阴亏虚最为重要。

阴液亏虚，主要表现为凉润、抑制与宁静的功能减退，临床可见五心烦热，骨蒸潮热，盗汗，咽干，颧红，舌红少苔，脉细数等，即所谓"阴虚则热"。

阴虚则热与阳胜则热的病机不同，其临床表现也有所区别：前者是虚而有热；后者是以热为主，虚象并不明显。

### （三）阴阳互损

阴阳互损，指在阴或阳任何一方虚损的前提下，病变发展影响到相对的另一方，形成阴阳两虚的病机变化。阴阳互损是以阴阳偏衰为基础，以阴阳互根互用关系失常为原理，以损及肾之阴阳失调为条件，所表现的阴阳两虚的病机变化。

#### 1. 阴损及阳

阴损及阳，指由于阴气亏损，累及阳气生化不足，或阳气无所依附而耗散，从而在阴虚的基础上又出现阳虚，形成以阴虚为主的阴阳两虚的病机变化。例如，肝阳上亢证，其病机主要为肝肾阴虚，水不涵木，阴不制阳的阴虚阳亢；但病情发展，因肾阴亏虚而影响肾阳化生，又出现畏寒肢冷，脉沉细等肾阳虚衰的症状，形成阴损及阳的阴阳两虚证。

#### 2. 阳损及阴

阳损及阴，指由于阳气虚损，无阳则阴无以生，从而在阳虚的基础上又导致阴虚，形成以阳虚为主的阴阳两虚的病机变化。例如，肾虚水泛证，其病机主要为肾阳不足，气化失司，津液代谢障碍，津液停聚而水湿内生，溢于肌肤；但其病变发展，又可因阳气不足而导致阴液化生无源而亏虚，又出现日益消瘦，烦躁不安，甚则阴虚风动而抽搐等肾阴亏虚之症状，形成阳损及阴的阴阳两虚证。

### （四）阴阳格拒

阴阳格拒，指在阴阳偏盛的基础上，由阴阳双方相互排斥而出现寒热真假的病机变化，包括阴盛格阳和阳盛格阴两方面。

#### 1. 阴盛格阳

阴盛格阳，指阳气极虚，导致阴寒之气偏盛，壅闭于里，逼迫阳气浮越于外，而出现内真寒外假热的病机变化，临床表现为真寒假热证。阳气极虚，寒盛于内是疾病的本质，可见面色苍白，四肢厥冷，精神萎靡，畏寒蜷卧，溲清便溏，舌淡苔白，脉微欲绝等症状；逼迫阳气浮越于体表，反见身热，烦躁，口渴等假热之象，称为"格阳"；若虚阳浮越于上，可见面赤，称为"戴阳"。仔细观察，则身虽热，反喜盖衣被；口虽渴而饮水不多，喜热饮，或漱水而不欲饮；手足躁动，但神态清楚；面虽红，却浮如妆，游移不定，可作辨别。

### 2. 阳盛格阴

阳盛格阴，指阳气偏盛至极，壅遏于内，排斥阴气于外，而出现内真热外假寒的病机变化，临床表现为真热假寒证。热盛于内是疾病的本质，可见壮热，面红，气粗，烦躁，舌红，脉数大有力等症状；排斥阴气于外，可在原有热盛于内的基础上，又出现四肢厥冷等假寒之象。仔细观察，则四肢厥冷，而胸腹灼热，可作辨别。

### （五）阴阳转化

阴阳转化，指阴阳之间在"极"或"重"的条件下，证候性质向相反方面转化的病机过程，包括由阴转阳和由阳转阴两方面。

### 1. 由阴转阳

由阴转阳，指阴偏盛的寒证，转化为阳偏盛的热证的病机变化过程。临床表现为由寒化热的病性转化。形成原因，发生于阳盛或阴虚阳亢的体质，或邪侵属阳的脏腑经络，在此条件下，寒证从阳化热；或误治伤阴，邪从热化。例如，寒饮停肺，可见咳喘气急，痰多清稀，畏寒肢冷，舌淡苔白滑，脉沉迟。若冬季感受寒邪，寒极生热，则转化为痰热蕴肺，可见发热，咳喘痰多，色黄黏稠，舌淡苔黄白而腻，脉滑数等。

### 2. 由阳转阴

由阳转阴，指阳偏盛的热证，转化为阴偏盛的寒证的病机变化过程。临床表现为由热化寒的病性转化。形成原因，多发生于阳虚阴盛体质，或邪侵属阴的脏腑或经络，在此条件下，热证从阴化寒；或误治伤阳，邪从寒化。例如，某些外感疾病，初期出现壮热，面赤，口渴，咳嗽，舌红苔黄，脉数等热邪亢盛之象，属阳证；由于邪热炽盛，或失治误治，突然出现面色苍白，四肢厥冷，冷汗淋漓，脉微欲绝等亡阳危象，属阴证。

由阴转阳和由阳转阴的病机变化过程，与阴盛格阳和阳盛格阴完全不同：

前者是证候性质在前、后两个阶段发生彻底改变；而后者证候性质并未出现变化，只是出现症状假象而已。

#### （六）阴阳亡失

阴阳亡失，指机体的阴气或阳气突然大量地亡失，导致全身功能严重衰竭、生命垂危的病机变化，包括亡阴和亡阳。

##### 1.亡阳

亡阳，指机体的阳气发生突然大量脱失，而致全身功能严重衰竭的病机变化。形成原因，多由于邪气太盛，正不敌邪，阳气突然脱失；或因汗出过多，吐泻无度，津液过耗，气随津泄，阳气外脱；或由于素体阳虚，劳伤过度，阳气消耗过多；亦可因慢性疾病，长期大量耗散阳气，终至阳气亏损殆尽，而出现亡阳。临床可见冷汗淋漓，心悸气喘，面色苍白，四肢逆冷，畏寒蜷卧，精神萎靡，脉微欲绝等生命垂危的症状。

##### 2.亡阴

亡阴，指由于机体阴气发生突然大量消耗或丢失，而致全身功能严重衰竭的病机变化。形成原因，多由于热邪炽盛，或邪热久留，大量伤耗阴气，煎灼津液；或逼迫津液大量外泄而为汗，以致阴气随之大量消耗而突然脱失；也可由于长期大量耗损津液和阴气，日久导致亡阴者。临床可见手足虽温，大汗不止，烦躁不安，体倦无力，脉数疾躁动等危重征象。

亡阴和亡阳，在病机和临床征象等方面，虽然有所不同，但由于机体的阴和阳存在着互根互用的关系，阴亡则阳无所依附而散越，阳亡则阴无以化生而耗竭，故亡阴可以迅速导致亡阳，亡阳也可继而出现亡阴，最终导致"阴阳离决，精气乃绝"，生命活动终止而死亡。

综上所述，阴阳失调的病机，是以阴与阳之间所存在着的对立制约、互根互用以及相互消长、转化等理论来阐释分析机体寒热病证的病变机理。阴阳失调的病机虽然很复杂，但其中最基本的病机是阴阳的偏胜和偏衰。阴阳偏胜不仅可以导致其对方的亏损，也可以形成阴阳格拒或阴阳转化；阴阳偏衰不仅可发展为阴阳互损，也可导致阴阳亡失。

### 三、气血失常

气血失常，指在疾病过程中，由于邪正盛衰，或脏腑功能失调，导致气血不足或运行失常以及相互关系失调的病机变化。

（一）气的失常

气的失常，主要包括两个方面：一是气的生化不足或耗散太过，形成气虚的病机变化；二是气的运行失常所致气滞、气的升降失常所致气逆与气陷、气的出入失常所致气闭与气脱等气机失调的病机变化。

1. 气虚

气虚，指一身之气不足，而表现出相应功能减退的病机变化。

气虚的形成，主要由于先天禀赋不足，或后天失养，肺脾肾的功能失调，而致气的生成不足；以及因劳倦内伤，久病不复等，使气过多消耗而致。

气虚的临床表现，常见神疲乏力，少气懒言，自汗，易于感冒，面白，舌淡，脉虚等症状。偏于元气虚者，可见生长发育迟缓、生殖功能低下等；偏于宗气虚者，可见动则心悸、呼吸气短等。营卫气虚和脏腑、经络气虚的病机，则各有特点，临床表现亦各有不同。

元气是人身最根本、最重要的气，是生命活动的原动力。故元气亏虚可引起全身性气虚，而无论何种气虚亦终将导致元气亏损，特别在小儿和老人表现得尤为明显。

2. 气机失调

气机失调，指气的升降出入失常而引起的气滞、气逆、气陷、气闭、气脱等病机变化。

（1）气滞 机体局部气的运行不畅，郁滞不通的病机变化。

气滞的形成，主要由于情志抑郁，或痰湿、食积、热郁、瘀血等阻滞气机，影响气的运行；或外邪侵袭，阻遏气机；或因脏腑功能失调，如肝气失于疏泄、大肠失于传导等，皆可形成局部的气机不畅或郁滞，从而导致某些脏腑、经络的功能障碍。气滞一般属于邪实为患，但亦有因气虚推动无力而滞者。由于脏腑之气的升降在全身气机中起着极其重要的作用，肝脾宜升，肺胃宜降，故脏腑气滞多以肺、肝、脾胃为多见。

气滞的临床表现有多个方面：气滞于某一经络或局部，可出现相应部位的胀满、疼痛。如肺气壅塞，见胸闷、咳喘；肝郁气滞，见情志不畅、胁肋或少腹胀痛；脾胃气滞，见脘腹胀痛，休作有时，大便秘结等。气滞的表现虽然各不一样，但共同的特点不外闷、胀、痛。若因气虚而滞者，一般在闷、胀、痛方面不如实证明显，并兼见相应的气虚征象。

气滞影响及血，则血行不利；影响津液，则津液输布不畅。故气滞可引起血瘀、津停，形成瘀血、水湿痰饮等病理产物。气滞日久，还可郁而化热化火。

（2）气逆　气升之太过，或降之不及，以脏腑之气逆上为特征的病机变化。

气逆的形成，多由情志所伤，或因饮食不当，或因外邪侵犯，或因痰浊壅阻所致，亦有因虚而气机上逆者。

气逆最常见于肺、胃和肝等脏腑。在肺，则肺失肃降，肺气上逆，发为咳逆上气。在胃，则胃失和降，胃气上逆，发为嗳气、恶心、呕吐、呃逆。在肝，则肝气上逆，发为头痛头胀、面红目赤、易怒等症。由于肝为刚脏，主动主升，而又为藏血之脏，因此肝气上逆，甚则可导致血随气逆，或为咯血、吐血，乃至壅遏清窍而致昏厥。如《素问·生气通天论》说："大怒则形气绝，而血菀于上，使人薄厥。"

一般而言，气逆于上，以实为主，但也有因虚而气逆者。如肺燥失润，或肾不纳气，都可导致肺气上逆；胃津或胃阴亏虚，也能导致胃气上逆。

（3）气陷　气的上升不足，或下降太过，以气虚升举无力而下陷为特征的病机变化。

气陷的形成，多由气虚病变发展而来，尤与脾气的关系最为密切。若素体虚弱，或病久耗伤，致脾气虚损，清阳不升，或中气下陷，从而形成气虚下陷的病变。

气陷的病机变化，主要有上气不足与中气下陷两方面：其一，上气不足，指气不上荣，头目失养的病变。一般由于脾气虚损，升清之力不足，无力将水谷精微上输于头目，致头目失养，可见头晕、目眩、耳鸣等症。如《灵枢·口问》说："上气不足，脑为之不满，耳为之苦鸣，头为之苦倾，目为之眩。"其二，中气下陷，指脾气虚损，升举无力，内脏位置维系无力，而发生某些内脏的位置下移，形成胃下垂、肾下垂、子宫脱垂、脱肛等病变。

由于气陷是在气虚的基础上形成的，而且与脾气不升的关系最为密切，故常伴见面色无华，气短乏力，语声低微，脉弱无力，以及腰腹胀满重坠、便意频频等症。

（4）气闭　气闭阻于内，不能外出，以致清窍闭塞，出现昏厥的病机变化。

气闭的形成，多由情志刺激，或外邪、痰浊等闭塞气机，使气不得外出而闭塞清窍所致。

气闭的临床所见，有因触冒秽浊之气所致的闭厥，突然精神刺激所致的气厥，剧痛所致的痛厥，痰阻气道之痰厥等，其病机都属于气的外出突然严重受阻，而致清窍闭塞，神失所主。气闭多发病急骤，以突然昏厥，不省人事为特点，可自行缓解，亦有因闭不复而亡者。其临床表现除昏厥外，随原因不同而伴相应症状。

（5）气脱　气不内守，大量向外脱失，以致机体功能突然衰竭的病机状态。

气脱的形成，多由于正不敌邪，或慢性疾病过程中正气长期消耗而衰竭，以致气不内守而外脱；或因大出血、大汗等气随血脱或气随津脱，从而出现机体功能突然衰竭的危重状态。气脱可见面色苍白，汗出不止，目闭口开，全身瘫软，手撒，二便失禁，脉微欲绝或虚大无根等症状。

气脱与亡阳、亡阴，病机都属气的大量脱失，临床皆可见因气的脱失而致虚衰不固及功能严重衰竭的表现。气脱偏向阳气暴脱，则为亡阳；若偏向阴气大脱，则为亡阴。亡阳是阳气突然大量脱失，可见冷汗淋漓、四肢厥冷等寒象；亡阴是阴气突然大量脱失，可见大汗而皮肤尚温、烦躁、脉数疾等热象；若无明显寒象或热象，但见气虚不固及功能衰竭的上述表现，则称为气脱。治疗当以益气固脱为主，亡阳治宜回阳救逆，亡阴治宜救阴固脱。

（二）血的失常

血的失常，一是因血液的生成不足或耗损过多，致血的濡养功能减弱而引起的血虚；二是血液运行失常而出现的血瘀或出血等病机变化。

1.血虚

血虚，指血液不足，血的濡养功能减退的病机变化。

血虚的形成，一是失血过多，如各种原因所致的急性或慢性出血；二是生成不足，如饮食营养不足，脾胃虚弱，血液生化乏源，或肾精亏虚，精不化血；三是消耗过多，如久病不愈，慢性消耗，思虑过度等因素而致营血暗耗等。脾胃为气血生化之源；肾主骨生髓，输精于肝，皆可化生血液，故血虚的成因与脾胃、肾的关系较为密切。

全身各脏腑、经络等组织器官，依赖于血的濡养而维持其正常的生理功能，故血虚会出现全身或局部的失荣失养，功能活动逐渐衰退等虚弱症状。心主血、肝藏血，故心、肝两脏血虚比较多见。心血不足，可见惊悸怔忡，失眠多梦，健忘，面色苍白，舌质淡白，脉细涩或结代等症状。肝血亏虚，可见两目干涩，视物昏花，或手足麻木，关节屈伸不利等；若导致冲任失调，又可出现妇女经少，月经愆期，闭经等症状。

血为气之母，故血虚及气，多伴气虚症状，常见面色淡白或萎黄，唇舌爪甲色淡无华，神疲乏力，头目眩晕，心悸不宁，脉细弱等临床表现。

*2.血行失常*

血行失常，指血液运行失常出现的病机变化，主要有血寒、血热、血瘀和出血。

（1）血寒　血脉受寒，血流滞缓，乃至停止不行的病机变化。

血寒的形成，多因外感寒邪，侵犯血分；或阳气失于温煦所致。临床表现常以血脉瘀滞而引起局部疼痛为特征，伴见手足、爪甲、皮肤及舌色青紫等症状。

由于血寒所致血脉瘀滞的部位不同，临床表现各异。如寒凝心脉，心脉血气痹阻，可发生真心痛；寒凝肝脉，血气瘀滞，可见巅顶、胁下、少腹、阴部冷痛，或妇女痛经、闭经等；寒瘀互结，酿毒于内，可生癥积；外寒侵犯皮肤肌腠，则见冻伤等。

（2）血热　热入血脉，使血行加速，脉络扩张，或灼伤血脉，迫血妄行的病机变化。

血热的形成，多因外感温热之邪、疠气入于血分；或其他病邪入里化热，伤及血分；或五志过极化火，内火炽盛郁于血分；或阴虚火旺等所致。

血热的临床表现，以热象、动血为其特征。常见面红目赤，肤色发红，舌色红绛，脉数等症状。血热动血可见各种出血，以来势较急，血色鲜红量多为特点。

血液主要由营气和津液组成，热入血脉不仅可以耗伤营气、津液而致血虚，而且可由热灼津伤，使其失去润泽流动之性，变得浓稠，乃至干涸不能充盈脉道，血液运行不畅而为瘀。

（3）血瘀　血液循行迟缓，流行不畅，甚则血液停滞的病机变化。

血瘀的形成，主要有气滞血行不畅而瘀阻；气虚无力推动血行而迟缓；久病入络；以及感受寒热外邪，使寒凝、热灼血脉不畅；痰浊阻于脉道，气血瘀阻不通等。

血瘀主要表现为血液运行郁滞不畅，或形成瘀积。由于血瘀部位不同，或瘀阻于脏腑、经络、形体、官窍的某一局部，或为全身性病变，从而产生不同的临床表现，但共同症状为疼痛，且痛有定处，甚则局部形成肿块，触之较硬，位置比较固定，如肿块生于腹内，称为"癥积"。另外，血瘀常见唇舌紫暗以及舌有瘀点、瘀斑，皮肤赤丝红缕或青紫，肌肤甲错，面色黧黑等。

（4）出血　血液逸出血脉的病机变化。

出血的形成因素，主要有损伤脉络而出血；气虚不摄，血液不循常道而外逸；血分有热，迫血妄行；瘀血内阻，血不归经等。可见咳血、吐血、尿血、便血、崩漏，以及鼻衄、齿衄、肌衄、外伤出血等。

突然大量出血，可致气随血脱的危象，甚至可导致死亡。逸出血脉的血液，称为"离经之血"。离经之血不能及时消散或排出，蓄积于体内，则称为瘀血。瘀血停积体内，又可引起多种病机变化。

### （三）气血关系失调

气与血相互依存，相互转化，密切相关，病变亦可相互影响。临床常见气血关系失调的气滞血瘀、气虚血瘀、气不摄血、气随血脱、气血两虚等病机变化。

#### 1.气血两虚

气血两虚，指气虚和血虚同时存在的病机变化。

气血两虚，多因久病消耗，渐致气血两伤；或先有失血，气随血耗；或先因气虚，血液生化障碍而日渐衰少所致。气血两虚，则脏腑经络、形体官窍失之濡养，各种生理功能失常，可出现不荣或不用的病证。临床主要表现为肌体失养及感觉运动失常，如面色淡白或萎黄，少气懒言，疲乏无力，自汗，形体瘦怯，心悸失眠，肌肤干燥，肢体麻木，甚至感觉障碍，肢体萎废不用等。

#### 2.气虚血瘀

气虚血瘀，指气虚无力推动血行而致血行瘀滞的病机变化。

气虚血瘀见于心气不足，行血无力，表现为惊悸怔忡，喘促，水肿等症状；见于年高体弱之人，气虚无力行血，经脉血液瘀滞，肢体失养，多致半身瘫痪、痿废。故气虚血瘀病机在老年病中具有重要意义。

### 3.气不摄血

气不摄血，指由于气虚不足，统摄血液的生理功能减弱，血不循经，逸出脉外，而导致各种出血的病机变化。

气不摄血多由于久病伤脾，气虚失于统摄血液所致。脾虚气不摄血的病变，主要表现为脾不统血所致的皮下紫癜、咯血、吐血、便血、尿血、崩漏等，以病势较缓，血色淡而质稀，多淋漓不断为特征。兼见面色无华、倦怠乏力、舌淡、脉虚无力等气虚的表现。

### 4.气随血脱

气随血脱，指在大量出血的同时，气也随着血液的流失而急剧散脱，从而形成气血并脱的病机变化。

气随血脱多由于各种大失血导致，较常见的有外伤失血，呕血和便血，或妇女崩漏，产后大出血等。血为气母，血能载气，血脱则气无所依，故气亦随之散脱而亡失。可见精神萎靡，眩晕，面色苍白，冷汗淋漓，四肢厥冷，甚或晕厥，脉芤或微细。

气随血脱为临床危重证候，如能及时救治，则可转危为安，继而表现气血两虚的病机变化。如病情恶化，可出现亡阴亡阳，发展为阴阳离决而死亡。

### 5.气滞血瘀

气滞血瘀，指气机郁滞，导致血行障碍；或血行不畅，导致气的运行郁滞，出现气滞和血瘀同时并存的病机变化。

外伤闪挫，或血瘀及气，而致血瘀气滞；情志抑郁，气机阻滞，而致气滞血瘀。气滞血瘀多与肝失疏泄密切相关，临床上多见胸胁胀满疼痛，日久可形成癥瘕积聚等病证。血瘀气滞多与心血瘀阻而累及肺气宣降有关，心肺血瘀气滞，可见咳喘，心悸，胸痹，唇舌青紫等症状。

气滞可导致血瘀，血瘀必兼气滞，常难以明确区分孰先孰后。临床需注意辨别气滞与血瘀的主次，为治疗提供依据。

## 四、津液失常

津液失常，指津液生成不足，或输布、排泄障碍的病机变化。

津液的生成、输布、排泄是复杂的生理过程，必须由多个脏腑的相互协调才能维持正常，诸如肺气的宣发和肃降，脾气的运化转输，肾气的蒸化，三焦的通调，以及肝气的疏泄都参与其中，以肺、脾、肾三脏的作用尤为重要。同时，气的运动以及气化过程，对调节津液代谢起到关键作用。因此，如果肺、脾、肾等相关脏腑生理功能异常，气的升降出入运动失调，气化功能失常，均能导致津液生成不足、或输布排泄障碍。

（一）津液不足

津液不足，指津液在数量上的亏少，进而导致内则脏腑，外而孔窍、皮毛，失于濡润、滋养，而产生一系列干燥枯涩的病机变化。

津液不足的形成，一是热邪伤津，如外感暑热、燥热、温热之邪，或火热内生，如阳亢生热、五志化火等，耗伤津液；二是丢失过多，如吐泻、大汗、多尿及大面积烧伤等，均可损失大量津液；三是生成不足，如体虚久病，慢性疾病，脏腑功能减退等，亦可致津液亏耗。

由于津和液，在性状、分布部位、生理功能等方面的不同，导致津和液不足的病机及临床表现也不同。津较清稀，流动性较大，内则充盈血脉、濡养脏腑，外则润泽皮毛、孔窍和肌肉。因此，伤津主要是丧失水分，临床以一系列干燥失润的症状为主。临床上，伤津常见于吐、泻之后。如夏秋季节，多有饮食伤中而致呕吐、泄泻或吐泻交作，损失大量津液者，如不及时补充，可出现目陷、螺瘪、尿少、口干舌燥、皮肤干涩而失去弹性。此外，炎夏季节而多汗尿少，或高热而口渴引饮，或气候干燥而口、鼻、皮肤干涩而失去弹性等，均以伤津为主。

液较稠厚，流动性较小，可濡润脏腑，充养骨髓、脑髓、脊髓和滑利关节，一般不易耗损，一旦亏损则又不易迅速补充。脱液是机体水分和精微物质共同丢失，临床不仅有阴液枯涸的症状，而且还可表现出虚风内动、虚热内生之象。如热性病后期，或久病伤阴，症见形瘦肉脱，肌肉瞤动，手足震颤，舌光红无苔等，均以脱液为主。

伤津和脱液，在病机和临床表现上有所区别，但津液本为一体，生理上互生互用，病理上也相互影响。伤津未必脱液，脱液则必兼伤津。故伤津乃脱液之渐，液脱乃津伤之甚。津伤较易补充，而液一旦亏损则较难恢复。

津液耗伤较甚，可见目眶深陷，啼哭无泪，小便全无，精神委顿，转筋等症；严重者，因血中津少而失其流动之性，气随液脱而亡阴亡阳，可见面色苍白、四肢不温，脉微欲绝之危象，应积极救治。

## （二）津液输布排泄障碍

津液的输布和排泄障碍，是津液代谢中的两个重要环节。主要与肺、脾、肾、膀胱、三焦的功能失常有关，并受肝失疏泄病变的影响。

津液的输布障碍，指津液得不到正常的转输和布散，导致津液在体内环流迟缓，或在体内某一局部发生滞留。引起津液输布障碍的原因，主要是参与津液代谢的脏腑功能失调而致，脾失健运不但使津液的输布障碍，而且水液不归正化，变生痰湿为患。故《素问·至真要大论》说："诸湿肿满，皆属于脾。"肺失宣降，则水道失于通调，津液不布；肾阳不足，气化失司，则水液内停；三焦气机不利，则水道不畅；膀胱气化失司，浊气不降，则尿液不行；肝失疏泄，气滞则水停等，皆可导致津液的输布障碍。

津液的排泄障碍，指津液转化为汗液和尿液的功能减退，而致水液贮留体内，外溢于肌肤而为水肿。津液化为汗液，有赖肺气的宣发作用；津液化为尿液，有赖肾气的蒸化功能。而肾的蒸腾气化功能贯穿于整个津液代谢的始终，在津液排泄过程中起着主导作用。肺气失于宣发布散，腠理闭塞，汗液排泄障碍；肾的气化功能减退，尿液生成和排泄障碍，可导致水液停留为病。

津液的输布和排泄障碍，常相互影响互为因果，最终都是导致津液在体内停滞，形成湿浊困阻、痰饮凝聚、水液贮留等病变。

### 1. 湿浊困阻

多由于脾运失常，津液不能转输布散，导致湿浊停聚。湿性重浊黏滞，易于阻遏中焦气机，湿浊困阻虽为肺脾肾等相关为病，但以脾不运湿为要点，可见胸闷、脘痞、呕恶、纳呆、腹胀、便溏、苔腻、脉濡缓或濡滑等症状。

### 2. 痰饮凝聚

多由于脾肺等脏腑功能失调，导致津液停而为饮，饮凝成痰。痰滞留于脏腑经络，而有多种的病理变化。饮停之部位多见于胃肠、胸胁、四肢、胸膈等，而分别称之为"痰饮""悬饮""溢饮""支饮"等。

### 3. 水液贮留

多由于肺脾肾肝等脏腑功能失调，气不行津，津液代谢障碍，贮留于肌肤或体内，导致水肿或腹水。根据水饮停留的部位不同而表现各异。例如，水饮凌心，阻遏心气，心阳被遏，症见心悸、心痛；水饮停肺，肺气壅滞，宣降失职，症见胸满咳嗽；水饮停滞中焦，阻遏脾胃气机，可致清气不升，浊气不降，症见头昏困倦、脘腹胀满、纳化呆滞；水饮停于四肢，症见肢体沉重胀痛等临床表现。

湿、水、饮、痰，皆由津液输布和排泄障碍而形成，以状态而论，湿为弥漫状态，水最为稀薄，痰较稠厚，饮则介于两者之间；在发病机理、停聚部位、临床表现等方面也各具特点。但四者又难绝然划分，而且可以相互转化，故有水湿、痰湿、水饮、痰饮并称者。

### （三）津液与气血关系失调

气、血、津液皆为生命物质，生理密切相关，故在病理上气滞、血瘀、津停三者之间常互为因果，可出现水停气阻、气随津脱、津枯血燥、津亏血瘀、血瘀水停等病机变化。

#### 1. 水停气阻

水停气阻，指津液代谢障碍，水湿痰饮停留，导致气机阻滞的病机变化。

多由于肺脾肾功能失常，引起津液代谢障碍，形成水湿痰饮，内阻于机体，进一步导致脏腑气机运行阻滞；或因气的升降出入运动失调，气机不行，影响津液代谢而水停；或水停而加重气机阻滞所致。临床表现因水液停蓄的部位不同而异。如水饮阻肺，肺气壅滞，宣降不利，可见胸满咳嗽，喘促不能平卧，痰多等症；水饮凌心，阻遏心气，可见心悸、心痛；水饮停滞中焦，阻遏脾胃气机，可致清气不升，浊气不降，可见头昏困倦，脘腹胀满，纳呆食少等症；水饮停于四肢，则可使经脉气血阻滞，可见四肢浮肿、沉重胀痛等症状。

#### 2. 气随津脱

气随津脱，指津液大量丢失，气失其依附而随津液外泄，导致气与津液脱失的病机变化。

多由于高热伤津，或大汗出，或严重吐泻、多尿等，耗伤津液，气随津脱所致。《金匮要略心典·痰饮篇》指出："吐下之余，定无完气。"频繁而大量的呕吐、泄泻，皆可使气随津液耗伤而脱失。津能载气，故凡汗、吐、泻等大量伤津的同时，必然导致不同程度的气随津泄。轻者津气两虚，重者则可致津气两脱，出现面白肢冷，呼吸气微，脉微欲绝等气脱的危重证候。

### 3. 津枯血燥

津枯血燥，指津液亏乏枯竭，导致血燥虚热内生或血燥生风的病机变化。

多由于高热伤津，或烧伤引起津液损耗，或阴虚痨热，津液暗耗所致。可见鼻咽干燥，肌肉消瘦，皮肤干燥，或肌肤甲错，皮肤瘙痒或皮屑过多，舌红少津等症状。

### 4. 津亏血瘀

津亏血瘀，指津液耗损，导致血行瘀滞不畅的病机变化。

多由于高热、烧伤，或吐泻、大汗等因素，而致津液大量亏耗，则血量减少，血液循行涩滞不畅，从而发生血瘀之病变。《读医随笔·卷三》说："夫血犹舟也，津液水也。""津液为火灼竭，则血行瘀滞。"说明热灼津亏导致血瘀的机理。临床表现，除原有津液不足的表现外，可见面唇、舌质紫绛，或有瘀点、瘀斑，或见斑疹显露等症。

### 5. 血瘀水停

血瘀水停，指血脉瘀阻，导致津液输布障碍而水液停聚的病机变化。

多由于血瘀则津液环流不利，津停为水。如心血瘀阻，影响津液输布，可见心悸，气喘，口唇爪甲青紫，舌有瘀点或瘀斑，甚则胁下癥块，下肢、面目浮肿等症状。

# 第九章　诊　法

　　诊法，是中医诊察、收集病情资料的基本方法和手段。主要包括望、闻、问、切"四诊"。"望诊"是医生运用视觉观察患者整体的神、色、形、态的变化和局部表现及排出物等，以了解病情的诊察方法。"闻诊"是医生运用听觉诊察患者体内发出声音的变化，以及运用嗅觉诊察患者发出的异常气味、排出物的气味，以了解病情的诊察方法。"问诊"是医生询问患者有关疾病的情况、自觉症状、既往病史、生活习惯等，从而了解患者的各种异常感觉以及疾病的发生发展、诊疗等情况的诊察方法。"切诊"是医生用手触按患者的脉搏和肌肤、手足、胸腹、腧穴等部位，探测脉象变化及异常征象，从而了解病变情况的诊察方法。诊察疾病时，须望、闻、问、切四诊并用，四诊合参，综合考虑所收集的病情资料，才能得出准确的诊断。

## 第一节　望　诊

　　望诊，是指医生通过视觉对病人全身的神、色、形、态，局部的表现及排出物等方面进行有目的的观察，以了解健康状况，测知病情的方法。

　　临床诊病过程中，医生一定要认真负责，仔细观察。在望诊时应注意：①光线充足，避免干扰。望诊最好在白天充足的自然光线下进行。②充分暴露，排除假象。诊察时应充分暴露受检部位，以便能完全、清楚地进行观察，同时注意保护患者隐私。③以常衡变，动态观察。要熟悉各部位组织的正常表现以及某些生理性变异的现象，对某些变化迅速和危重的病证，注意动态地进行观察。④有机结合，综合判断。在整体观念指导下，将全身和局部望诊者有机结合，综合观察。

## 一、整体望诊

### （一）望神

神，是人体生命活动的总称，是对人体生命活动外在表现的高度概括。神的含义有广义、狭义之分。广义之神，即"神气"，指脏腑功能活动的外在表现；狭义之神，即"神志"，指人的意识、思维、情志活动。精气是神的物质基础，神是精气的外在表现。若体健神旺，则说明精气充足，抗病力强，即使有病也多属轻病，预后较好；若体弱神衰，则说明精气亏虚，抗病力弱，有病多重，预后较差。

**1. 望神的重点**

（1）两目　《灵枢·大惑论》说："五脏六腑之精气，皆上注于目而为之精。"目系通于脑，其活动直接受心神支配，故观察两目对于望神显得尤为重要。

（2）面色　人体面部皮肤的色泽，亦是神气外现的重要征象。心主藏神，其华在面，故面部皮肤的颜色及光泽的变化，能较为准确地反映心神健旺与否。

（3）神情　是指精神意识和面部表情的综合体现，是心神和脏腑精气盛衰的外在表现。

（4）体态　形体的强弱胖瘦、动态的自如与否，均与机体脏腑功能强弱和精气的盛衰密切相关。

**2. 神的判断**

（1）得神　又称"有神"。表现为神志清楚，语言清晰；目光明亮，精彩内含；面色红润，表情自然；肌肉不削，体态自如；动作灵活，反应灵敏；呼吸均匀。见于正常人，或虽病而正气未伤，病多轻浅，预后良好。

（2）少神　又称"神气不足"。表现为精神不振，嗜睡健忘；目光乏神，双目少动；面色淡白少华；肌肉松弛，倦怠乏力，动作迟缓；气少懒言，食欲减退等。多见于轻病或疾病恢复期的患者；素体虚弱者，平时亦多出现少神。

（3）失神　又称"无神"。一是精亏神衰而失神，表现为精神萎靡，意识模糊；目暗睛迷，瞳神呆滞，或目翻上视；面色晦暗无华，表情淡漠；肌肉瘦削，大肉已脱，动作失灵；循衣摸床，撮空理线；呼吸异常，气息微弱。提示人体精气大伤，脏腑功能严重受损，预后不良。二是邪盛扰神而失神，表现为神昏谵语或昏愦不语，舌謇肢厥；或卒倒神昏，两手握固，牙关紧急，二便闭塞。多因邪陷心包，内扰神明；或因肝风夹痰，蒙蔽清窍。皆属病情危重。

（4）假神　是指久病、重病患者，精气本已极度衰竭，突然出现神气暂时"好转"的假象，古人喻为"回光返照""残灯复明"。如本已神识不清，却突然精神转佳，语言不休，想见亲人；本已面色晦暗枯槁，却突然颧赤如妆；本来毫无食欲或久不能食，而突然食欲大增或主动索食。假神说明脏腑精气极度衰竭，正气将脱，阴阳即将离决，常为临终前的征兆。

（5）神乱　指神志意识错乱失常，主要表现为焦虑恐惧、淡漠痴呆、狂躁妄动、猝然昏仆等，多见于脏躁、癫、狂、痫等患者。

焦虑恐惧：患者常表现为焦虑不安，心悸不宁，或恐惧胆怯，不敢独处一室等。多由心胆气虚，心神失养所致，可见于脏躁等。

淡漠痴呆：患者表现为神识痴呆，表情淡漠，喃喃自语，哭笑无常。多因痰浊蒙蔽心神，或先天禀赋不足所致，常见于癫病或痴呆等。

狂躁不安：病见狂妄躁动，呼笑怒骂，打人毁物，不避亲疏，甚或登高而歌，弃衣而走，妄行不休，力逾常人。多因痰火扰神所致，常见于狂病等。

猝然昏仆：表现为猝然昏仆，不省人事，口吐涎沫，口出异声，四肢抽搐，醒后如常。多与先天禀赋因素有关，因肝风夹痰，蒙蔽清窍所致，常见于痫病。

（二）望色

望色，是指观察人体皮肤色泽变化以诊察病情的方法，又称"色诊"。临证过程中望色的重点是面部皮肤的色泽。

*1. 望色的原理与意义*

望色，包括望皮肤的颜色和光泽，望面色是望色的重点。

（1）望面色的原理　心主血脉，其华在面，手足三阳经皆上行于头面，特别是多气多血的足阳明胃经分布于面；同时面部皮肤色泽变化易于观察，凡脏腑虚实、气血盛衰，皆可通过面部色泽反映出来，因而面部是望色的主要部位。

（2）望色、泽的意义　色指的是面部颜色变化。颜色可以反映气血的盛衰和运行情况，并在一定程度上反映疾病的性质和部位。泽是皮肤明亮度的变化，是脏腑精气外荣的表现。肤色的荣润或枯槁，可反映脏腑精气的盛衰，对判断病情的轻重和预后有重要的意义。

（3）面部脏腑分候　面部的不同区域分属于不同脏腑，故而通过观察面部不同部位色泽的变化，可以诊察相应脏腑的病变情况。《素问·刺热》提出额部候心，鼻部候脾，左颊候肝，右颊候肺，颏部候肾，此种方法多用于外感热病。

*2. 常色*

常色，指人体健康时面部皮肤的色泽。我国正常人的常色特点是红黄隐隐，明润含蓄。由于体质禀赋、季节、气候及环境等因素的影响，个体面色存在一定差异，故常色包含主色和客色两部分。

（1）主色　个人生来所有、一生基本不变的肤色，称为主色。多由于种族、禀赋等原因影响，导致个体肤色出现偏青、赤、黄、白、黑的差异。

（2）客色　因季节、气候、昼夜等外界因素变动而发生相应变化的肤色，称为客色。如春季可面色稍青，夏季可面色稍赤，长夏可面色稍黄，秋季可面色稍白，冬季可面色稍黑。

*3. 病色*

人体在疾病状态时面部显示的色泽，称为病色。凡面色晦暗枯槁或暴露浮现，皆属病色。

根据病色有无光泽，分为善色与恶色。

（1）病色善恶

①善色：凡五色光明润泽者为善色，亦称"气至"。善色说明病变尚轻，脏腑精气未衰，胃气尚能上荣于面，多见于新病、轻病，其病易治，预后较好。

②恶色：凡五色晦暗枯槁者为恶色，亦称"气不至"。恶色说明脏腑精气已衰，胃气不能上荣于面，多见于久病、重病，其病难治，预后不良。

（2）五色主病

①青色：主寒证、气滞、血瘀、疼痛、惊风。

面色淡青或青黑者，多属阴寒内盛、疼痛剧烈，可见于寒盛所致的骤起脘腹疼痛患者，如寒滞肝脉等证。

突见面色青灰，口唇青紫，肢凉脉微，多属心阳不振、心脉闭阻之象，可见于胸痹、真心痛等患者。久病面色与口唇青紫者，多属心气、心阳虚衰，心血瘀阻；或肺气闭塞，呼吸不利。

面色青黄者，多属肝郁脾虚、血瘀水停，可见于鼓胀，或胁下癥积的患者。

小儿眉间、鼻柱、唇周发青者，多属惊风或欲作惊风之象，可见于高热抽搐患儿。

②赤色：主热证，亦可见于真寒假热之戴阳证。

患者面色红赤，多因热迫血行，面部脉络扩张充盈，血色上荣于面所致。

其中满面通红、目赤，为实热证，可见于脏腑火热炽盛或外感邪热亢盛患者；午后两颧潮红，为虚热证，因阴虚阳亢，虚火上炎所致。久病重病患者面色苍白，却时而颧赤泛红如妆、游移不定，为戴阳证，属真寒假热之危重征象。

③黄色：主脾虚、湿证。

面色黄而枯槁无光，称为萎黄，多属脾胃气虚，气血不足。面色黄而虚浮者，称为黄胖，多因脾失健运，水湿内停，泛溢肌肤所致。

面目一身俱黄者，称为黄疸。其中黄而鲜明如橘皮色者，称为阳黄，多由湿热蕴结所致；黄而晦暗如烟熏者，称为阴黄，多因寒湿困阻而成。

④白色：主虚证、寒证、失血、夺气。

虚证患者见面色白，是因气血亏虚，或失血、夺气，气血不能上荣于面所致。寒证患者见面色白，是因寒凝气收或阳气虚弱，以致运行于面血液减少，故亦见白色。面色淡白无华，唇、舌色淡者，多属气血不足，或见于失血患者。面色㿠白者，多属阳虚寒证；㿠白虚浮者，则多属阳虚水泛。面色苍白伴大出血者，为脱血；面色苍白伴四肢厥冷、冷汗淋漓等，多属阳气暴脱之亡阳证。

⑤黑色：主肾虚、寒证、水饮、血瘀、疼痛。

肾属水，其色黑，故肾虚患者多面见黑色。肾阳虚衰、寒凝经脉或水饮内停，皆可导致脉络拘急，血行不畅，故寒证、痛证、血瘀、水饮患者皆可见面色黑。面色黧黑晦暗，多属肾阳亏虚。面色黑而干焦，多属肾阴亏虚。面色紫暗黧黑，伴有肌肤甲错者，多属瘀血。眼眶周围发黑，多属肾虚水饮内停，或寒湿带下。

### （三）望形

望形，是指通过观察患者形体的强弱、胖瘦及体型特点等来诊察病情的方法，又称望形体。

#### 1. 形体强弱

观察形体强弱时，要将形体的外在表现与机体的功能状态、神的盛衰等结合起来，进行综合判断。

（1）体强　表现为骨骼健壮，胸廓宽厚，肌肉充实，皮肤润泽，筋强力壮等，为形气有余，说明气血旺盛，脏腑坚实，抗病力强。体强之人，一般不易生病，病后易治，预后良好。

（2）体弱　表现为骨骼细小，胸廓狭窄，肌肉消瘦，皮肤干枯，筋弱无力等，为形气不足，说明气血不足，脏腑脆弱，抗病力弱。体弱之人，易于患病，病后难治，预后较差。

#### 2. 形体胖瘦

正常人胖瘦适中，各部组织匀称，可因年龄、体质等因素影响，而使形体微胖或偏瘦，属正常，但过于肥胖或过于消瘦则多属异常。

（1）肥胖　其体形特征是"肉盛于骨"，脂肪偏多，多集中于肩颈、背部、腹部等。若胖而能食，为形气有余；肥而食少，是形盛气虚，常多痰湿积聚，即所谓"肥人多痰""肥人湿多"。

（2）消瘦　其特征是肌肉消瘦，严重者形瘦骨立，大肉尽脱，毛发枯槁，称为形脱。若形瘦食多，为中焦火炽；形瘦食少，是中气虚弱；若消瘦伴五心烦热、潮热盗汗，为阴虚内热。形瘦之人，多气火有余，阴虚居多，即所谓"瘦人火多"。

### （四）望态

望态，又称望姿态，是指观察患者的动静姿态和肢体异常动作以诊察病情的方法。其一般诊断规律是：动者、强者、仰者、伸者，多属阳证、热证、实证；静者、弱者、俯者、屈者，多属阴证、寒证、虚证。

#### 1. 异常动作

风主动，善行而数变，风气通于肝，所以形体的异常动作，常与风和肝有关。如患者睑、面、唇、指、趾不时颤抖或振摇不定，不能自主，若见于外感热病，多为热盛动风；若见于内伤虚证，多为血虚生风；手足时时瘛疭，动作迟缓无力，类似虫之蠕行。多为脾胃气虚，筋脉失养，或阴虚动风所致。

### 2. 衰惫姿态

脏腑精气虚衰和功能低下时，必然影响机体出现"五府"的衰惫姿态。如患者出现头部低垂，无力抬起，两目深陷，呆滞无光，是精气神明将衰败的表现。多属病情较重，预后不良。

## 二、局部望诊

局部望诊是在全身望诊的基础上，根据病情和诊断的需要，对患者的头、发、面部、五官、颈项、皮肤、躯体、四肢、二阴、排出物等进行深入、细致地观察，以测知病情的一种诊察方法。本节主要介绍头、发、面部、五官、皮肤和排出物的望诊。

### （一）望头

#### 1. 头形

新生儿头大多因先天不足，肾精亏损，水液停聚于脑所致。头小多因肾精不足，颅骨发育不良所致。前额左右突出，头顶平坦，颅呈方形，多因肾精不足或脾胃虚弱，多见于佝偻病或先天性梅毒患儿。

#### 2. 动态

头部不自觉地摇动而不能自制者，为头摇，俗称"摇头风"。无论成人或小儿，多为肝风内动之兆。

#### 3. 囟门

（1）囟填　即囟门突起，多属实证。多因热邪炽盛，火毒上攻；或颅内水液停聚；或脑髓有病所致。

（2）囟陷　即囟门凹陷，多属虚证。多因吐泻伤津，气血不足和先天肾精亏虚，脑髓失充所致。

（3）解颅　即囟门迟闭，骨缝不合，也称"囟解""囟开不合"。此为先天肾精不足，或后天脾胃虚弱，发育不良的表现，多见于佝偻病患儿，常兼有"五迟""五软"等表现。

### （二）望发

发为血之余，肾之华在发，故望发可以诊察肾气的强弱和精血的盛衰。

### 1. 色泽

发黄干枯，稀疏易落，多属精血不足，可见于大病后或慢性虚损患者；青壮年白发，俗称"少白头"，若伴有耳鸣、腰酸等症者，属肾虚；伴有失眠、健忘等症者，为劳神伤血所致；儿发结如穗，枯黄无泽，兼面黄肌瘦，腹大便溏者，常见于疳积病。

### 2. 脱发

头发突然呈片状脱发，显露圆形或椭圆形光亮头皮，称为斑秃，俗称"鬼剃头"，多为血虚受风。发稀而易脱，可因肾虚、精血不足所致；若兼头皮发痒、多屑、多脂者，为血热生风所致。

## （三）望面

望面部应从色泽、形态入手。面部色泽前已讲述，此处重点观察颜面的形态异常。

### 1. 面形异常

（1）面肿　面部浮肿，皮色不变者，多见于水肿病；颜面红肿，色如涂丹，焮热疼痛，为抱头火丹，多由风热火毒上攻所致；头肿大如斗，面目肿甚，目不能开，伴壮热、口渴、苔黄者，为"大头瘟"，因天行时疫，毒火上攻所致。

（2）腮肿　一侧或两侧腮部以耳垂为中心肿起，边缘不清，按之有柔韧感及压痛者，为痄腮，因外感温毒之邪所致，多见于儿童。若颐颌部肿胀疼痛，张口受限，伴有寒热者，为发颐，多因阳明热毒上攻所致。

（3）口眼㖞斜　口目歪斜而不能闭合，又称"面瘫""㖞僻"。若单见口眼㖞斜，患侧目不能合，口不能闭，不能皱眉鼓腮，名口僻，为风邪中络所致；若口眼㖞斜兼半身不遂者，多为肝阳化风，风痰阻闭经络所致。

### 2. 特殊面容

"惊恐貌"多见于狂犬病，"苦笑貌"多见于破伤风。

## （四）望五官

观察五官的神、色、形、态变化，可以了解相应脏腑的情况。

### 1. 望目

目为肝之窍，心之使，五脏六腑之精气皆上注于目。古人将目的不同部位分属于五脏，后世医家将其归纳为"五轮学说"，即瞳仁属肾，称为水轮；黑睛属肝，称为风轮；两眦血络属心，称为血轮；白睛属肺，称为气轮；眼睑属脾，称为肉轮。由于目神在望神中已做介绍，故本处重点介绍目色、目形和目态的异常改变。

（1）目色　正常人眼睑内及两眦红润，白睛色白，黑睛褐色或棕色，角膜无色透明。目赤若伴见肿痛，多属实热证；全目赤肿，多为肝经风热；两眦赤痛，多为心火；白睛发红，多为肺火；睑缘赤烂，多为脾经湿热。白睛发黄为黄疸，多因湿热内蕴或寒湿内困所致。目眦淡白属血虚、失血。目胞色黑晦暗，多属肾虚或寒湿下注所致。黑睛灰白混浊为目翳，属外障眼疾。

（2）目形　目胞浮肿，如新卧起之状，皮色不变或较光亮，是水肿病初起之征。胞睑红肿，若眼睑边缘起节肿，状若麦粒，红肿痒痛，易成脓溃破者，为针眼；若整个胞睑漫肿，红如涂丹，热如火灼，化脓溃破者，为眼丹，皆为风热毒邪或脾胃蕴热上攻于目所致。眼窝凹陷，若见于吐泻之后，多因吐泻伤津所致；若见于久病重病患者，为脏腑精气衰竭，病属难治。眼突而喘，属肺胀，多因痰浊阻肺，肺气不宣所致；眼突颈肿，为瘿病，因肝郁化火，痰气壅结所致。

（3）目态　瞳孔缩小多见于中毒，瞳孔散大多属肾精耗竭，见于危重患者，是濒死前的征象之一。瞪目直视、戴眼反折、横目斜视，多属肝风内动之征、脏腑精气耗竭，属病重。昏睡露睛多见于脾胃虚衰或吐泻伤津的患儿。胞睑下垂又称睑废。双睑下垂者，多为先天禀赋不足，脾肾亏虚；单睑下垂者，多因脾气虚衰，也可见于外伤。

2. 望耳

（1）耳之色泽、形态　正常人耳廓耳郭色泽红润厚大是先天肾精充足、气血旺盛的表现。耳郭瘦小而薄，属先天亏损，肾气不足；耳郭瘦削、焦黑干枯，多属肾精亏虚。耳郭淡白，多属气血亏虚；耳轮红肿，多属肝胆湿热或热毒上攻；耳轮青黑，多见于阴寒内盛或有剧痛的患者。耳郭萎缩，为肾气竭绝。

（2）耳内病变　耳道内流出脓液，其色或黄或青，其质或稠或稀，称为脓耳。可因风热上扰，肝胆湿热，或肾阴虚损，虚火上炎所致。

耳道局部红肿疼痛，突起如椒目状为耳疖，多因邪热搏结耳窍所致。

### 3. 望鼻

（1）鼻之色泽、形态　鼻端微黄明润，见于新病，为胃气未伤，属病势较轻；见于久病为胃气来复，属病势向愈。鼻端晦暗枯槁，为胃气已衰，病重。小儿山根青筋，多因肝经气滞寒凝、肝脾不和、乳食积滞所致。若鼻头红肿生疮，常见于胃热或血热。若鼻及鼻周围皮色暗红或血络扩张，伴丘疹、脓疱或鼻赘，称为酒渣鼻，多因肺胃蕴热所致。

（2）鼻内病变　鼻中流涕可由风寒或风热表证引起。若常流清涕，量多，经久不愈，多为鼻鼽，多因阳气虚弱所致。若常流浊涕，量多不止，其气腥臭，常伴头痛、鼻塞、嗅觉减退，为鼻渊，多因外感风热，或胆经蕴热上攻于鼻所致。

### 4. 望口与唇

（1）望口　小儿口中流涎，称为滞颐，多因脾虚湿盛。成人见之多为中风口歪不收所致。口腔内膜上出现黄白色如豆大、表浅的小溃疡点，周围红晕，局部灼痛者为口疮多因心脾积热，或由阴虚火旺所致。若小儿口腔、舌面满布片状白屑，状如鹅口者，为鹅口疮，又称"雪口"。多因感受邪毒，心脾积热，上熏口舌所致；也可因肾阴亏损，虚火上炎而为。

（2）望唇　唇色淡白，多属血虚或失血。唇色深红多属热盛；深红干燥，属热盛伤津。唇色青紫，多属阳气虚衰，血行瘀滞。唇色青黑，因寒凝血瘀，或痛极血络郁阻所致。口唇糜烂多因脾胃积热或虚火上炎所致。

### 5. 望齿与龈

（1）望牙齿　正常人牙齿洁白润泽而坚固，是肾气充足、津液未伤的表现。若牙齿干燥，为胃阴已伤；牙齿光燥如石，为阳明热甚，津液大伤；牙齿燥如枯骨，多为肾阴枯竭、精不上荣所致；久病牙齿枯黄脱落，为骨绝，属病重。

（2）望牙龈　正常人牙龈淡红而润泽，是胃气充足，气血调匀的表现。牙龈淡白，多见于血虚；牙龈红肿疼痛，多因胃火亢盛，火热循经上熏牙龈所致。龈肉萎缩，牙根暴露，称为牙宣，多因肾虚或胃阴不足所致。

### 6. 望咽喉

（1）红肿　新病咽部深红，肿痛较甚，多因风热邪毒或肺胃热毒壅盛所致。久病咽部嫩红，肿痛不甚，多因肾阴亏虚、虚火上炎所致。若咽部淡红漫肿，疼痛轻微，多属痰湿凝聚。咽喉部一侧或两侧喉核红肿突起，表面或有黄白色脓样分泌物，为乳蛾，又名喉蛾，因风热外侵或肺胃热盛所致。咽喉部红肿高突，疼痛剧烈，身发寒热者，为喉痈，多因风热痰火客于咽喉所致。

（2）溃烂 新病咽部溃烂，分散表浅，周围色红，为肺胃之热轻浅；若溃烂成片或洼陷，周围红肿，为肺胃火毒壅盛而致；咽部溃腐浅表分散，反复发作，周围淡红，多属虚火上炎；若成片洼陷，周围淡白或苍白，久不愈者，多为气血不足，肾阳亏损，邪毒内陷所致。

（3）伪膜 咽部溃烂表面所覆盖的一层黄白或灰白色腐膜，称为伪膜。若伪膜松厚易拭去者为病轻，多为肺胃热盛；若伪膜坚韧不易拭去，强剥出血，或剥后复生，伴犬吠样咳嗽、喘鸣者，此为"白喉"，为烈性传染病。

（五）望皮肤

望皮肤可了解邪气的性质和气血津液的盛衰，测知内在脏腑的病变，判断疾病的轻重和预后。色泽变化参考五色主病中的内容，以下仅介绍皮肤形态改变和特殊的皮肤病证。

1. 形态异常

皮肤干枯无华，甚至皲裂、脱屑。多因阴血亏虚或燥邪侵袭所致。皮肤发生局限性或广泛性的干枯粗糙，状若鱼鳞，称为肌肤甲错多因血瘀所致。

2. 皮肤病症

（1）斑疹 斑、疹均为全身性疾病表现于皮肤的症状，两者虽常常并称，但实质有别。

①斑：指皮肤出现的深红色或青紫色片状斑块，平铺于皮下，抚之不碍手，压之不褪色。若因外感热病，热入营血，迫血外溢而发，表现为斑点成片，或红或紫，平铺皮下者，为阳斑；若因内伤气虚，气不摄血所致，表现为斑点大小不一，色淡红或紫暗，隐隐稀少，发无定处，但不见于面、背部，出没无常，为阴斑。

②疹：指皮肤出现红色或紫红色、粟粒状疹点，高出皮肤，抚之碍手，压之褪色。常见于麻疹、风疹、瘾疹等病。多因外感风热时邪或过敏，或热入营血所致。

不论斑或疹，在外感热病中见之，若色红身热，先见于胸腹，后延及四肢，斑疹发后热退神清者，是邪去正安，为顺；若布点稠密成团，色深红或紫暗，先见于四肢，后延及胸腹，斑疹现后仍壮热不退、神识不清者，是邪气内陷，为逆。

（2）水疱　指各种致病因素引起的皮肤水疱类疾病，有白痦、水痘、热气疮、缠腰火丹、湿疹等，发病多与湿热有关。

（3）疮疡　指各种致病因素侵袭人体后引起的体表化脓性疾病。主要有痈、疽、疔、疖等，多由热毒或湿热火毒蕴结而成。无头疽则属阴证，多因气血亏虚，寒痰凝滞所致。

### （六）望排出物

望排出物是观察患者的分泌物、排泄物和某些排出体外的病理产物的形、色、质、量的变化以诊断病情的方法。一般而言，排出物颜色淡或白、质稀、无臭味者，多属虚证、寒证；颜色深或黄、质稠、味腥臭或酸腐者，多属实证、热证。如痰涎白质清稀者，多属寒痰，痰涎黄质黏稠，甚则结块者，多属热痰；呕吐物清稀无酸臭，多属寒呕，因脾胃阳虚，或寒邪犯胃所致。呕吐物秽浊有酸臭味，多属热呕，多因邪热犯胃，或肝经郁火，胃热上逆。

望排出物除上述内容之外，还包括望二便、望经带等，但在临床上这些通常是通过询问患者来加以了解，故二便、经带等情况将在问诊中结合相关内容进行阐述。

## 三、舌诊

舌诊，是通过观察人体舌质、舌苔和舌下络脉的变化以诊察病情的方法，是中医独具特色的诊法之一。

### （一）舌诊原理

舌为心之苗窍，手少阴心经之别系舌本。舌为脾之外候，足太阴脾经连舌本、散舌下，舌居口中司味觉，舌与心脾关系最为密切。此外，五脏六腑直接或间接的通过经络与舌联系。故脏腑一旦发生病变，舌象也会出现相应的变化。舌有赖气血的濡养和津液的滋润，气血津液的病变也必然反映到舌象上。

### （二）舌面的脏腑分候

舌面的脏腑分候主要有 3 种划分方法：一是以五脏来划分，舌尖属心肺，舌边属肝胆，舌中属脾胃，舌根属肾；二是以胃经来划分，舌尖属上脘，舌中属中脘，舌根属下脘，此法适用于胃病的诊断；三是以三焦来划分，舌尖属上焦（心肺），舌中属中焦（脾胃），舌根属下焦（肝肾），此法适用于温热病的诊断。临床上应四诊合参，结合全身其他症状，综合分析。

（三）舌诊的方法和注意事项

**1. 舌诊的方法**

望舌时，医者姿势可略高于患者，以便俯视口舌部位。患者可以采用坐位或仰卧位，尽量张口，自然地将舌伸出口外，舌体放松，舌尖略向下，舌面平展，使舌体充分暴露。伸舌不宜过于用力，时间不可过长。望舌的顺序是先看舌尖，再看舌中、舌边，最后看舌根部；先看舌质，再看舌苔。望舌质，主要观察舌质的颜色、光泽、形状及动态等；察舌苔，重点观察舌苔的有无、色泽、质地及分布状态等。

**2. 舌诊的注意事项**

为了使舌诊所获得的信息准确，望舌时应注意以下几点：

（1）光线的影响　望舌以白天充足而柔和的自然光线为佳，如在夜间或暗处，用白色日光灯为好，光线要直接照射到舌面，避免有色光源对舌色的影响。

（2）饮食或药品的影响　饮食及药物的摄入可使舌象发生变化。如进食之后，由于食物的反复摩擦，使舌苔由厚变薄；饮水后，可使干燥舌苔变为湿润。过冷过热的饮食及刺激性食物可使舌色发生改变。长期服用某些抗生素，可产生黑腻苔或霉腐苔。某些食物或药物会使舌苔染色，称为染苔。如有疑问时，可询问饮食、服药等情况进行鉴别，慎勿误认。

（3）口腔对舌象的影响　牙齿残缺，可造成同侧舌苔偏厚；镶牙、牙床不规整，可以使舌边留有齿痕；睡觉时张口呼吸，可以使舌苔增厚、干燥等。

（四）舌诊的内容和正常舌象

**1. 舌诊的内容**

舌诊的内容主要包括望舌质和望舌苔两方面。舌质，即舌体，是舌的肌肉脉络组织。望舌质包括舌的神、色、形、态四方面。舌苔是指舌面上附着的一层苔状物，是胃气向上熏蒸胃中谷气、食浊，凝聚于舌面而形成。望舌苔包括诊察苔质和苔色两方面。

**2. 正常舌象**

正常舌象，简称"淡红舌，薄白苔"。具体来说：舌质荣润，舌色淡红，大小适中，舌体柔软灵活自如；舌苔薄白均匀，苔质干湿适中，不黏不腻，揩之不去，其下有根。正常舌象说明胃气旺盛，气血津液充盈，脏腑功能正常。

**3. 舌象的生理变异**

正常舌象受内外环境变化的影响，可产生生理性变异。

（1）年龄性别因素　儿童阴阳稚弱，故舌多淡嫩，舌苔偏少易剥；老年人精气渐衰，舌色常多暗红。女性经期可以出现舌质偏红，或舌尖边部点刺增大，月经过后恢复正常。

（2）体质禀赋因素　临床肥胖之人舌质多见胖大而色淡，消瘦之人舌体略瘦而舌色偏红。裂纹舌、齿痕舌、地图舌等，亦有属于先天者。

（3）气候环境因素　夏季暑湿盛行，舌苔多厚，或有淡黄色；秋季燥气当令，苔多偏薄偏干；冬季严寒，舌常湿润。

（五）望舌质

望舌质包括观察舌的神、色、形、态四个方面的内容。

**1. 望舌神**

舌之有神与否，主要表现在舌质的荣枯与灵动方面。

（1）荣舌　舌质荣润红活，有生气，有光彩，舌体活动自如，故谓舌之有神。为气血充盛的表现，常见于健康人。在病中，虽病也是善候。

（2）枯舌　舌质干枯死板，毫无生气，失去光泽或活动不灵，故谓舌之无神。为气血衰败的征象。病见枯舌，多属危重病证，是为恶候。

**2. 望舌色**

舌色，即舌质的颜色。多分为淡红、淡白、红、绛、青紫五种。

（1）淡红舌　舌色淡红润泽。常见于健康人；外感病见之，多属表证；内伤杂病见之，多病轻。

（2）淡白舌　比正常舌色浅淡。舌色白而几无血色者，称为枯白舌。主气血两虚、阳虚。枯白舌主亡血夺气。若淡白光莹，舌体瘦薄，属气血两虚；若淡白湿润，舌体胖嫩，多属阳虚水湿内停。

（3）红舌　比正常舌色红，或呈鲜红色。主热证。舌鲜红而起芒刺，或兼黄厚苔，多属实热证。鲜红而少苔，或有裂纹，或红光无苔，为虚热证。舌尖红，多为心火上炎；舌两边红，多为肝经有热。

（4）绛舌　较红舌颜色更深，或略带暗红色。主热盛证。绛舌多由红舌进一步发展而成，舌绛有苔，多属温热病热入营血，或脏腑内热炽盛。舌绛少苔或无苔，或有裂纹，多属久病阴虚火旺，或热病后期阴液耗损。

（5）青紫舌　全舌淡紫而无红色，称为青舌，有古籍谓之水牛舌。深绛而色暗，称为紫舌。其中，舌淡而泛现青紫者，为淡紫舌；舌红而泛现紫色者，为紫红舌；舌绛而泛现紫色者，为绛紫舌；舌体局部出现紫色斑点，大小不等，称为紫斑或紫点。主气血瘀滞。

**3. 望舌形**

舌形，是指舌质的形状，包括老嫩、胖瘦、点刺、裂纹、齿痕等方面的特征。

（1）老、嫩舌　舌质纹理粗糙或皱缩，形色坚敛苍老者，舌色较暗者，为苍老舌；舌质纹理细腻，形色浮胖娇嫩，舌色浅淡者，为娇嫩舌。老舌多主实证；嫩舌多主虚证。

（2）胖、瘦舌　胖舌有胖大、肿胀之分：舌体比正常舌大而厚，伸舌满口，称为胖大舌；舌体肿大满嘴，甚至不能闭口，伸出则难以缩回，称为肿胀舌。舌体比正常舌瘦小而薄，称为瘦薄舌。胖大舌多主水湿、痰饮内停；肿胀舌多主湿热、热毒上壅；瘦薄舌多主气血两虚、阴虚火旺。舌体瘦薄而色淡者，多是气血两虚；舌体瘦薄红绛，舌干少苔或无苔者，多见于阴虚火旺。

（3）点、刺舌　点，指突起于舌面的红色、白色或黑色星点。大者为星，称红星舌；小者为点，称红点舌。刺，指舌乳头突起如刺，摸之棘手的红色或黄黑色点刺，称为芒刺舌。点和刺时常并见，故可合称点刺舌。主脏腑热极，或血分热盛。

（4）裂纹舌　舌面上出现各种形状的裂纹、裂沟，深浅不一，多少不等。主阴血亏虚、脾虚湿侵。舌红绛而有裂纹，多属热盛伤阴。舌淡白而有裂纹，多为血虚不润。舌淡白胖嫩，边有齿痕又兼见裂纹者，则多属脾虚湿侵。

（5）齿痕舌　舌体边缘有牙齿压迫的痕迹，又称为齿印舌。主脾虚、湿盛证。舌淡胖大而润，舌边有齿痕者，多属寒湿壅盛，或阳虚水湿内停；舌质淡红而舌边有齿痕者，多为脾虚或气虚；舌红而肿胀满口，舌有齿痕者，为内有湿热痰浊壅滞。

**4. 望舌态**

舌态，指舌体的动态。正常舌态多表现为舌体伸缩自如，运动灵活。常见的病理舌态包括痿软、强硬、歪斜、颤动、吐弄、短缩等。

（1）痿软舌　舌体软弱，无力伸缩，萎废不用。主气血俱虚、阴亏已极。舌痿软而淡白无华者，多属于气血俱虚；舌痿软而红绛少苔或无苔者，多见于外感病后期，热极伤阴，或内伤杂病，阴虚火旺所致；舌红干而渐痿者，乃肝肾阴亏所致。

（2）强硬舌　舌体板硬强直，失于柔和，屈伸不利，甚者语言謇涩。主热入心包、热盛伤津、风痰阻络。舌强硬而色红绛少津者，多因邪热炽盛所致；舌体强硬、胖大兼厚腻苔者，多因风痰阻络所致；舌强语言謇涩，伴肢体麻木、眩晕者，多为中风先兆。

（3）歪斜舌　伸舌时舌体偏向一侧，或左或右。多见中风或中风先兆。

（4）颤动舌　舌体震颤抖动，不能自主。轻者仅伸舌时颤动，重者不伸舌时亦抖颤难宁。多主肝风内动。久病舌淡白而颤动者，多属血虚动风；新病舌绛而颤动者，多属热极生风；舌红少津而颤动者，多属阴虚动风、肝阳化风。另外，酒毒内蕴，亦可见舌体颤动。

（5）吐弄舌　舌伸于口外，不即回缩者，称为吐舌；舌微露出口，立即收回，或舌舐口唇四周，掉动不停者，称为弄舌。吐弄舌多主心脾有热。吐舌可见于疫毒攻心，或正气已绝；弄舌多见于热甚动风先兆。吐弄舌亦可见于小儿智力发育不全。

（6）短缩舌　舌体卷短、紧缩，不能伸长，甚者伸舌难于抵齿。主寒凝、痰阻、血虚、津伤。舌短缩，色淡白或青紫而湿润者，多属寒凝筋脉或气血俱虚；舌短缩而胖，苔滑腻者，多属脾虚痰湿；舌短缩而红绛干燥者，多属热盛伤津。总之，病中见舌短缩，是病情危重的表现。此外，先天性舌系带过短，亦可显现出舌短缩，但无辨证意义，应与短缩舌鉴别。

### （六）望舌苔

正常的舌苔，一般是薄白均匀，干湿适中，舌面的中部和根部稍厚。望舌苔要注意苔质和苔色两方面的变化。

#### 1. 望苔质

苔质，指舌苔的质地、形态。临床上常见的苔质变化有薄厚、润燥、腻腐、剥落、偏全、真假等几个方面。

（1）薄、厚苔　舌苔的薄、厚以"见底""不见底"作为标准。即透过舌苔能隐隐见到舌质者，称为薄苔，又称见底苔；不能透过舌苔见到舌质者，称为厚苔，又称不见底苔。厚、薄苔主要反映邪正的盛衰和邪气的深浅。薄苔，多见于疾病初起，病邪在表。厚苔多主邪盛入里，或内有痰饮食积。

薄白苔为正常舌苔表现之一。舌苔由薄转厚，提示邪气渐盛，或表邪入里，为病进；舌苔由厚转薄，提示正气胜邪，或内邪消散外达，为病退的征象。舌苔的厚薄转化，一般是渐变的过程，如薄苔突然增厚，提示邪气极盛，迅速入里；苔骤然消退，舌上无新生舌苔，为正不胜邪，或胃气暴绝。

（2）润、燥苔　润燥主要反映津液的盈亏和输布情况。舌苔润泽有津，干湿适中，称为润苔，是正常舌苔的表现之一，或提示体内津液未伤。舌面水分过多，扪之湿滑，甚者伸舌欲滴，称为滑苔，为水湿之邪内聚的表现，主痰饮、水湿。舌苔干燥，望之干枯，扪之无津，甚则舌苔干裂，称为燥苔，提示体内津液已伤。苔质颗粒粗糙如砂石，扪之糙手，称为糙苔，可由燥苔进一步发展而成。

（3）腻、腐苔　苔质颗粒细腻致密，融合成片，如涂有油腻之状，紧贴舌面，揩之不去，刮之不脱，称为腻苔；苔质颗粒疏松，粗大而厚，形如豆腐渣堆积舌面，揩之易去，称为腐苔；若舌上黏厚一层，有如疮脓，则称脓腐苔。腻腐苔皆主痰浊、食积。腻苔多由湿浊内蕴，阳气被遏，湿浊痰饮停聚舌面所致；腐苔多因阳热有余，蒸腾胃中秽浊之邪上泛；脓腐苔主内痈。

（4）剥（落）苔　舌面本有舌苔，疾病过程中舌苔全部或部分脱落，脱落处光滑无苔。根据舌苔剥脱的部位可分为前剥苔、中剥苔、根剥苔；根据舌苔剥脱的范围形态，有花剥苔、地图舌、镜面舌、类剥苔的不同。主胃气不足，胃阴损伤，或气血两虚。

（5）偏、全苔　舌苔遍布舌面，称为全苔。舌苔半布，偏于某一局部，称为偏苔。病中见全苔，常主邪气散漫。偏苔则提示该处所候脏腑有邪气停聚。

（6）真、假苔　对辨别疾病的轻重、预后有重要意义。舌苔坚敛着实，紧贴舌面，刮之难去，像从舌体上长出者，称为有根苔，此属真苔。若舌苔不着实，似浮涂舌上，刮之即去，不像舌上自生出来的，称为无根苔，即是假苔。无根之苔，无论厚薄，只要刮后舌面光滑，无生苔迹象，便是脾、胃、肾之气不能上潮，正气已衰竭。

## 2.望苔色

苔色的变化主要有白苔、黄苔、灰黑苔三类，临床既可单独出现，亦可相兼出现。

（1）白苔　可为正常舌苔，亦主表证、寒证。苔薄白而润，可为正常舌象，或表证初起，或里证病轻，或阳虚内寒。苔薄白而滑，多为外感寒湿，或脾肾阳虚，水湿内停。苔薄白而干，多由外感风热或凉燥所致。苔白厚腻，多为湿浊内停，或为痰饮、食积。如苔白如积粉，扪之不燥者，称为积粉苔，常见于瘟疫或内痈等病，系秽浊湿邪与热毒相结而成。

（2）黄苔　主热证、里证。一般情况下，苔色愈黄，说明热邪愈甚。薄黄苔提示热势轻浅，多见于风热表证，或风寒化热入里之初。苔淡黄而润滑多津者，称为黄滑苔，多为寒湿、痰饮聚久化热；或为气血亏虚，复感湿热之邪所致。苔黄而干燥，甚则扪之糙手者，称黄糙苔；或中有裂纹如花瓣状，称黄瓣苔；黄黑相兼而干焦，称焦黄苔，均主邪热伤津，燥结腑实之证。黄苔而质腻者，称黄腻苔，主湿热或痰热内蕴，或为食积化腐。

（3）灰黑苔　主阴寒内盛，或里热炽盛等。苔色浅黑，称为灰苔；黑苔较灰苔色深，苔质的润燥是辨别灰黑苔寒热属性的重要指征。舌苔灰黑而润多为寒湿内阻或痰饮内停，舌苔灰黑而干，多属热炽伤津。

### （七）望舌下络脉

将舌尖翘起，可见舌系带左右两侧的舌下络脉。正常情况下，舌下络脉不粗，颜色暗红，无分支和紫点。若舌下络脉短而细，舌色偏淡者，多属气血不足。舌下络脉粗胀、分叉，或呈青紫、紫黑色，或舌下细小络脉呈暗红色或紫色网络，或舌下络脉曲张，皆为血瘀的征象。

### （八）舌象的综合分析

舌象综合分析时，应注意以下几点：

#### 1.察舌的神气和胃气

舌象有神气、有胃气者，说明病情较轻，正气未衰，或疾病虽重，但预后较好；舌象无神气、无胃气者，说明病情较重，或不易恢复，预后较差。

#### 2.舌质和舌苔的综合判断

一般认为，舌质颜色、形态主要反映脏腑气血津液的情况；舌苔的变化，主要与感受的病邪和病证的性质有关。

（1）舌苔或舌质单方面异常　一般无论病之新久，提示病情尚属单纯。如淡红舌而伴有苔质或苔色异常时，主要提示病邪方面的情况，正气尚未明显损伤。

（2）舌苔和舌质均出现异常　有两种情况：舌质与舌苔变化一致，所主病证一致，说明病变比较单纯。例如舌质红，舌苔黄而干燥，主实热证；舌苔和舌质变化不一致，甚至相反，多提示病机复杂。如淡白舌黄腻苔，可见于平素脾胃虚寒者，复感湿热之邪。

**3.舌象的动态分析**

通过对舌象的动态观察，可以了解疾病的进退、顺逆等病变态势。如外感病中舌苔由薄变厚，表明邪气由表入里；舌苔由白转黄，为病邪化热的征象。

# 第二节　闻　诊

闻诊是诊察疾病的重要方法之一，颇受历代医家重视，正如《难经·六十一难》所言："闻而知之谓之圣。"闻诊是通过听声音和嗅气味以了解健康状况，诊察病情的方法。听声音是凭耳的听觉，采集病人语声、语言、呼吸、咳嗽、呕吐、呃逆、嗳气、太息、喷嚏、呵欠、肠鸣等各种声响。嗅气味是凭嗅觉，采集病人身体、分泌物、排出物散发的异常气味及病室的气味。人体的各种声音和气味，都是在脏腑生理活动和病理变化过程中产生的，所以辨别声音和气味的变化，可以判断脏腑的生理和病理变化，为诊病、辨证提供依据。

早在《黄帝内经》中就有根据患者发出的声音来测知内在病变的记载，如《素问·阴阳应象大论》提出以五音、五声应五脏的理论；《素问·脉要精微论》以声音、语言、呼吸等来判断疾病过程中正邪盛衰状态。东汉张仲景在《伤寒论》和《金匮要略》中也以患者的语言、咳嗽、喘息、呕吐、呃逆、肠鸣、呻吟等作为闻诊的主要内容。后世医家又将病体气味及病室气味等列入闻诊范围，从而使闻诊从耳听扩展到鼻嗅，使闻诊的内容得以不断丰富。正如清代王秉衡曰："闻字虽从耳，但四诊之闻，不专主于听声也。"

## 一、听声音

听声音是指听辨患者语声、语言、气息的高低、强弱、清浊、缓急变化，以及咳嗽、呕吐、肠鸣等声响，以判断脏腑功能与病变性质的诊病方法。

声音的发出，大多是舌、齿、唇、鼻、喉、会厌、气道、肺或胃、肠等器官运动产生振动的结果。肺主气，司呼吸，气动则有声，故肺为发声的动力。喉是发声机关，声由喉出，其余部分则对声音起协调作用。此外，肾主纳气，为气之根，必由肾间动气上出于舌而后则能发出声音；肝主疏泄，可调畅气机；脾为气血生化之源；心主神志，言语发声受心神支配等，均与发声有关。而肠鸣之声则与胃的和降与肠的传导相关。因此，听辨声音不仅可以诊察发音器官的病变，还可以根据声音的变化，进一步诊察体内各脏腑的变化。《四诊抉微》曾说："听声审音，可察盛衰存亡。""声应于外者，有若桴鼓之捷也。"即强调了听声音在疾病诊断中的重要作用。

### （一）正常声音

正常声音，广义来说包括机体生理状态下发出来的各种声音，比如语声、语言、呼吸音、心音、困倦时的呵欠声、饥饿时胃肠蠕动声、打饱嗝、肠鸣音等。狭义的正常声音是指机体在生理状态下鼻咽口舌的发声，称为"常声"。此处主要讲狭义的常声，具有发声自然，声调和畅，语言流畅，应答自如，言与意符等特点。此为气血充盈，发音器官和脏腑功能正常的表现。但是，由于年龄、性别及禀赋之不同，正常人的声音也有差异，一般男性多声低而浊，女性多声高而清，儿童则声音尖利清脆，老年人声音多浑厚而低沉，每个人的声音都有其个性特征。此外，语声的变化亦与情志有关，如喜时发声多欢悦，怒时发声多忿厉而急，悲哀时发声多悲惨而断续，快乐时发声多舒畅而和缓，敬则发声多正直而严肃，爱则发声多温柔等，这些因一时情感触动而发的声音，也属于正常范围，与疾病无关。

### （二）病变声音

病变声音，是指疾病反映在语声、语言及人体其他声响方面的变化，除生理变化和个体差异外的声音，均属病变声音。听病变声音的内容主要包括听辨患者的发声、语言、鼻鼾、呼吸、咳嗽、呕吐、呃逆、嗳气、太息、喷嚏、肠鸣等。

*1. 发声*

发声主要指患者在病变过程中说话的声音以及呻吟、惊呼等异常声响。通过声音的变化来判断脏腑的虚实、正气的盛衰、邪气的性质及病情的轻重。

发声的辨别要注意语声的有无，语调的高低、强弱、清浊、锐钝，以及有无异常声响，以供辨证参考。一般而言，凡语声高亢洪亮有力、声音连续者，多属阳证、实证、热证，是阳盛气实，功能亢奋的表现；语声低微细弱，断断续续，少气懒言者，多属阴证、虚证、寒证，多由禀赋不足，气血虚损所致。

（1）语声重浊　指发出的声音沉闷而不清晰或似有鼻音，又称为声重。多为外感风寒，或湿浊阻滞，以致肺气不宣，鼻窍不利所致。

（2）音哑与失音　语声嘶哑者为音哑，语而无声者为失音，古称为"瘖"。两者病因病机基本相同，前者病轻，后者病重。新病音哑或失音者，多属实证，多因外感风寒或风热袭肺，或痰浊阻肺，肺气不宣，清肃失司所致，即所谓"金实不鸣"。久病音哑或失音者，多属虚证，多因各种原因导致阴虚火旺，或肺气不足，津亏肺损，声音难出，即所谓"金破不鸣"。若久病重病，突现语声嘶哑，多是脏气将绝之危象。暴怒喊叫或持续高声宣讲，耗气伤阴，咽喉失润亦可导致音哑或失音。妇女妊娠后期出现音哑或失音者，称为妊娠失音，古称"子瘖"，多因胞胎阻碍肾之络脉，肾精不能上荣于咽喉所致，一般分娩后即愈。

此外，应注意失音与失语的区别，失音是神志清楚而不能发出声音，即"语而无声"；失语为神志清晰，虽能发出声音，但表达障碍而言语难成，或语不成句，即"有声而无语"，多见于中风或脑外伤之后遗症。

（3）惊呼　指患者突然发出的惊叫声。其声多突发、急骤而尖厉，神色惊恐，多为剧痛或惊恐所致，或见于精神失常。

*2. 语言*

主要听辨患者语言的表达与应答能力有无异常、吐字的清晰程度等。语言的异常，主要是心神的病变，常见有以下几种：

（1）谵语　指神识不清，语无伦次，声高有力。多由邪热内扰神明所致，属实证，即《伤寒论》所谓"实则谵语"。见于外感热病，温病邪入心包或阳明腑实证、痰热扰乱心神等。

（2）郑声　指神识不清，语言重复，时断时续，语声低弱模糊。多因久病脏气衰竭，心神散乱所致，属虚证，即《伤寒论》所谓"虚则郑声"。见于多种疾病的晚期、危重阶段。

（3）独语　指自言自语，喃喃不休，见人则止，首尾不续。多因心气不足，神失所养，或气郁痰阻，蒙蔽心神所致，属阴证。多见于癫病、郁病。

（4）错语　指神识清楚而语言时有错乱，错后自知。证有虚实之分，虚证多因心气不足，神失所养，多见于久病体虚或老年脏气衰微之人；实证多为痰浊、瘀血、气郁等阻碍心神所致。

（5）狂言　指精神错乱，语无伦次，狂躁妄言。《素问·脉要精微论》曰："衣被不敛，言语善恶，不避亲疏者，此神明之乱也。"多因情志不遂，气郁化火，痰火互结，内扰神明所致。多属阳证、实证，多见于狂病、伤寒蓄血证等。

（6）语謇　指神志清楚、思维正常，但语言不流利，或吐字不清。因习惯而成者，称为口吃，不属病态。病中语言謇涩，每与舌强并见者，多因风痰阻络所致，为中风之先兆或中风后遗症。

3. 呼吸

闻呼吸是诊察患者呼吸的快慢、是否均匀通畅，以及气息的强弱粗细、呼吸音的高低清浊等。一般有病而呼吸正常，是形病气未病；呼吸异常，是形气俱病。呼吸气粗，疾出疾入者，多属实证；呼吸气微，徐出徐入者，多属虚证。

（1）喘　指呼吸困难、短促急迫，甚至张口抬肩，鼻翼扇动，难以平卧。其发病多与肺肾等脏腑有关，临床有虚实之分。

发作急骤，呼吸深长，声高息粗，唯以呼出为快，形体强壮，脉实有力者，为实喘。多为风寒袭肺或痰热壅肺、痰饮停肺，肺失清肃，肺气上逆或水气凌心射肺所致。

起病缓慢，声低气怯，息短不续，动则喘甚，唯以深吸为快，形体羸弱，脉虚无力者，为虚喘。多为肺气不足，肺肾亏虚，气失摄纳所致。

（2）哮　指呼吸急促似喘，喉间有哮鸣音，常反复发作，缠绵难愈。多因痰饮内伏，复感外邪而诱发；也可因久居寒湿之地，或过食酸咸生冷等而诱发。

喘不兼哮，但哮必兼喘。明·虞抟《医学正传·哮喘》云："夫喘促喉中如水鸡声者，谓之哮；气促而连续不能以息者，谓之喘。"喘以气息急迫、呼吸困难为主；哮以喉间哮鸣声为特征。临床上哮与喘常同时出现，所以常并称为哮喘。

（3）短气　指呼吸气急短促，气短不足以息，数而不相接续，似喘而不抬肩，喉中无痰鸣音。短气有虚实之别，虚证短气，兼有形瘦神疲，声低息微等，多因体质虚弱或元气亏损所致；实证短气，常兼有呼吸声粗，或胸部窒闷，或胸腹胀满等，多因痰饮、胃肠积滞、气滞或瘀阻所致。

（4）少气　指呼吸微弱而声低，气少不足以息，言语无力。又称气微。主诸虚劳损，多因久病体虚或肺肾气虚所致。

（5）鼻鼾　指熟睡或昏迷时鼻喉发出的一种声响，是气道不利所发出的异常呼吸声。熟睡有鼾声，但又无其他明显症状者，多见于睡姿不当、老年人及体胖多痰者。若平素有鼻塞、流涕者，多为慢性鼻病。若昏睡不醒或神识昏迷而鼾声不断者，多属高热神昏，或中风入脏之危候。

4.咳嗽

指有气上升至喉咙，声道关闭，突然开放发出的一种"咳－咳"声音。多因六淫外邪袭肺、内伤损肺，或有害气体刺激等而致肺失宣降，肺气上逆所致。咳嗽多见于肺系疾病，然而其他脏腑病变亦可影响到肺而引起，故《素问·咳论》云："五脏六腑皆令人咳，非独肺也。"古人将其分为三种，有声无痰谓之咳，有痰无声谓之嗽，有痰有声谓之咳嗽。

临床上首先应分辨咳声和痰的色、量、质变化，以及发病时间、病史及兼症等，以鉴别病证的寒热虚实。

咳声重浊沉闷，多属实证，多因寒痰阻肺，肺失肃降所致。

咳声轻清低微，多属虚证，多因久病耗伤肺气，失于宣降所致。

咳声重浊，痰白清稀，鼻塞不通，多因风寒袭肺，肺失宣降所致。

咳嗽声高响亮，痰稠量少，不易咳出，多因肺热炽盛，热邪犯肺，灼伤肺津所致；若痰黄量多，或咳脓血痰，多属痰热壅肺所致。

咳嗽痰多，易于咯出，多属痰浊阻肺所致。

干咳无痰或痰少而黏，不易咯出，多属燥邪犯肺或阴虚肺燥所致。

咳呈阵发连续不断，咳止时常有鸡鸣样回声，称为顿咳，因其病程较长，缠绵难愈，又称"百日咳"，多因风邪与痰热搏结所致，常见于小儿。

咳声如犬吠，伴有声音嘶哑，吸气困难，喉中有白膜生长，擦破流血，随之复生，是时行疫毒攻喉所致，多见于白喉。

5. 呕吐

指饮食物、痰涎等胃内容物上涌，由口中吐出的症状。是胃失和降，胃气上逆的表现。前人以有声无物为干呕，有物无声为吐，有声有物为呕吐。但临床上难以截然分开，故一般统称为呕吐。根据呕吐声音的强弱和吐势的缓急，可判断其寒热虚实。一般暴病多实，久病多虚。对于某些比较特殊的呕吐，应四诊合参，综合分析，方可作出准确的诊断。

吐势徐缓，声音微弱，呕吐物清稀少臭者，多属虚寒证。常因脾胃阳虚，脾失健运，胃失和降，胃气上逆所致。

吐势较猛，声音响亮，呕吐出黏稠黄水，或酸或苦者。多属实热证，常因邪热犯胃，胃失和降，胃气上逆所致。

呕吐呈喷射状者，多为热扰神明，或因头颅外伤，颅内肿块，颅内水停等。

呕吐酸腐味食物，多属伤食，多因暴饮暴食，或过食肥甘厚味，损伤脾胃，以致食滞胃脘，化为腐浊，胃失和降，胃气上逆所致。

共同进餐者多人发生吐泻，可能为食物中毒。

朝食暮吐、暮食朝吐者，为胃反，多属脾胃阳虚证。

口干欲饮，饮后则吐者，称为水逆。多因饮邪停胃，胃气上逆所致。

6. 呃逆

指从咽喉发出的一种不由自主的冲击声，呃呃作响，声短而频，不能自制的症状。俗称"打呃"，唐代以前称"哕"。是胃气上逆的表现。临床上根据呃声的高低强弱，间歇时间的长短不同，来判断病证的虚实寒热性质。

呃声频作，高亢而短，其声有力者，多属实证；呃声低沉，声弱无力，多属虚证。

新病呃逆，其声有力，多属寒邪或热邪客于胃；久病、重病呃逆不止，声低无力者，属胃气衰败之危候。故《形色外诊简摩》说："新病闻呃，非火即寒；久病闻呃，胃气欲绝也。"

突发呃逆，呃声不高不低，持续时间短暂，无其他病史及兼症者，多属饮食刺激，或偶感风寒，属一时胃气上逆动膈所致，一般为时短暂，不治自愈。

### 7. 嗳气

指胃中气体上出咽喉所发出的一种声长而缓的症状。俗称"打嗝"，古称"噫"。是胃气上逆的表现。临床根据嗳声和气味的不同，可判断虚实寒热。

嗳气酸腐，兼脘腹胀满者，多因宿食内停，属于实证。

嗳气频作而响亮，嗳气后脘腹胀减，嗳气发作因情志变化而增减者，多为肝气犯胃，属于实证。

嗳气频作，兼脘腹冷痛，得温症减者，多为寒邪犯胃，或为胃阳亏虚。

嗳声低沉断续，无酸腐气味，兼见食少纳呆者，为脾胃虚弱，属虚证。多见于老年人或体虚之人。

饱食或喝碳酸饮料之后，偶有嗳气，无其他兼症者，不属病态。

### 8. 太息

太息又称叹息，指患者情志抑郁，胸闷不畅时发出的长吁或短叹声。多是情志不遂，肝气郁结的表现。

### 9. 喷嚏

指肺气上逆于鼻而发出的声响。应注意喷嚏的次数及有无兼症。偶发喷嚏，不属病态。若新病喷嚏，兼有恶寒发热，鼻塞流清涕等症状，多因外感风寒，鼻窍不利之故，属表寒证。若季节变化，反复出现喷嚏，鼻痒，流清涕，多属于气虚、阳虚之体，易受风邪袭扰所致。

### 10. 肠鸣

指腹中胃肠蠕动所产生的声响。在正常情况下，肠鸣声低弱而和缓，一般难以直接闻及；而当腹中气机不利，导致胃肠中水气相搏发出的声响，则可闻及。

临床根据肠鸣发生的频率、强度、音调等，结合进食，是否伴嗳气、呕吐、腹痛、矢气及排便等情况加以辨别。

（1）肠鸣增多　脘腹部鸣响如囊裹浆，辘辘有声，行走或推抚脘部时，其声下移者，称为振水声。若是饮水过后出现多属正常，若非饮水而常见此声者，多为水饮留聚于胃，为中焦气机阻遏所致。

鸣响在脘腹，如饥肠辘辘，得温得食则减，饥寒则重者，为中气不足，胃肠虚寒。故《灵枢·口问》说："中气不足……肠为之苦鸣。"

肠鸣高亢而频急，脘腹痞满，大便泄泻者，多为感受风寒湿邪以致胃肠气机紊乱所致。若伴有腹痛，便急难忍，腹泻，或水样便，或伴见呕吐者，属饮食不洁。肠鸣阵作，伴有腹痛欲泻，泻后痛减，胸胁满闷不舒者，为肝脾不调。

（2）肠鸣稀少　肠鸣稀少多因肠道传导功能障碍所致。可因实热蕴结肠胃，肠道气机受阻；肝脾不调，气机郁滞，肠道腑气欠通；脾肺气虚，肠道虚弱，传导无力；阴寒凝滞，气机闭阻，肠道不通等所致。

肠鸣音完全消失，脘腹部胀满疼痛拒按者，多属肠道气滞不通之重证，可见于肠痹或肠结等病。

## 二、嗅气味

嗅气味，是指以嗅辨患者身体气味与病室气味以诊察疾病的方法。在疾病情况下，由于邪气侵扰，气血运行失常，脏腑机能失调，秽浊排除不利，产生腐浊之气，可表现出体气、口气、分泌物、排泄物的气味异常。一般气味酸腐臭秽者，多属实热；气味偏淡或微有腥臭者，多属虚寒。故嗅气味可以了解病证的寒热虚实。

### （一）病体之气

指病体散发的各种异常气味，临床上除医生直接闻及了解外，还可通过询问患者或陪诊者而获知。

#### 1. 口气

指从口中散发出的异常气味。正常人呼吸或讲话时，口中无异常气味散出。

口中散发臭气者，称为口臭，多与口腔不洁、龋齿、便秘及消化不良等因素有关。

口气臭秽者，多属胃热。

口气臭秽难闻，牙龈腐烂者，为牙疳。

口气酸臭，兼见食少纳呆，脘腹胀满者，多属食积胃肠。

口气腐臭，或兼咳吐脓血者，多是内有溃腐脓疡。

#### 2. 汗气

指患者随汗出而散发出的气味。

汗出腥臭，多见于瘟疫，或暑热火毒炽盛所致。

汗出腥膻，多见于风温、湿温、热病，是风湿热邪久蕴皮肤，津液受到蒸变或汗后衣物不洁所致。

腋下随汗散发阵阵臊臭气味者，多为湿热内蕴所致，可见于狐臭。

### 3. 痰涕之气

正常状态下，人体排出少量痰和涕，无异常气味。

咳痰清稀，无特异气味者，为风寒犯肺或寒痰阻肺所致。

咳痰黄稠者，为风热犯肺或痰热壅肺所致。

咳吐浊痰脓血，腥臭异常者，多是肺痈，为痰热壅肺或热毒炽盛所致。

鼻流浊涕腥秽如鱼脑者，为鼻渊。

鼻流清涕无气味者，多为外感风寒。

### 4. 呕吐物之气

呕吐物清稀无臭味者，多属胃寒；气味酸腐臭秽者，多属胃热。

呕吐未消化食物，气味酸腐者为食积。

呕吐脓血而腥臭者，多为内有痈疡。

### 5. 排泄物之气

排泄物之气包括二便及妇女经、带等的异常气味，应结合望诊、问诊综合判断。

大便臭秽难闻者，多为肠中郁热；大便泄泻臭如败卵，或酸臭，或夹有未消化食物，矢气酸臭者，为伤食；大便溏泄而腥者，多属脾胃虚寒；

小便黄赤混浊，臊臭异常者，多属膀胱湿热；尿液若散发出烂苹果样气味者，多为消渴厥，见于消渴病后期。

妇女月经臭秽者，多属热证；经血味腥者，多属寒证。

带下臭秽而黄稠者，多属湿热；带下腥臭而清稀者，多属寒湿。崩漏或带下奇臭，兼见颜色异常者，应进一步检查，以判别是否为癌症所致。

### （二）病室之气

病室之气是由于患者久居病室，病体本身或排泄物、分泌物散发的气味充斥病室所致，说明病情危重。临床上通过嗅病室气味，可作为推断病情及诊断特殊疾病的参考。

病室臭气触人，多为瘟疫类疾病。如戴天章《广瘟疫论·辨气》云："瘟疫气从中蒸达于外，病即有臭气触人，轻则盈于床帐，重则蒸然一室。"

病室有血腥味，多为失血证；病室有腐臭气，多为溃腐疮疡；病室有尸臭味，多为脏腑衰败，病情重笃；病室有尿臊味，多见于水肿晚期；病室有烂苹果样气味，多见于重症消渴病；病室有蒜臭味，多见于有机磷农药中毒。

# 第三节 问 诊

问诊是医生通过对患者或陪诊者进行有目的、有步骤的询问，了解疾病的发生、发展、诊治经过、现在症状和其他与疾病有关的情况，以诊察病情的方法。

问诊的方法自《黄帝内经》时代便已受到相当的重视，后世历代医家，在长期的医疗实践中不断充实、完善，明代张景岳将问诊内容归纳为十个方面，并于其所著《景岳全书》中专立"十问篇"加以详细阐述，得到广泛认同，为临床普遍采用。

## 一、问诊的意义和方法

### （一）问诊的意义

问诊在诊察疾病的过程中具有十分重要的作用。许多重要病情资料，如疾病的发生、发展、变化过程、诊治经过及患者的自觉症状、既往病史、个人生活史、家族史等，只能通过问诊才能获得，其他诊法无法替代。同时，问诊能够为疾病的早期诊断和治疗提供依据。

此外，通过医患间的交流和沟通，可以直接了解患者的思想动态、情绪状况等影响病情的因素，有针对性的给予健康教育和心理疏导，有利于疾病的早日康复。

### （二）问诊的方法

除了坚实的理论基础外，正确的问诊方法与沟通技巧，有助于提高问诊效率与诊断的准确性。医生应认真倾听患者的叙述，从主症中抓准主诉，再围绕主诉，进行有目的、有步骤的深入细致的询问。

在问诊过程中，医生必须善于对患者的主诉进行思考分析，并结合望、闻、切三诊的信息，发现新的线索，以便进一步深入地询问。同时，还要做到边问边辨，边辨边问，问辨结合，减少盲目性，提高诊断的正确性。

需要引起医生注意的是，在医患交流的过程中，必须要有一个安静的诊室环境，以避免各种干扰，同时注意保护患者的隐私不被侵犯。医生既要做到严肃认真，更要和蔼可亲，耐心细致地倾听患者的叙述。还应注意适当给患者以及时的反馈，切忌敷衍了事或流露出急躁情绪。语言要通俗易懂，不宜使用医学术语。在患者叙述病情过程中，切忌出现悲观、惊讶的语言和表情，以免给患者带来不良刺激，增加思想负担。应采取办法积极消除患者的思想顾虑，不可强行询问患者的隐私，以避免产生抵触情绪；医生应努力激发患者热爱生活的热情，增强战胜疾病的信心。

临诊时如遇患者对病情叙述不够清楚时，医生可适当给予启发，但不能凭自己的主观臆断去暗示、诱导患者，以免所获病情资料失真。

一般情况下，问诊的对象应当是患者本人，但若不能自述者，可向陪诊者询问；对于急诊的危重患者，应先扼要询问，重点检查，抓住主症，抢救为先，待病情稳定后再进行详细询问。

## 二、一般问诊

一般问诊主要包括一般情况、主诉、现病史、既往史、个人生活史、家族史等方面的内容。

### （一）一般情况

一般情况包括患者的姓名、性别、年龄、婚否、民族、职业、籍贯、工作单位、现住址、联系方式等。

询问一般情况，既便于联系和随访，也可获取与疾病有关的资料，为疾病的诊治提供必要的依据。如年龄、性别、职业、籍贯等不同，则多发病亦不同：水痘、麻疹、顿咳等病多见于小儿；中风、肺胀、胸痹等病多见于中老年人；青壮年气血充盛，抗病力强，患病多实证；老年人气血已衰，抗病力弱，患病多虚证；妇女有月经、带下、妊娠、产育等方面的疾病；男子可有遗精、早泄、阳痿等病变。长期从事水中作业者，易患寒湿痹病；尘肺、汞中毒、铅中毒等病与所从事的职业密切相关。长期生活在丘陵地带者，易患瘿病等；疟疾多发于岭南；蛊虫病多见于长江流域等。

## （二）主诉

主诉是患者就诊时最感痛苦的症状、体征及其持续时间，是促使患者就诊的主要原因。如"反复咳喘 2 年，加重伴心悸、下肢浮肿 1 周"。主诉一般只有 1～2 个症状，多为当前疾病的主症，体现当前疾病的主要矛盾。确切的主诉常可作为对某一系统疾病正确诊断的向导，如患者叙述心悸、胸痛、乏力，若其中心悸、胸痛较突出，便可以初步考虑为心病。对主诉的询问，有助于医生初步估计疾病的类别和范围、病情的轻重缓急等。

注意，描述主诉时一般不使用病、证等诊断性术语，如"肝阳上亢""胸痹"等，只能用具体症状、体征进行描述。

## （三）现病史

现病史是指患者从起病到本次就诊时疾病的发生、发展、变化及其诊治经过。包括四个部分的内容。

### 1. 起病情况

主要包括发病时间、缓急、可能原因或诱因、最初症状及其性质、部位、当时处理情况等。询问患者的发病情况，对于辨识疾病的病因病位及病性具有重要意义。一般起病急、病程短者，多为外感病，多属实证；患病已久，反复发作，多为内伤病，多属虚证或为虚实夹杂证。如因天气突变而致恶寒发热、鼻塞流涕者，多属外感表证；如因情志不舒而致胁肋胀痛，急躁易怒者，多属肝气郁结；因暴饮暴食而致胃脘胀满疼痛者，多属食滞胃脘等。

### 2. 病变过程

病变过程，是指从患者起病到本次就诊时病情发展变化情况。医生了解患者的病变过程，一般可按发病时间的先后顺序进行询问。如发病后出现哪些症状，症状的性质、程度；何时、何种情况下病情好转或加重；何时出现新的病情，病情变化有无规律等。通过询问病变过程，有助于了解疾病的病机演变情况及发展趋势。

### 3. 诊治经过

诊治经过包括患者患病后至此次就诊前所接受过的诊断与治疗情况。一般对初诊者，应按时间先后顺序详细询问，如起病时的主要症状，曾在何处做过何种检查，诊断结论如何，经过哪些治疗，治疗的效果如何等。了解既往诊治情况，对当前的诊治有重要的参考和借鉴作用。

## 4. 现在症状

现在症状是指患者就诊时所感到的痛苦和不适。现在症是问诊的主要内容，是辨病、辨证的基本依据，因其内容重要，故将于本章第二节专门讨论。

### （四）既往史

既往史是指患者平素健康状况和既往患病情况，又称过去病史。

#### 1. 平素健康状况

患者既往的健康状况与当前疾病可能有一定联系，故可作为分析判断病情的参考依据。如素体健壮者，现患疾病多属实证；素体虚弱者，现患疾病多属虚证；素体阴虚者，易感温燥之邪而多为热证；素体阳虚者，易受寒湿之邪而多为寒证等。

#### 2. 既往患病情况

既往患病情况，是指患者过去曾患疾病的情况。曾患过的疾病，可能与现患疾病有密切关系，因而对诊断当前疾病有一定的参考价值。如哮、喘、胸痹等病，虽经治疗后症状消失，但由于尚未根除，某些诱因可导致其旧病复发；儿童在水痘流行区域，出现一些类似水痘前驱症状，通过询问既往是否患过水痘，可作出鉴别诊断。

同时，询问既往史时，还应注意了解患者过去有无对某些药物或其他物品的过敏史、手术史、预防接种史等。

### （五）个人生活史

个人生活史包括个人的生活经历、饮食起居、精神情志及婚姻生育等。

#### 1. 生活经历

生活经历包括出生地、居住地及经历地。询问生活经历时，要特别注意某些地方病、传染病的流行区域和患者的居住环境与条件，以便判断现患疾病是否与此相关。

#### 2. 饮食起居

饮食起居包括平时的饮食嗜好与生活起居习惯等。饮食偏嗜与不良生活起居习惯可导致疾病的发生。如嗜食肥甘者，多病痰湿；偏食辛辣者，易患热证；贪食生冷者，可致寒证；饮食无节、嗜酒过度者，易患胃病、肝病等；好逸懒动者，气血易滞，易生痰湿；劳累过度、房事不节者，易耗伤精气，多患虚劳。

### 3. 精神情志

询问、了解患者平素的性格特征、疾病的发生变化与情志的关系等，有助于疾病的诊断与治疗。如患者平素性格内向，或忧思恼怒者，易患郁证；若病起于情志刺激者，多出现肝气郁结、肝郁化火等证候表现，对于这类病证在药物治疗的同时，还应辅以思想开导等心理治疗。

### 4. 婚姻生育

对成年男女应询问其是否结婚、结婚年龄、有无生育、配偶健康状况以及有无传染病、遗传病等。对女性患者尤其要询问初潮年龄、绝经年龄、月经周期、行经天数，月经和带下的量、色、质等情况。对已婚妇女还应询问妊娠次数、生产胎数，以及有无流产、早产和难产等。

### （六）家族史

家族史主要询问与患者有血缘关系的直系亲属（如父母、兄弟姐妹、子女等）的健康与患病情况，必要时应注意询问直系亲属的死亡原因。询问家族史，有助于某些遗传病和传染病的诊断。

## 三、问现在症

问现在症是询问患者就诊时所感受到的所有痛苦和不适，以及与病情相关的全身情况。

现在症是当前病理变化的反映，是医生诊病、辨证的首要依据。因此，询问现在症是问诊的主要内容，为历代医家所重视。

由于现在症的内容涉及范围广泛，明代医学家张景岳在总结前人问诊经验的基础上，编成《十问篇》，清代陈修园将其略做修改，编成《十问歌》，即"一问寒热二问汗，三问头身四问便，五问饮食六胸腹，七聋八渴俱当辨，九问旧病十问因，再兼服药参机变，妇女尤必问经期，迟速闭崩皆可见，再添片语告儿科，天花麻疹全占验。"《十问歌》的内容言简意赅，目前仍具有一定的指导意义，但在临床实际运用时，要根据患者的具体病情，灵活而有主次地进行询问，不能千篇一律地机械套问。

### （一）问寒热

指询问患者有无怕冷或发热的感觉。寒与热是临床最常见症状之一，为问诊的重点内容。

"寒"指患者自觉怕冷的感觉。由于病因、病机的不同，又常将其分为四种，即恶风、恶寒、畏寒和寒战。恶风，是指患者遇风觉冷，避之可缓；恶寒，是指患者自觉怕冷，添衣加被或近火取暖仍不能缓解；畏寒，是指患者自觉怕冷，添衣加被或近火取暖能够缓解。寒战是指恶寒严重，而伴有全身发抖。

"热"指发热，包括患者体温升高，或体温正常而患者自觉全身或局部发热。

寒与热的产生，主要取决于病邪的性质和机体阴阳的盛衰两个方面。寒为阴邪，其性清冷，故寒邪致病多见怕冷；热为阳邪，其性炎热，故热邪致病多见发热。阳盛则热，阴盛则寒，阴虚则热，阳虚则寒。所以，询问患者怕冷与发热的情况，可作为辨别病邪性质和机体阴阳盛衰的重要依据。临床有恶寒发热、但寒不热、但热不寒、寒热往来四种类型。

*1. 恶寒发热*

指患者恶寒与发热同时出现，是表证的特征性症状，是诊断表证的重要依据。外邪侵袭肌表，卫阳被遏，肌腠失于温煦则恶寒；邪气外束，腠理闭塞，卫阳失宣，则郁而发热。邪正相争，恶寒与发热并见。外邪袭表，无论是否发热，恶寒为必有之症，故古人有"有一分恶寒，便有一分表证"的说法。

由于感受外邪性质的不同，寒热症状可有轻重之别。临床上常见以下三种类型。

（1）恶寒重发热轻　指患者感觉怕冷明显，并有轻微发热的症状。由外感风寒邪气所致，是风寒表证的特征。

（2）发热重恶寒轻　指患者自觉发热较重，同时又有轻微怕冷的症状。由外感风热邪气所致，是风热表证的特征。

（3）发热轻而恶风　指患者自觉有轻微发热，并有恶风的症状。由外感风邪所致，是伤风表证的特征。

外感表证的寒热轻重，不仅与感受病邪的性质有关，还与邪正的盛衰密切相关。一般情况下，邪正俱盛者，则恶寒发热俱重；邪轻正衰者，恶寒发热均轻；邪盛正衰者，则恶寒重而发热轻。

*2. 但寒不热*

指患者只感怕冷而不觉发热的症状，是里寒证的特征。根据发病的缓急和病程的长短，临床上常见以下两种类型：

（1）新病恶寒　指患者病初即感觉怕冷而体温不高的症状。多伴见脘腹或其他局部冷痛剧烈，或四肢不温，或呕吐泄泻，或咳喘痰鸣，脉沉紧等症，多见于里实寒证。多因寒邪直中脏腑、经络，郁遏阳气，肌体失于温煦所致。另外，表寒证初期也可见但寒不热，旋即恶寒发热并见，此当仔细分辨。

（2）久病畏寒　指患者经常怕冷，得温可缓的症状。常兼面色㿠白，舌淡胖嫩，脉弱等症，多见于里虚寒证。因阳气虚衰，形体失于温煦所致。

**3. 但热不寒**

指患者只觉发热而无怕冷感觉。根据发热的轻重、时间、特点等，临床上常见以下三种类型：

（1）壮热　指高热（体温在39℃以上）持续不退，不恶寒反恶热的症状。常兼满面通红、口大渴、大汗出、脉洪大、舌红苔黄等症。多因外邪入里化热，正邪相搏，阳热内盛，蒸达于外所致，多属里实热证。常见于伤寒阳明经证或温病气分证。

（2）潮热　指按时发热，或按时热势加重，如潮汐之有定时。

①阳明潮热：日晡（下午3～5时，即申时）发热明显，热势较高，亦称为日晡潮热。兼见口渴饮冷、腹满硬痛、大便秘结、舌红苔黄燥等症。多因胃肠燥热内结所致，常见于伤寒阳明腑实证。

②阴虚潮热：午后和夜间低热，兼见颧红、盗汗、五心烦热（即胸中烦、手足心发热而喜就凉处）或骨蒸潮热（感觉有热自骨内向外透发者）等症，多属阴虚火旺所致。

③湿温潮热：午后热甚，兼见身热不扬（即肌肤初扪之不觉很热，但扪之稍久即感灼手）、脘痞身重、舌红苔腻等症。是湿热证特有的一种热型，因湿遏热伏所致，常见于湿温病。

此外，发热以夜间为甚者，称为身热夜甚，温病见之多为热入营分，耗伤营阴的表现。

（3）微热　指轻微发热，体温一般在38℃以下，或仅自觉发热。发热时间一般较长，病因病机较为复杂。常见于温病后期和某些内伤杂病。

①气虚发热：长期微热，劳累则甚，兼倦怠乏力、少气、自汗等症。

②阴虚发热：长期低热，兼颧红、五心烦热等症。

③气郁发热：每因情志不舒而时有微热，兼胸闷、急躁易怒等症。

④小儿夏季热：小儿于夏季气候炎热时长期发热，兼有烦渴、多尿、无汗等症，至秋凉可自愈，多属气阴两虚。

### 4. 寒热往来

指恶寒与发热交替发作的症状，是正邪相争，互为进退的病理反映，常见于伤寒少阳病，或疟疾，为邪在半表半里的特征。

若患者恶寒与发热交替出现，一日多次，发无规律，多为伤寒病邪侵入少阳，正邪相争，正胜则发热，邪胜则恶寒，故恶寒与发热交替发作，发无定时。

如果患者恶寒战栗与高热交替发作，每日或二三日发作一次，发有定时的症状，常见于疟疾病。其特点是发作时先出现恶寒战栗，痛苦非常，伴有剧烈头痛，然后又出现发热较甚，热后大汗出，口渴引饮而热退。寒热的表现多样，故在问寒热时首先应该询问患者有无怕冷或发热的症状。如有，则要进一步询问怕冷与发热出现的时间，以及寒热的新久、轻重、持续的长短、特点、兼症等。

### （二）问汗

汗是阳气蒸化津液经玄府达于体表而成。故《素问·阴阳别论》说："阳加于阴谓之汗。"正常的汗出有调和营卫、调节体温、滋润皮肤的作用。正常人在体力活动、进食辛辣、气候炎热、衣被过厚、情绪激动等情况下容易出汗，属于生理现象，不属病态。

若当汗出而无汗，不当汗出而多汗，或仅见身体的某一局部汗出，均属病理现象。询问患者汗出的异常情况，对于判断病邪的性质和机体阴阳的盛衰有着重要的意义。

询问时，应首先询问患者汗出与否。若有汗，则应进一步询问汗出的时间、多少、部位及其主要兼症等；若无汗，则应重点询问其兼症，以进一步明确诊断。

### 1. 有汗无汗

在疾病过程中，特别是外感病，汗的有无，是判断病邪性质和卫阳盛衰的重要依据。

（1）无汗　病理性无汗有表证、里证之分。表证无汗，若兼见恶寒重发热轻者，多属风寒表证。里证无汗，若兼见口不甚渴，舌绛而干者，多因阴津亏虚、化汗乏源所致；若兼见面唇色淡，舌色淡白，多为血虚，化源不足所致；若兼见畏寒乏力，舌淡苔白者，多因阳气亏虚，无力化汗所致。

（2）有汗　病理性有汗亦有表证、里证之分。表证有汗，若兼见发热恶寒、咽痛鼻塞，多见于风热表证；若兼见恶风、脉浮缓，多见于风邪犯表证。里证有汗，若兼见身热面赤，口渴饮冷者，多见于里热证；亦可见于里虚证，如阳气亏虚，肌表不固，或阴虚内热，蒸津外泄所致。

### 2.特殊汗出

指具有某些特征的病理性汗出，见于里证。主要有下列五种。

（1）自汗　指醒时经常汗出，活动后尤甚的症状。常兼见神疲乏力、少气懒言或畏寒肢冷等症状，多见于气虚证或阳虚证。

（2）盗汗　指睡时汗出，醒则汗止的症状。常兼见潮热，舌红苔少，脉细数等症状，多见于阴虚证。若气阴两虚者，常自汗、盗汗并见。

（3）绝汗　指在病情危重的情况下，出现大汗不止的症状。常是亡阳或亡阴的表现，属危重证候，故其汗出谓之绝汗，又称为脱汗。若病势危重，冷汗淋漓如水，伴见面色苍白、肢冷脉微者，属亡阳之汗，为阳气亡脱、津随气泄之危象。若病势危重，汗热而黏如油，伴见烦躁口渴、脉细数或疾者，属亡阴之汗，为枯竭之阴津外泄之危象。

（4）战汗　指患者先恶寒战栗而后汗出的症状。常见于外感热病或伤寒邪正剧烈斗争的阶段，是疾病发展的转折点。若汗出热退，脉静身凉，提示邪去正复，疾病向愈；若汗出而身热不退，烦躁不安，脉来急疾，提示邪盛正衰，病情恶化。

（5）黄汗　指汗出沾衣，色如黄柏汁的症状。多见于腋窝部，多因风湿热邪交蒸所致。

### 3.局部汗出

身体某一部位的汗出，也是体内脏腑病变的反映。询问局部汗出的部位及其兼症，有助于病证的诊断。临床常见的局部汗出有以下几种：

（1）头汗　又称但头汗出。指汗出仅见于头部，或头颈部汗出量多的症状。若兼见心胸烦闷、口渴面赤，多因上焦热盛、迫津外泄所致；若兼见身重倦怠、胃脘痞满，多因中焦湿热蕴结、湿郁热蒸所致；若兼见四肢厥冷、气喘脉微，多因元气将脱、虚阳上越、津随阳泄所致。

（2）手足汗出 指手足心汗出的症状。手足心汗出量多，若兼见五心烦热，咽干口燥者，多因阴虚内热，迫津外泄；若兼见腹胀便秘，日晡潮热者，多因阳明燥热内结；若兼见口干欲饮，牙龈肿痛，肢体困重，便溏呕恶者，多因脾胃湿热内盛所致。

（3）心胸汗出 指心胸部易出汗或汗出过多的症状。多见于虚证。若兼见心悸、失眠、腹胀、便溏者，多为心脾两虚；若兼见心悸心烦、失眠、腰膝酸软者，多为心肾不交。

（4）半身汗出 指患者仅一侧身体汗出的症状。汗出常见于健侧，无汗的半身常是病变的部位，多见于痿病、中风及截瘫患者。多因风痰、痰瘀、风湿等阻滞经络，营卫不能周流，气血失和所致，故《素问·生气通天论》曰："汗出偏沮，使人偏枯。"

### （三）问疼痛

疼痛是临床上最常见的一种自觉症状，机体的各个部位皆可发生。疼痛有虚实之分。实证疼痛多因感受外邪，或气滞血瘀，或痰浊凝滞，或食积、虫积、结石等有形实邪阻滞脏腑、经络，气血运行不畅所致，即所谓的"不通则痛"。虚证疼痛多因气血不足或阴精亏损脏腑经络失养所致，即所谓"不荣则痛"。

问疼痛，应注意询问疼痛的部位、性质、程度、时间、喜恶及兼症等。

#### 1. 问疼痛的性质

询问疼痛的性质、特点，可以辨别疼痛的病因与病机。

（1）胀痛 指疼痛兼有胀闷感的症状，是气滞作痛的特点。常表现为部位不固定，受情绪波动影响，嗳气、矢气后减轻。如胸、胁、脘、腹胀痛，时发时止者，多是气滞为患。但头目胀痛，则多因肝火上炎或肝阳上亢所致。

（2）刺痛 指疼痛如针刺之状，是瘀血致痛的特点。常表现为部位比较固定，夜间尤甚，拒按，如胸、胁、脘、腹等部位刺痛，多是瘀血阻滞，血行不畅所致。

（3）窜痛 指疼痛部位走窜不定，或攻冲作痛的症状。如胸、胁、脘、腹等处的窜痛，多因气滞所致；肢体关节处的窜痛，又称"游走痛"，多见于痹症（行痹）。

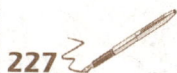

（4）固定痛　指疼痛部位固定不移的症状。若胸、胁、脘、腹等处固定作痛，多是瘀血为患；若四肢关节固定作痛，多因寒湿、湿热阻滞所致。

（5）冷痛　指疼痛有冷感而喜暖的症状。常见于腰脊、脘腹、四肢关节等处。因寒邪阻滞经络所致者，为实寒证；因阳气亏虚，脏腑、经络、肢体失于温煦所致者，为虚寒证。

（6）灼痛　指疼痛有灼热感而喜凉的症状。常见于咽喉、口舌、胸胁、脘腹、关节等处，属热证。常因火邪窜络，或阴虚火旺、组织被灼所致。

（7）绞痛　指痛势剧烈如刀绞的症状。多因有形实邪阻闭气机，或寒邪凝滞气机所致。如心脉痹阻引起的"真心痛"，结石阻滞胆管引起的上腹痛等，皆具有绞痛的特点。

（8）隐痛　指疼痛不剧烈，但绵绵不休的症状。多因阳气不足、精血亏虚，脏腑经络失养所致。常见于头部、胸胁、脘腹、腰背等部位。

（9）重痛　指疼痛兼有沉重感的症状。多因湿邪留滞筋肉、困阻气机所致。常见于头部、四肢、腰部以及全身。但头部重痛，亦可因肝阳上亢，气血上壅所致。

（10）酸痛　指疼痛兼有酸楚感的症状。多因湿邪侵袭肌肉关节，气血运行不畅所致。亦可因肾虚骨髓失养引起。常见于四肢、腰背的肌肉和关节等处。

（11）掣痛　指抽掣牵引作痛，由一处连及他处的症状。也称引痛、彻痛。多因筋脉失养，或筋脉阻滞不通所致。

（12）空痛　指疼痛兼有空虚感的症状。多因气血亏虚，精髓不足，组织器官失养所致。常见于头部、胃脘或小腹部等处。

一般而言，凡新病疼痛，痛势剧烈，持续不解，痛而拒按者，多属实证；久病疼痛，痛势较轻，时痛时止，痛而喜按者，多属虚证；冷痛喜温，痛处不温，遇寒痛剧者，属寒证；灼痛喜凉，痛处发热，遇寒觉舒者，属热证。

*2.* 问疼痛的部位

询问疼痛的部位，可以了解病变所在的脏腑、经络，对于诊断有重要的意义。

（1）头痛　指整个头部或头的某一部位（如前后、两侧及顶部等）疼痛的症状。根据头痛的部位，可确定病在何经。

前额连眉棱骨痛者，病在阳明经；后头连项痛者，病在太阳经；头两侧痛者，病在少阳经；巅顶痛者，病在厥阴经等。

头痛既有外感内伤之分，亦有虚实之别。凡外感风、寒、暑、湿、火邪或瘀血、痰浊、郁火、阳亢、癥积等所致者，多属实证；凡气血精髓亏虚，不能上荣于头所致者，多属虚证。临床应根据病史、兼症及头痛的性质，辨别头痛的原因。

（2）胸痛　指胸正中或一侧疼痛的症状。胸痛多与心肺病变有关。临床应根据胸痛的具体部位、性质和兼症进行诊断。

左胸心前区憋闷作痛，时痛时止，痛引肩臂者，多因痰、瘀等阻滞心脉所致，可见于胸痹等病。胸背彻痛剧烈，面色青灰，手足青至节者，多因心脉急骤闭塞不通所致，可见于厥心痛（真心痛）等病。胸痛，颧赤盗汗，午后潮热，咳痰带血者，多因肺阴亏虚，虚火灼伤肺络所致，可见于肺痨等病。胸痛，喘促鼻扇，壮热面赤者，多因热邪壅肺，可见于肺热病等病。胸痛，壮热，咳吐脓血腥臭痰者，多因痰热壅肺，腐肉成脓所致，可见于肺痈等病。胸胀痛、窜痛、太息易怒者，多因情志郁结不舒，胸中气机不利所致。胸部刺痛、固定不移者，多因跌打外伤，瘀血阻滞胸部脉络所致。胸肋软骨疼痛而局部高起，皮色不变，或沿肋骨相引掣痛者，多因气结痰凝血瘀，经气不和所致，可见于胁肋痛等病。

此外，肺癌、胸部外伤等，亦可导致胸部疼痛。

（3）胁痛　指胁的一侧或两侧疼痛的症状。胁痛多与肝胆病变有关。如肝郁气滞、肝胆湿热、肝胆火盛、肝阴亏虚及饮停胸胁，导致阻滞气机、经脉不利而引起胁痛。

（4）脘痛　指上腹中部剑突下，胃之所在部位疼痛的症状。胃失和降、气机不畅，则会导致胃脘痛。因寒、热、气滞、瘀血和食积所致者，属实证；因胃阴虚或胃阳不足，胃失所养引起者，属虚证。实证多在进食后疼痛加剧，虚证多在进食后疼痛缓解。胃脘冷痛剧烈、得热痛减者，多属寒邪犯胃；胃脘灼热疼痛、消谷善饥、口臭便秘者，多属胃火炽盛；胃脘胀痛、嗳气、郁怒则痛甚者，多属胃腑气滞；胃脘刺痛、痛有定处者，多属胃腑血瘀等。胃脘剧痛暴作，出现腹部板硬、压痛及反跳痛者，多因胃穿孔所致。胃脘疼痛失去规律，痛无休止而明显消瘦者，应考虑胃癌的可能。

（5）腹痛　指剑突下至耻骨毛际以上（胃脘所在部位除外）的腹部疼痛，或其中某一部位疼痛的症状。腹有大腹、小腹和少腹之分。脐以上为大腹，属脾胃；脐以下至耻骨毛际以上为小腹，属肾、膀胱、大小肠、胞宫；小腹两侧为少腹，是足厥阴肝经循行的部位。询问腹痛情况可以察知疾病所在的脏腑和病性的寒热虚实。

因寒、热、寒湿、湿热、气滞、瘀血、结石、虫积和食积等所致者，多属实证；因气虚、血虚、阳虚、阴虚所致者，多属虚证。但某些外科、妇科疾病所出现的疼痛，不能单纯以虚实概括之。

腹部持续性疼痛，阵发性加剧，伴腹胀、呕吐、便闭者，多见于肠痹或肠结，因肠道麻痹、梗阻、扭转或套叠，气机闭塞不通所致。

全腹痛，有压痛及反跳痛者，多因腹部脏器穿孔或热毒弥漫所致。

脐外侧及下腹部突然剧烈绞痛，向大腿内侧及阴部放射，尿血者，多系结石所致。妇女小腹及少腹部疼痛，常见于痛经、异位妊娠破裂等病。

另外，某些心肺病变可引起上腹部疼痛，肝肾病变可引起少腹部疼痛。

总之，腹痛病因复杂，涉及内、外、妇、儿各科，需要问诊与按诊相配合，首先查明疼痛的确切部位，判断出病变所在的脏腑，然后根据病史，结合疼痛的性质及兼症，确定疼痛的原因。

（6）背痛　背痛是指自觉背部疼痛的症状。背指躯干后部上平大椎、下至季肋的部位。背部中央为脊骨，脊骨内有髓，督脉贯脊行于正中，足太阳膀胱经分行夹于腰背两侧，其上有五脏六腑腧穴，两肩背部又是手三阳经分布之处。

脊痛不可俯仰者，多因寒湿阻滞或督脉损伤所致；背痛连项者，多因风寒客于太阳经腧所致；肩背痛，多因寒湿阻滞，经气不利所致。

（7）腰痛　指腰部两侧，或腰脊正中疼痛的症状。腰指躯干后部季肋以下、髂嵴以上的部位。腰部中间为脊骨，腰部两侧为肾所在部位，故称"腰为肾之府"，带脉横行环绕腰腹，总束阴阳诸经。

腰部经常绵绵作痛，酸软无力者，多因肾虚所致；腰部冷痛沉重，阴雨天加重，多因寒湿所致；腰部刺痛，或痛连下肢者，多因瘀血阻络或腰椎病变所致；腰部突然剧痛，向少腹部放射，尿血者，多因结石阻滞所致；腰痛连腹，绕如带状，多因带脉损伤所致。另外，骨痨、外伤亦可导致腰痛。临床应根据病史和疼痛的性质以确定引起腰痛的原因。

（8）四肢痛　指四肢的肌肉、筋脉和关节等部位疼痛的症状。多因风、寒、湿邪侵袭，或风湿郁而化热，或痰瘀、瘀热阻滞气血运行所致。亦可因脾胃虚损，水谷精微不能布达于四肢引起。若独见足跟痛或胫膝酸痛者，多因肾虚所致，常见于老年人或体弱者。

（9）周身疼痛　指头身、腰背及四肢等部位皆痛的症状。新病周身痛者，多属实证，以外感风寒、风湿或湿热疫毒所致者居多。久病卧床不起而周身痛者，多属虚证，常因气血亏虚，形体失养所致。临床应注意询问病史、疼痛的性质及其兼症，以确定疼痛的原因。

（四）问头身耳目胸腹不适

问头身耳目胸腹不适，是指询问周身各部，如头、耳目、胸胁、腹等处，除疼痛以外的其他症状。常见的不适症状有：头晕、目痛、目眩、目涩、雀目、耳鸣、耳聋、重听、胸闷、心悸怔忡、腹胀、麻木等。临床问诊时，要询问有无其他不适症状及症状产生有无明显诱因、持续时间长短、表现特点、主要兼症等。耳能闻声辨音，目能视物察色，均为身体的感觉器官。耳与目又分别与内脏、经络有密切联系。如肾开窍于耳，手足少阳经脉分布于耳，耳为宗脉之所聚；肝开窍于目，目为五脏六腑精气所注之处。所以，询问耳目情况，不仅可了解耳目局部有无病变，并且可帮助推断全身生理变化，以及肝、胆、肾、三焦和其他脏腑的病变。

1. 头晕

是指患者自觉视物昏花旋转，轻者闭目可缓解，重者感觉天旋地转，不能站立，闭目亦不能缓解。对本症的询问，应注意了解引发或加重本症的可能因素及兼有症状。如头晕而胀，烦躁易怒，舌红，脉弦数者，多为肝火上炎；头晕胀痛，耳鸣，腰膝酸软，舌红少苔，脉弦细，每因恼怒而加剧者，多为肝阳上亢；头晕面白，神疲体倦，舌淡，脉细，每因劳累而加重者，多为气血亏虚，营血不能上荣，清阳之气不升之故；头晕且重，如物裹缠，胸闷呕恶，舌苔白腻者，多为痰湿内阻，清阳不升所致；若外伤后头晕刺痛者，多属瘀血阻滞，脉络不通。

2. 眼部不适

（1）目痛　目痛而赤，属肝火上炎；目赤肿痛，羞明多眵，多属风热；目痛较剧，伴头痛，恶心呕吐，瞳孔散大，多是青光眼；目隐隐痛，时作时止，多为阴虚火旺。

（2）目眩　是指视物昏花迷乱，或眼前有黑花闪烁，流萤幻视的感觉。多因肝肾阴虚，肝阳上亢，肝血不足，或气血不足，目失所养而致。

（3）目涩　指眼目干燥涩滞，或似有异物入目等不适感觉。伴有目赤，流泪，多属肝火上炎所致。若伴久视加重，闭目静养减轻，多属血虚阴亏。

（4）雀目　一到黄昏视物不清，至天明视觉恢复正常的叫雀目，又称夜盲。多因肝血不足或肾阴损耗，目失所养而成。

### 3. 耳部不适

耳鸣、耳聋、重听都是听觉异常的症状。轻者为重听，重者为耳聋。耳鸣、耳聋可单独出现，也可同时并见，耳聋常由耳鸣发展而来，诚如《医学入门》所说："耳鸣乃是聋之渐也。"二者症状虽有不同，但病因病机基本一致。临床应注意询问其特点、新久、程度及兼症等，作为辨证的依据。

（1）耳鸣　患者自觉耳内鸣响，如闻蝉鸣或潮水声，或左或右，或两侧同时鸣响，或时发时止，或持续不停，称为耳鸣。临床有虚实之分，若暴起耳鸣声大，用手按而鸣声不减，属实证，多因肝胆火盛所致；渐觉耳鸣，声音细小，以手按之，鸣声减轻，属虚证，多由肾虚精亏，髓海不充，耳失所养而成。

（2）耳聋　即患者听觉丧失的症状，常由耳鸣发展而成。新病突发耳聋多属实证，因邪气蒙蔽清窍，清窍失养所致，渐聋多属虚证，多因脏腑虚损而成。一般而言，虚证多而实证少，实证易治，虚证难治。

（3）重听　指听力下降、听音失真的表现。多因肾虚或风邪外入所致。

### 4. 胸闷

胸部有堵塞不畅，满闷不舒的感觉，称为胸闷，亦称"胸痞""胸满"，多因胸部气机不畅所致。由于可造成胸部气机不畅的原因很多，因此，胸闷一症可出现于多种病证之中。

### 5. 心悸怔忡

在正常的条件下，患者即自觉心跳异常，心慌不安，不能自主，称为心悸。心悸多为自发，惊悸多因惊而悸。怔忡是心悸与惊悸的进一步发展，心中悸动较剧、持续时间较长，病情较重。引起心悸的原因很多，主要是造成心神浮动所致。如心阳亏虚，鼓动乏力；气血不足，心失所养；阴虚火旺，心神被扰；水饮内停，上犯凌心；痰浊阻滞，心气不调；气滞血瘀，扰动心神等皆可使心神不宁而出现心悸、惊悸或怔忡的症状。

### 6. 腹胀

是指腹部饱胀，满闷，如有物支撑的感觉，或有腹部增大的表现。引起腹胀的病因很多，其证有虚、有实、有寒、有热。其病机以气机不畅为主，虚则气不运，实则气郁滞。实证可见于寒湿犯胃，阳明腑实、食积胃肠、肝气郁滞、痰饮内停等证。虚证多见脾虚。腹部的范围较广，不同部位之腹胀揭示不同病变。如上腹部胀，多属脾胃病变，小腹部胀，多属膀胱病变，胁下部胀，多属肝胆病变。若腹胀如鼓，皮色苍黄，腹壁青筋暴露者，称为臌胀，多因酒食不节，或情志所伤，或虫积血癥，致使肝、脾、肾功能失常，气、血、水互结，聚于腹内而成。

### 7. 麻木

是指知觉减弱或消失的一种病证，多见于头面四肢部。可因气血不足或风痰湿邪阻络、气滞血瘀等引起，其主要病机为经脉失去气血营养所致。

#### （五）问饮食与口味

问饮食与口味包括询问口渴、饮水、进食、口味几个方面。应注意有无口渴、饮水多少、喜冷喜热、食欲情况、食量多少，食物的喜恶、口中有无异常的味觉和气味等情况。

### 1. 问口渴与饮水

口渴是临床常见的一个自觉症状。饮水是人体内津液的主要来源，口渴与否、饮水多少与机体内津液的盈亏、输布情况和阴阳的盛衰有着密切关系，故询问患者口渴与饮水的情况，可以了解患者津液的盛衰和输布障碍，以及病性的寒热虚实。如《景岳全书·传忠录》说："渴与不渴，可以察里证之寒热，而虚实之辨亦从以见。"临床上应根据口渴的特点，饮水的多少和有关兼症来加以辨证分析。

（1）口不渴　为津液未伤，见于寒证或无明显热邪之证。

（2）口渴　口渴总由津液不足或输布障碍所致。临床可见如下情况。

①口渴多饮：即患者口渴明显，饮水量多，是津液大伤的表现。多见于实热证，消渴病及汗吐下后。

②渴不多饮：即患者虽有口干或口渴感觉，但又不想喝水或饮水不多。是津液轻度损伤或津液输布障碍的表现。可见于阴虚、湿热、痰饮、瘀血等证。

临床上口渴与饮水的辨证应根据口渴的特点、饮水的多少和有关兼症来加以综合分析。

*2. 问食欲与食量*

《灵枢·海论》说："胃者，水谷之海"。胃主受纳、腐熟水谷，脾主运化、转输水谷精微，两者为后天之本。人的饮食情况与脾胃功能的正常与否关系非常密切。又人以胃气为本，胃气的有无直接关系到疾病的轻重和转归。所以，询问患者的食欲和食量情况，可以了解脾胃功能的强弱、判断疾病的轻重和估计预后的好坏。询问患者的食欲和食量情况，要结合有关兼症加以辨证分析。询问患者的食欲与食量，可以判断患者脾胃功能的强弱，疾病的轻重及预后。

（1）食欲减退与厌食　食欲减退，又称"纳呆"，"纳少"，即患者不思进食。厌食又称恶食即厌恶食物。不思饮食与厌恶食物，大体上有两种情况，一是不知饥饿、不欲食，二是虽饥亦不欲食或厌恶食物。两者病机均属脾胃不和、消化吸收功能减弱所致。

①食欲减退：患者不欲食，食量减少，多见于脾胃气虚、湿邪困脾等证。

②厌食：多因伤食而致。若妇女妊娠初期，厌食呕吐者，为妊娠恶阻。

（2）饥不欲食　是患者感觉饥饿而又不想进食，或进食很少，亦属食欲减退范畴。可见于胃阴不足证。

（3）多食易饥　是患者食欲亢进，食量较多，食后不久即感饥饿，又称"消谷善饥"，临床多伴有身体逐渐消瘦等症状。可见于胃火亢盛、胃强脾弱等证，亦可见于消渴病。多由胃的腐熟太过而致。

（4）偏嗜　是指嗜食某种食物或某种异物。其中偏嗜异物者，又称异嗜，若小儿异嗜，喜吃泥土、生米等异物，多属虫积。若妇女已婚停经而嗜食酸味，多为妊娠。询问食欲与食量时，还应注意进食情况如何。如患者喜进热食，多属寒证；喜进冷食多属热证。进食后病情稍安，多属虚证；进食后病情加重，多属实证或虚中夹实证。疾病过程中，食欲渐复，表示胃气渐复，预后良好；反之，食欲渐退，食量渐减，表示胃气渐衰，预后多不良。若病重不能食，突然暴食，食量较多，是脾胃之气将绝的危象，称"除中"。实际上是中气衰败，死亡前兆，属"回光返照"的一种表现。

### 3. 问口味

口味，是指患者口中的异常味觉。口淡乏味，多因脾胃气虚而致。

口甜，多见于脾胃湿热证。口黏腻，多属湿困脾胃。口中泛酸，可见于肝胆蕴热证。若口中酸腐，多见于伤食证。口苦，属热证的表现，可见于火邪为病和肝胆郁热之证。口咸，多属肾病及寒证。

### （六）问二便

水谷经胃之腐熟，脾之运化，升清降浊，浊者经大肠传化而成粪便排出。故问大便可了解脾、胃、大肠的病变。另外，脾胃的功能还需肾阳的温煦，所以从大便的情况，还能了解肾脏的盛衰。水液经脾之运化，肺之宣降，肾与膀胱的气化，才能变化为尿排出体外。故问小便可了解肺、脾、肾、膀胱等脏腑的病变。

问二便，是询问患者大小便的有关情况，如大小便的性状、颜色、气味、便量多少、排便的时间、两次排便的间隔时间、排便时的感觉及排便时伴随症状等。询问二便的情况可以判断机体消化功能的强弱，津液代谢的状况，同时也是辨别疾病的寒热虚实性质的重要依据。有关二便的性状、颜色、气味等内容，已分别在望诊、闻诊中叙述。这里介绍二便的次数、量的多少、排便时的异常感觉及排便时间等。

### 1. 问大便

健康人一般一日或两日大便一次，为黄色成形软便，排便顺利通畅，内无脓血、黏液和未消化的食物。大便改变包括了排便次数、大便色质、排便感觉等异常。

（1）便次异常　便次异常，是排便次数增多或减少，超过了正常范围，有便秘与泄泻之分。

①便秘：即大便秘结。指排便时间延长，便次减少，便质干燥，或时间虽不延长但排便困难。其病机总由大肠传导功能失常所致，有虚实之分，实证多由热邪内结或寒邪凝滞大肠所致，虚证多由气虚、阳虚、阴血津液亏虚等引起。

②泄泻：即大便稀软不成形，甚则呈水样，排便间隔时间缩短，便次增多。可有虚实之分，实证可由寒湿、湿热、食积或肝郁气滞等引起，虚证可由脾虚、肾阳虚等引起。

（2）便色异常　指大便颜色的改变。

①大便黄褐如糜而臭：大便黄褐而臭，兼发热，腹痛腹胀，口渴，舌苔黄腻者，属大肠湿热。

②大便灰白：大便颜色灰白如陶土，溏结不调者，见于黄疸。乃肝胆疏泄失职，胆汁不能正常排泄所致。

③大便有黏冻、脓血：指大便脓血并见，或伴有粘液的症状，亦称为"下利赤白"，多见于痢疾。此外，肠癌患者也可见大便脓血的症状。

（3）便质异常　指大便质地的改变。

①完谷不化：指大便中夹有很多未被消化的食物，多属脾肾阳虚或伤食。

②溏结不调：指大便时稀时干，粪质难以正常者，多因肝郁或脾虚所致。

③便血：指便中带血，为胃肠血络受伤的表现，有远血和近血之分。胃、食道等离肛门较远的部位出血，为远血，多由脾虚不能统摄血液，或瘀阻胃络所致；直肠或肛门附近的出血，为近血，多由大肠湿热，或大肠风燥，伤及血络所致。

（4）排便感觉异常　排便感觉异常，是指排便时有明显不适感觉，病因病机不同，产生的感觉亦不同。

①肛门灼热：是指排便时肛门有烧灼感。其病机由大肠湿热蕴结而致。可见于湿热泄泻、暑湿泄泻等证。

②排便不爽：即腹痛且排便不通畅爽快，而有滞涩难尽之感。多由肠道气机不畅所致。可见于肝郁犯脾、伤食泄泻、大肠湿热等证。

③里急后重：即腹痛窘迫，时时欲泻，肛门重坠，便出不爽。常见于痢疾，多因湿热之邪内阻，肠道气滞所致。

④滑泻失禁：即久泻不愈，大便不能控制，呈滑出之状，又称"滑泻"。多因脾肾阳气虚衰，肛门失约而致。

⑤肛门气坠：即肛门有重坠向下之感，甚则肛欲脱出。多因脾气虚衰，中气下陷而致。

2. 问小便

健康人在一般情况下，一昼夜排尿量为1000～1800mL，尿次白天3～5次，夜间0～1次。排尿次数、尿量，可受饮水、气温、出汗、年龄等因素的影响而略有不同。小便改变包括了尿量、尿次、色质及排尿感异常等几方面。

（1）尿量异常　尿量异常，是指昼夜尿量过多或过少，超出正常范围。

①尿量增多：多因寒凝气机，水气不化，或肾阳虚衰，阳不化气，水液外泄而量多。可见于虚寒证、和消渴患者。

②尿量减少：可因机体津液亏乏，尿液化源不足或尿道阻滞或阳气虚衰，气化无权，水湿不能下入膀胱而泛溢于肌肤而致。可见于实热证、汗吐下证、水肿病等病证之中。

（2）尿次异常

①小便频数：指排尿次数增多，时欲小便。多因下焦湿热膀胱气化失司，或肾阳虚衰、肾气不固，膀胱失约等引起。

②癃闭：小便不畅，点滴而出为癃，小便不通，点滴不出为闭，一般多统称为癃闭。病机有虚有实。实者多为湿热蕴结、肝气郁结或瘀血、结石阻塞尿道而致。虚者多为年老气虚，肾阳虚衰，膀胱气化不利而致。

（3）尿色质异常

①小便清长：指小便色清量多，见于寒证。

②小便短黄：小便色黄而短少，多属热证。

③尿中带血：指小便色赤，混有血液，甚至血块的症状。多因热伤膀胱血络，或心火亢盛移热小肠，或脾不统血，或肾气不固所致

④小便混浊：指小便混浊，如膏脂或米泔的症状。可由湿热下注膀胱，或中气下陷所致。

⑤尿中有砂石：尿中夹有砂石，兼见小便短赤疼痛，或有尿血，属石淋。因湿热内蕴膀胱所致。

（4）排尿感异常

①小便涩痛：即排尿不畅，且伴有急迫灼热疼痛感，多为湿热流入膀胱，灼伤经脉，气机不畅而致，可见于淋证。

②余沥不尽：即小便后点滴不尽，多为肾阳虚、肾气不固所致。

③小便失禁：是指小便不能随意识控制而自行遗出。多为肾气不足，或尿路损伤，或湿热，或瘀血，膀胱失约所致。若患者神志昏迷，而小便自遗，则病情危重。

④遗尿：是指睡眠中小便自行排出，俗称尿床。多见于3岁以上儿童或老年人。可见于禀赋不足，肾气不充，或肾气亏虚，膀胱失约。

### （七）问睡眠

睡眠是人体为了适应自然界昼夜节律性变化，维持体内阴阳的协调平衡的重要生理活动。在正常情况下，卫气昼行于阳经，阳气盛则醒；夜行于阴经，阴气盛则眠。即如《灵枢·口问》所说："阳气尽，阴气盛，则目瞑；阴气尽而阳气盛，则寤矣。"睡眠除与人体卫气循行和阴阳盛衰相关外，还与气血的盈亏及心肾功能相关。通过询问睡眠时间的长短、入睡难易、有无多梦等情况，便可了解机体阴阳气血的盛衰、心肾等脏腑功能的强弱。临床常见的睡眠失常有失眠、嗜睡。

**1. 失眠**

又称"不寐""不得眠"，是指经常不易入睡，或睡而易醒，不易再睡，或睡而不酣，易于惊醒，甚至彻夜不眠的表现。其病机主要是机体阴阳平衡失调，阴虚阳盛，阳不入阴，神不守舍，心神不安。

气血不足，神失所养；阴虚阳亢，虚热内生；肾水不足，心火亢盛等皆可扰动心神，导致失眠，属虚证；痰火、食积、瘀血等邪上扰心神，亦可出现失眠，属实证。

**2. 嗜睡**

又称多眠，是指神疲困倦，睡意很浓，经常不自主地入睡。嗜睡多因机体阴阳平衡失调，阳虚阴盛所致。

嗜睡可见于湿邪困脾、脾气虚弱等证。湿邪困阻，清阳不升；脾气虚弱，中气不足，不能上荣，皆可使精明之府失于清阳之荣，故出现嗜睡。如若心肾阳衰，阴寒内盛神气不振，可出现似睡非睡的但欲寐。可见于心肾阳衰证。大病之后，精神疲惫而嗜睡，是正气未复的表现。

### （八）问妇女（经带、妊娠）

妇女有月经、带下、妊娠、产育等生理特点，发生疾病时，常能引起上述方面的病理改变。因此，对青春期开始之后的女性患者，除了一般的问诊内容外，还应注意询问其经、带下等情况，作为妇科或其他疾病的诊断与辨证依据。

**1. 问月经**

月经是发育成熟妇女所特有的一种生理现象，《素问·上古天真论》认为女子"二七而天癸至，任脉通，太冲脉盛，月事以时下"。因每月有规律地来潮，故又称为月信、信水等。月经的正常情况是：初潮年龄为 13 ～ 15 岁，周期为 28 天左右，持续时间为 3 ～ 5 天，经色正红无块，在妊娠期及哺乳期月经不来潮，绝经期年龄在 49 岁左右。应注意询问月经的周期，行经的天数，月经的量、色、质、有无闭经或行经腹痛等表现。

（1）经期　即月经的周期，是指每次月经相隔的时间，正常为 28 ～ 32 天。经期异常主要表现为月经先期、月经后期和月经先后不定期。

①月经先期：连续两个月，月经周期提前 7 天以上，称为月经先期。多因血热妄行、或气虚不摄而致。

②月经后期：连续两个月，月经周期推后 7 天以上，称月经后期。多因血寒、血虚、血瘀而致。

③月经先后不定期：连续两个月，月经时而提前或时而推后，达 7 天以上者，称为月经先后不定期，又称月经紊乱。多因情志不舒，肝气郁结，失于条达，气机逆乱，或者脾肾虚衰，气血不足，冲任失调，或瘀血内阻，气血不畅，经期错乱，故月经先后不定期。

（2）经量　月经的出血量，称为经量，正常为 50mL 左右，可略有差异。经量的异常主要表现为月经过多和月经过少。

①月经过多：每次月经血较常量明显增多，称为月经过多。多因血热妄行，瘀血内阻，气虚不摄而致。

②月经量少：每次月经血量较常量明显减少，甚或点滴即净，称为月经过少。多因寒凝，经血不至，或血虚，经血化源不足，或血瘀，经行不畅而致。

（3）崩漏　指妇女非正常行经期间的阴道出血，临床以气虚、血热、血瘀为多见。

（4）经闭　行经年龄女性，月经未来潮，或来而中止，停经 3 个月以上，又未妊娠者，称闭经或经闭。经闭是由多种原因造成的，其病机总不外经络不通，经血闭塞，或血虚血枯，经血失其源泉，闭而不行。闭经应注意与妊娠期、哺乳期、绝经期等生理性闭经，或者青春期、更年期，因情绪、环境改变而致一时性闭经及暗经加以区别。

（5）痛经　是在月经期，或行经前后，出现小腹部疼痛的症状。多因胞脉不利，气血运行不畅，或胞脉失养所致。可见于寒凝、气滞血瘀、气血亏虚等症。

### 2. 问带下

在正常情况下，妇女可有少量白带分泌，凡带下色白而清稀、无臭，多属虚证、寒证。若带下量多、淋漓不断，或色质改变，或有臭味，即为带下病。若带下色白、量多、质清稀、无臭味者，称为白带，属寒湿，是脾虚不运、寒湿下注所致。若带下色黄、量多、质黏稠、味臭秽者，称为黄带，属湿热，是由湿郁化热、湿热下注所致。若带下色红黏稠、或赤白相间、微有臭味者，称为赤带，多因情志不舒、肝郁化热、损伤胞络所致。若绝经期后仍见赤带淋漓不断者，可以由癌症引起，应及早做专科检查，以防延误病情。

此外，成年女性还应注意询问其是否结婚，结婚年龄、妊娠次数、生产胎数，以及有无流产、早产、难产等。

### （九）问小儿

根据小儿脏腑娇嫩、发育迅速的生理特点和发病较快、变化迅速、易虚易实的病理特点，临床进行儿科问诊时，除询问一般内容外，还需结合小儿的特点，重点询问以下内容：

#### 1. 问出生前后情况

根据问出生前后情况，应视小儿年龄阶段的不同，询问的内容有所侧重。

新生儿（出生后至1个月）的疾病多与先天因素或分娩情况有关，应着重询问妊娠期及产育期母亲的营养健康状况，有何疾病，曾服何药，分娩时是否难产、早产等，以了解小儿的先天情况。

婴幼儿（1个月至3周岁）发育较快，应重点询问喂养方法及坐、爬、立、走、出牙、学语的迟早情况，从而了解小儿后天营养状况和生长发育是否正常，为这一年龄段常患的营养不良、呕吐、腹泻及"五迟""五软"等病的诊断提供依据。

#### 2. 问预防接种、传染病史

小儿6个月至5周岁之间，从母体获得的先天免疫力逐渐消失，而后天的免疫功能尚未形成，故易感染水痘麻疹等急性传染病。预防接种可帮助小儿建立免疫功能，以减少感染发病。例如，某些传染病，如麻疹，常可获得终身免疫力。密切接触传染病患者如水痘及某些肝病等，常可引起小儿感染发病。另外，某些疾病如梅毒、艾滋病、病毒性肝炎等可由母婴传播而使小儿染病。

### 3. 问发病原因

由于小儿脏腑娇嫩，抵抗力弱，调节功能低下，易受气候及环境影响，感受六淫之邪而导致外感病，出现发热恶寒、咳嗽、咽痛等症；小儿脾胃薄弱，消化力差，极易伤食，出现呕吐、泄泻等症；婴幼儿脑神经发育不完善，易受惊吓，而见哭闹、惊风等症。

此外，还应询问小儿家族遗传病史。

# 第四节 切 诊

切诊是医生用手指或手掌对患者的某些部位进行触、摸、按、压，从而了解病情，诊察疾病的方法。切诊作为中医四诊之一，在获取健康与疾病相关信息方面，有着十分重要的作用，主要包括脉诊和按诊两个部分。

## 一、脉诊

脉诊又称切脉、按脉、持脉、把脉、候脉、摸脉等，是医者运用手指对患者身体某些特定部位的浅表动脉进行切按，体验脉动应指的形象，以了解身体状况，辨别病证的一种诊察方法，具有辨别疾病的病位和病性、分析疾病的病因和病机以及判断疾病的进退和预后作用，是中医最具特色的诊断方法之一。

### （一）脉诊原理

脉象是手指感觉脉搏跳动的形象，或称为脉动应指的形象，能够反映全身脏腑功能、气血、阴阳的综合信息。脉象的产生，与心脏的搏动、心气的盛衰、脉管的通利和气血的盈亏及各脏腑的协调作用直接相关。

### 1. 心脏搏动是形成脉象的主要动力

心主血脉，心脏一缩一张有节律地搏动，推动血液在脉管中运行，使气血流布全身。同时，亦使脉管随之产生有节律的搏动，形成"脉搏"。心血和心阴是心脏生理功能活动的物质基础，心气和心阳主导心脏的功能活动。心阴心阳的协调，是维持脉搏正常的基本条件。脉是气血运行的通道，脉管兼具有约束、控制和推进血液沿着脉管运行的作用。脉管自身弹性所产生的舒缩功能，也是产生脉搏的重要条件。

## 2. 气血运行是形成脉象的基础

气、血是构成人体组织和维持生命活动的基本物质。脉道必赖血液以充盈，因而血液的盈亏，直接关系到脉象的大小；气属阳主动，气为血帅，血液的运行全赖于气的推动，脉的壅遏营气有赖于气的固摄，心搏的强弱和节律亦赖气的调节，因此，气的作用对脉象的影响更为重大。脉象在一定程度上可反映气血的状况。

## 3. 脏腑协同是脉象正常的前提

脉象的形成不仅与心、脉、气、血有关，同时与脏腑的整体功能活动亦有密切关系。肺脏参与宗气的生成而调节全身气血的运行，即具有助心行血的功能；脾胃为"后天之本"，气血生化之源。气血的盛衰和水谷精微的多寡，表现为脉之"胃气"的多少；脾主统血，可裹护血液在脉道内运行而不溢出脉外；肝藏血，主疏泄，既能调节血量，又可使气血调畅，经脉通利；肾为元气之根，是脏腑功能的动力源泉，亦是全身阴阳的根本。肾气充盛则脉搏重按不绝，尺脉有力，是谓"有根"。可见，正常脉象的形成，有赖于脏腑整体功能的协同、配合。

### （二）诊脉的部位

#### 1. 遍诊法

遍诊法又称三部九候诊法，出自《素问·三部九候论》。是遍诊上、中、下三部有关的动脉，以判断病情的一种诊脉方法。上为头部、中为手部、下为足部。上、中、下三部又各分为天、地、人三候，三三合而为九，故称为三部九候诊法（图9-1）。

#### 2. 三部诊法

三部诊法，见于汉·张仲景《伤寒杂病论》，即诊人迎、寸口、跌阳三脉。其中诊寸口脉候脏腑病变，诊人迎、跌阳脉分候胃气。也有去跌阳加诊太溪以候肾气者。（图9-2，9-3，9-4，9-5）现在这种方法多在切两手寸口无脉或观察危重患者时运用。

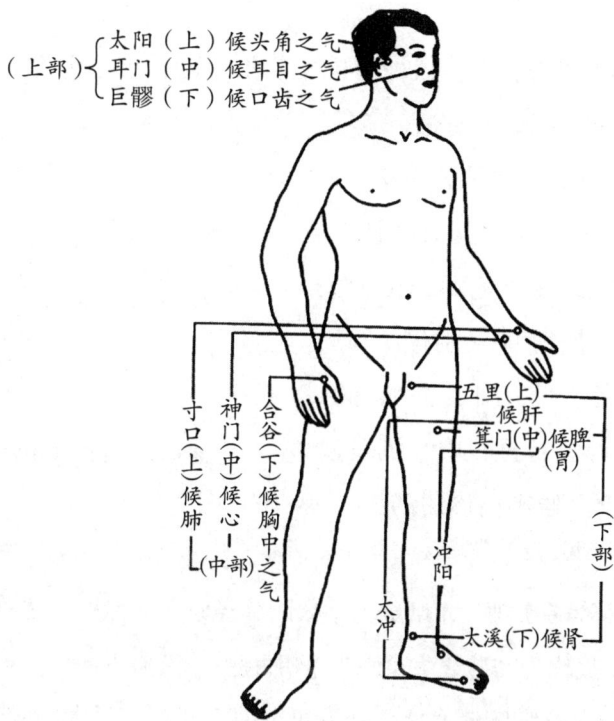

图 9-1　三部九候诊法示意图

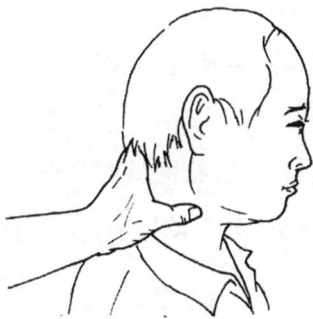

图 9-2　诊人迎脉

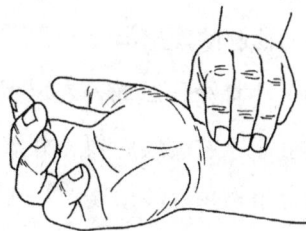

图 9-3　诊寸口脉

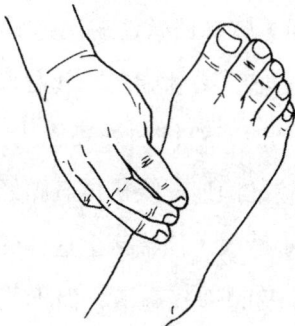

图 9-4　诊趺阳脉

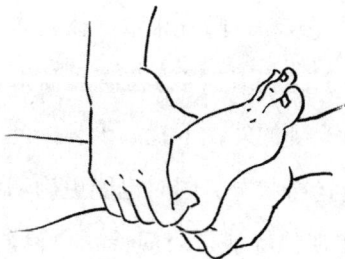

图 9-5　诊太溪脉

### 3. 寸口诊法

是指切按桡骨茎突内侧一段桡动脉的搏动，根据其脉动形象，以推测人体生理、病理状态的一种诊察方法。

（1）寸口分部　寸口脉分为寸、关、尺三部（图9-6）。通常以腕后高骨（桡骨茎突）为标记，其内侧的部位为关，关前（腕侧）为寸，关后（肘侧）为尺。两手各有寸、关、尺三部，共六部脉。寸关尺三部又可施行浮、中、沉三候。寸口诊法的三部九候和遍诊法的三部九候名同而实异。

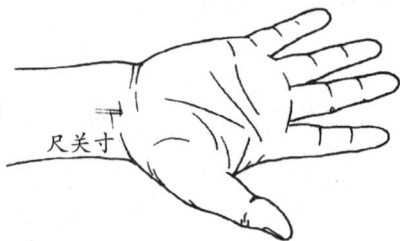

图9-6　寸口脉寸关尺示意图

（2）寸口脉诊病原理　寸口脉为手太阴肺经原穴太渊所在之处，十二经脉之气汇聚于此，故称为"脉之大会"；"肺朝百脉"，五脏六腑十二经气血运行皆起于肺而止于肺，故脏腑气血之病变皆可反映于寸口；手太阴肺经起于中焦，与脾经同属太阴，肺与脾胃之气相通，而脾胃为后天之本，气血生化之源，因此，在寸口可以诊察胃气的强弱，同时也可了解全身脏腑气血之盛衰。另外寸口处为桡动脉，该动脉所在桡骨茎突处，其行径相对固定、浅表，诊察方便易行，故为诊脉的理想部位。

（3）寸口分候脏腑　左寸候心，右寸候肺，并统括胸以上及头部的疾病；左关候肝胆，右关候脾胃，并统括膈以下至脐以上部位的疾病；两尺候肾，并包括脐以下至足部的疾病。

### （三）诊脉方法和注意事项

#### 1. 诊脉方法

（1）时间　清晨是诊脉的最佳时间。《素问·脉要精微论》说："诊法常以平旦，阴气未动，阳气未散，饮食未进，经脉未盛，络脉调匀，气血未乱，故乃可诊有过之脉。"因为在清晨尚未进食及活动时，机体内外环境比较安定，气血经脉受到的外在干扰最少，因此脉象能比较准确地反映机体脏腑经脉气血的盛衰及运行状况，同时也能更确切地反映病理脉象。但临床上这样的要求一般难以实现，特别是对门诊、急诊的患者，要及时诊察病情，而不能拘泥于"平旦"。但是，诊脉时应保持诊室安静，为尽量减少各种因素的干扰，在诊脉前必须要让患者稍作休息，这样诊察到的脉象才能比较准确地反映病情。

（2）体位 诊脉时患者的正确体位是正坐或仰卧，前臂自然向前平展，与心脏置于同一水平，手腕伸直，手掌向上，手指自然放松，在腕关节下面垫一松软的脉枕，使寸口部充分暴露伸展，保证气血畅通无阻，以反映机体的真实脉象。

（3）平息 一呼一吸谓之一息。医者在诊脉时要保持呼吸自然均匀，清心宁神，以自己的呼吸计算患者脉搏的至数。

（4）定三关 通常医生选用左手或右手的食指、中指与无名指进行诊脉。医生下指时，先以中指按在掌后高骨内侧动脉处，称为中指定关，然后用食指按在关前（腕侧）定寸，用无名指按在关后（肘侧）定尺。小儿寸口部位甚短，一般多用"一指（拇指或食指）定关法"，而不必细分寸、关、尺三部。

（5）布指 寸关尺三部位置确定后，三指略呈弓形倾斜，指端平齐，与受诊者体表约呈45°角为宜，以使指目紧贴于脉搏搏动处。指目即指尖和指腹交界棱起之处，与指甲二角连线之间的部位（图9-7），形如人目，是手指触觉比较灵敏的部位，而且推移灵活，便于寻找指

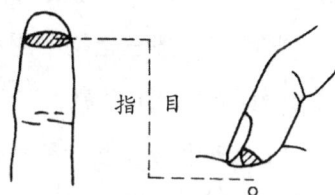

图 9-7 指目部位

感最清晰的部位，并可根据需要适当地调节指力。另外，切脉时布指的疏密要得当，要与患者手臂长短和医生的手指粗细相适应。患者的手臂长或医者手指较细者，布指宜疏；反之宜密。

（6）指力 指医生布指之后，运用指力的轻重，或结合推寻以诊察、辨识脉象。常用的指力有举、按、寻等（图9-8）。

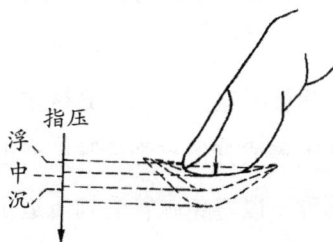

图 9-8 手指以浮、中、沉三个等级的压力取脉

①举：指医生的手指较轻地按在寸口脉搏跳动部位以体察脉象。用举的指

法取脉又称为"浮取"。

②按：指医生手指用力较重，甚至按到筋骨以体察脉象。用按的指法取脉又称为"沉取"。

③寻：寻即寻找的意思，医生往往是用手指从轻到重，从重到轻，左右推寻；或在寸关尺三部仔细寻找脉动最明显的部位，或调节最适当的指力，以寻找脉动最明显的特征，统称"寻法"。如指力适中，不轻不重，按至肌肉而取脉的方法，亦称"寻"，是中取之意。

（7）指法　指法可分为总按和单按。

①总按：即三指用大小相等的指力同时诊脉的方法。从总体上辨别寸关尺三部和左右两手脉象的形态、脉位、脉力等。

②单按：也称单诊，是用一个手指诊察一部脉象的方法。主要用于分别了解寸、关、尺各部脉象的位、次、形、势等变化特征。

临床时一般三指均匀用力，但亦可三指用力不一，总按和单诊配合运用，以求全面捕获脉象信息。

（8）五十动　五十动是指医生对患者诊脉的时间一般不应少于50次脉搏跳动的时间。现代临床上每次诊脉每手应不少于1分钟，两手以3分钟左右为宜，必要时可延至3～5分钟。

**2.诊脉的注意事项**

（1）保持环境安静　诊脉时应注意诊室环境安静，避免因环境嘈杂对医生和患者的干扰。

（2）注意静心凝神　医生诊脉时应安神定志，集中注意力认真体察脉象，最好不要同时进行问诊，以避免医生分散精力；患者必须平心静气，如果急走远行或情绪激动时，应让其休息片刻，待其平静后方可诊脉，避免由于活动及情绪波动引起脉象变化。

（3）选择正确体位　诊脉时避免让患者坐得太低或太高，以保证手与心脏在同一水平上；不宜佩戴手表或其他首饰诊脉；肩上、手臂上不宜挎包，也不要将一手搭在另一手上诊脉，以避免脉管受到压迫。卧位诊脉也要注意手与心在同一水平上，不宜将患者的手臂过高抬起，也不宜侧卧诊脉。

**3.脉象要素**

构成各种脉象的主要因素，大致归纳为脉位、至数、脉长、脉宽、脉力、脉律、流利度、紧张度八个方面。掌握这些基本要素，对于理解各种脉象的特征及形成机理，可起到执简驭繁的作用。

（1）脉位　指脉动显现部位的浅深。脉位表浅为浮脉；脉位深沉为沉脉。脉位的深浅主要是通过指力的轻重来体会的。

（2）至数　指脉搏的频率。正常成人一息脉来四五至为平脉，一息五至以上为数脉，一息不足四至为迟脉。

（3）脉长　指脉动应指的轴向范围长短。即脉动范围超越寸、关、尺三部称为长脉，应指不及三部，但见关部或寸、关部者均称为短脉。

（4）脉宽　指脉动应指的径向范围大小，即指下感觉到脉道的粗细。脉道宽大的为大脉，脉道狭小的为细脉。

（5）脉力　指脉搏的强弱。脉搏应指有力为实脉，应指无力为虚脉。

（6）脉律　指脉动节律的均匀度。包括两个方面：一是脉动节律是否均匀，有无停歇；二是停歇的至数、时间是否规则。

（7）流利度　指脉搏来势的流利通畅程度。脉来流利圆滑者为滑脉；来势艰难，不流利者为涩脉。

（8）紧张度　指脉管的紧急或弛缓程度。脉的紧张度主要体现在脉长、张力和指下搏动变化情况。脉紧张度高如弦脉、紧脉；脉弛缓者可见于缓脉。

（四）正常脉象

正常脉象也称为平脉、常脉。是指正常人在生理条件下出现的脉象，既具有基本的特点，又有一定的变化规律和范围，而不是指固定不变的某种脉象。

*1. 正常脉象的特点*

正常脉搏的形象特征是：寸关尺三部皆有脉，不浮不沉，不快不慢，一息四五至，相当于 72～80 次/分（成年人），不大不小，从容和缓，节律一致，尺部沉取有一定的力量，并随生理活动、气候、季节和环境等的不同而有相应变化。古人将正常脉象的特点概括称为"有胃""有神""有根"。

（1）有胃　指脉有"胃气"。诊察脉象胃气的盛衰有无，对于推断疾病的进退吉凶具有重要的意义。脉象中的"胃气"表现是指下具有从容、徐和、软滑的感觉。平人脉象不浮不沉，不疾不徐，从容和缓，节律一致，是为有胃气。即使是病脉，不论浮沉迟数，但有徐和之象，便是有胃气。

（2）有神　即脉有"神气"。诊脉神之有无，可判断脏腑功能和精气之盛衰，对临床诊病辨证有着重要意义。脉象有神的主要表现是柔和有力，节律整齐。反之，脉来散乱，时大时小，时急时徐，时断时续，或弦实过硬，或微弱欲无，都是无神的脉象。

（3）有根 即脉有"根基"，脉之有根无根主要说明肾气的盛衰。有根脉主要表现为尺脉有力、沉取不绝两个方面。相反，若尺脉沉取不应，则说明肾气已败，病情危笃。

### 2.脉象的生理变异

（1）影响因素 四季气候、地理环境、年龄、性别、体质、情志、劳逸、饮食、昼夜等均会对脉象造成影响，如正常人可表现出与时令气候相应的春弦、夏洪、秋毛、冬石的四季脉象；南方人脉多细软或略数，北方人脉多表现沉实；女性的脉势较男性的脉势弱，且至数稍快，脉形较细小；青年人的脉象较大且有力，老年人脉象多弦；瘦人脉多浮，胖人脉多沉；剧烈活动之后，脉多洪数急疾，入睡之后，脉多迟缓；酒后、饭后脉稍数而有力，饥饿时脉多缓弱乏力；昼日脉象偏浮而有力，夜间脉象偏沉而细缓。

（2）脉位变异 少数人脉不见于寸口，而从尺部斜向手背，称为斜飞脉；若脉出现在寸口的背侧，称为反关脉；还有出现于腕侧其他位置的，都是生理特异的脉位，即桡动脉解剖位置的变异，不属病脉。

### （五）病理脉象

疾病反映于脉象的变化，叫病理脉象，简称"病脉"。一般说来，除了正常生理变化范围以内及个体生理特异变化之外的脉象，均属病脉。

### 1.常见病理脉象

历代医家对脉象的命名并不完全一致，分类亦有简繁差别，近代临床所提及的脉象，有浮、沉、迟、数、洪、细、虚、实、滑、涩、弦、紧、结、代、促、长、短、缓、濡、弱、微、散、芤、伏、牢、革、动、疾28种。

（1）浮脉

【脉象特征】轻取即得，重按稍减而不空，举之有余，按之不足。

浮脉可理解为"浅脉"，如《四言举要》云："浮脉法天，轻手可得，泛泛在上，如水漂木。"《难经·八十一难》载："浮者，脉在肉上行也。"其脉象特征是脉的搏动在皮下较浅表的部位，即位于皮下浅层。因此，轻取即得，重按稍减而不空。

【临床意义】一般见于表证。亦见于虚阳外越证。

【相类脉】

①散脉

脉象特征：浮散无根，稍按则无，至数不齐。

散脉的脉象特征是浮取散漫，中候似无，沉候不应，漂浮无根，并常伴有脉律不齐，或脉力不匀，故散脉为浮而无根之脉。《濒湖脉学》喻其为"散似杨花散漫飞，去来无定至难齐"。

临床意义：多见于元气离散，脏腑精气衰败，尤其是心、肾之气将绝的危重病证。

②芤脉

脉象特征：浮大中空，如按葱管。

芤脉的脉象特点是应指浮大而软，按之上下或两边实而中间空。说明芤脉位偏浮、形大、势软而中空。《濒湖脉学》云："芤形浮大耎如葱，边实须知内已空。"是脉道中血量减少，充盈度不足，紧张度低下的一种状态。

临床意义：常见于失血、伤阴等病证。

③革脉

脉象特征：浮而搏指，中空外坚，如按鼓皮。

革脉的脉象特点是浮取感觉脉管搏动的范围较大，硬而搏指，重按则乏力，有豁然而空之感。外坚中空如以指按压鼓皮之状。如徐春甫说："浮弦大虚，如按鼓皮，内虚外急。"

临床意义：多见于亡血、失精、半产、漏下等病证。

（2）沉脉

【脉象特征】轻取不应，重按始得，举之不足，按之有余。

沉脉显现的部位较正常脉深，故可理解为"深脉"。如《脉诀汇辨》云："沉行筋骨，如水投石。"其脉象特点是脉管搏动的部位在皮肉之下靠近筋骨之处，因此用轻指力按触不能察觉，用中等指力按触搏动也不明显，只有用重指力按到筋骨间才能感觉到脉搏明显的跳动。这是因为沉脉脉气沉，脉搏显现部位深所致。

【临床意义】主里证。有力为里实，无力为里虚。

肥人脂厚肉丰，脉位深在，故脉多沉；冬季气血收敛沉潜，故脉象亦偏沉；若两手六脉皆沉细而无临床症状，称为六阴脉，均可视为平脉，属于正常生理现象。

【相类脉】

①伏脉

脉象特征：重按推筋着骨始得，甚则暂伏而不显。

伏脉的脉象特点是脉管搏动的部位隐伏于筋下，附着于骨上。诊脉时浮取、中取均不见，需用重指力直接按至骨上，然后推动筋肉才能触到脉动，甚则伏而不见。如《脉经》所说："极重指按之，着骨乃得。"

临床意义：主里证。常见于邪闭、厥证、痛极。

②牢脉

脉象特征：沉而实大弦长，坚牢不移。

牢脉的脉象特点是脉位沉，应指范围超过寸、关、尺三部，脉势实大而弦。牢脉轻取、中取均不应，沉取始得，但搏动有力，势大形长，为沉、弦、大、实、长五种脉象的复合脉。

临床意义：多见于阴寒内盛、疝气癥积等病证。

（3）迟脉

脉象特征：脉来迟慢，一息不足四至，相当于每分钟脉搏在60次以下。

迟脉为速率不及的脉象，《脉经》云："呼吸三至，去来极迟。"迟脉的脉象特点是脉动迟缓，至数一息不及四至，脉动的频率小于正常脉率。

临床意义：多见于寒证，亦可见于邪热结聚之里实热证。

阳明腑实证多因邪热亢盛与肠道糟粕相搏，结为燥屎，实邪阻于肠中，腑气壅滞不通，气血运行受阻，故必迟而有力。故迟脉不可一概认为是寒证。此外，运动员或经过体力锻炼之人，在静息状态下脉来迟而和缓；正常人入睡后，脉率较慢，都属生理性迟脉。

【相类脉】缓脉

【脉象特征】一息四至，来去缓怠。

缓脉的脉象特点是脉率稍慢于正常脉而快于迟脉，每分钟60～70次。脉搏跳动从容和缓，不徐不疾。缓脉有平缓脉与病缓脉之分。脉来和缓，一息四至，往来调匀，从容不迫，是脉有胃气的表现，称为平缓脉，多见于正常人。若脉来怠缓无力，弛纵不鼓，则属于病缓脉。

【临床意义】多见于湿病，脾胃虚弱，亦可见于正常人。

（4）数脉

【脉象特征】脉来急促，一息五六至。

数脉脉象特点是脉率较正常为快，脉搏每分钟约在 90 ～ 120 次。《濒湖脉学》说："一息六至，脉流薄疾。"故数脉为速率太过的脉象。

【临床意义】多见于热证，亦见于里虚证。

【相类脉】疾脉。

脉象特征：脉来急疾，一息七八至。

疾脉的脉象特点是脉来急疾，脉率比数脉更快，相当于每分钟 120 次以上。《诊家枢要》云："疾，盛也。快于数而疾，呼吸之间脉七至。"

临床意义：多见于阳极阴竭，元气欲脱之病证。

生理性疾脉可见于剧烈运动后。3 岁以下小儿脉来一息七八至，亦为平脉，不作病脉论。

（5）虚脉

【脉象特征】三部脉举之无力，按之空豁，应指松软。亦是无力脉象的总称。

虚脉的含义有二，一是无力之脉，其脉象特点是脉搏搏动力量软弱，寸、关、尺三部，浮、中、沉三候均无力。是脉管的紧张度减弱，脉中充盈度不足的状态。《脉理求真》云："虚则豁然，浮大而软，按之不振。"另一个含义为无力脉象的总称，统括濡、弱、微、虚、散等多种无力脉象。

【临床意义】见于虚证，多为气血两虚。

【相类脉】短脉。

脉象特征：首尾俱短，常只显于关部，而在寸尺两部多不显。

短脉的脉象特点是脉搏搏动的范围短小，脉体不如平脉之长，脉动不满本位，多在关部应指较明显，而寸部及尺部常不能触及。如《濒湖脉学》云："不及本位，应指而回，不能满部。"

临床意义：多见于气虚或气郁等证。

（6）实脉

【脉象特征】三部脉举按均充实有力，其势来去皆盛，应指幅幅。亦为有力脉象的总称。

实脉的含义有二：一是有力之脉，其脉象特点是脉搏搏动力量强，寸、关、尺三部，浮、中、沉三候均有力量，脉管宽大，如《濒湖脉学》云："浮沉皆得，脉大而长，微弦，应指幅幅然。"实脉的另一个含义是一切有力脉象的总称，统括洪、长、实、弦、紧、牢等有力脉象。

【临床意义】见于实证。亦见于常人。

若为久病出现实脉，则预后多不良，往往为孤阳外脱的先兆，但必须结合其他症状加以辨别。实脉也见于正常人，必兼和缓之象，且无病证表现。一般两手六脉均实大者，称为六阳脉，是气血旺盛的表现。

【相类脉】长脉

脉象特征：首尾端直，超过本位。

长脉的脉象特点是脉搏的搏动范围显示较长，超过寸、关、尺三部。首尾端直，如循长竿。向前超逾寸部至鱼际者称为溢脉，向后超逾尺部者又称履脉。

临床意义：常见于阳证、热证、实证，亦可见于平人。

正常人气血旺盛，精气盛满，脉气充盈有余，故搏击之势过于本位，可见柔和之长脉，为强壮之征象。老年人两尺脉长而滑实多长寿。《素问·脉要精微论》说："长则气治。"说明长脉亦是气血充盛，气机条畅的反映。

（7）洪脉

【脉象特征】脉体宽大而浮，充实有力，来盛去衰，状若波涛汹涌。

洪脉的脉象特征，主要表现在脉搏显现的部位、形态和气势三个方面，脉体宽大，搏动部位浅表，指下有力。脉来状如波峰高大陡峻的波涛，汹涌盛满，充实有力，即所谓"来盛"，呈现出浮、大、强的特点；脉去如落下之波涛，较来时势缓力弱，即所谓"去衰"，其脉势亦较正常脉为甚。

【临床意义】多见于阳明气分热盛。亦主邪盛正衰。

此外，夏令阳气亢盛，肤表开泄，气血向外，故脉象稍现洪大，为夏令之平脉。

【相类脉】大脉。

脉象特征：脉体宽大，但无脉来汹涌之势。大脉的特点是寸口三部皆脉大而和缓、从容。

临床意义：多见于健康人，或为病进。

（8）细脉

【脉象特征】脉细如线，但应指明显。

细脉的脉象特点是脉道狭小，往来如线，但按之不绝，应指明显。

【临床意义】多见于虚证或湿证。

【相类脉】

①濡脉

脉象特征：浮细无力而软。

濡脉的脉象特点是位浮、形细、势软。其脉管搏动的部位在浅表，形细势软而无力，如絮浮水，轻取即得，重按不显，故又称软脉。《脉诀刊误》云："濡者阴也……极软而浮细，轻手乃得，不任寻按。"

临床意义：多见于虚证或湿证。

②弱脉

脉象特征：沉细无力而软。

弱脉的脉象特点是位沉、形细、势软。由于脉管细小不充盈，其搏动部位在皮肉之下靠近筋骨处，指下感到细而无力。《脉经》云："极软而沉细，按之欲绝指下。"

临床意义：多见于阳气虚衰、气血两虚证。

③微脉

脉象特征：极细极软，按之欲绝，若有若无。

微脉的脉象特点是脉形极细小，脉势极软弱，以致轻取不见，重按不明显，似有似无。如《脉理求真》云："微则似有若无，欲绝不绝，指下按之，稍有模糊之象。"

临床意义：多见于气血大虚，阳气衰微。

（9）滑脉

【脉象特征】往来流利，应指圆滑，如盘走珠。

滑脉的脉象特点是脉搏形态应指圆滑如珠，其搏动极其流利，往来之间有一种由尺部向寸部回旋滚动的感觉，可以理解为流利脉。《诊家正眼》云："滑脉替替，往来流利，盘珠之形，荷露之义。"

【临床意义】多见于痰湿、食积和实热等病证。

若其人平素健康，脉来滑利而和缓，这是荣卫充实之兆，属平脉，多见于青壮年人。育龄妇人经停而见脉滑，应考虑有妊娠可能。

【相类脉】动脉。

脉象特征：脉形如豆，滑数有力，厥厥动摇，关部尤显。

动脉的脉象特点是同时见有短、滑、数三种脉象的特点，其脉搏搏动部位在关部明显，应指如豆粒动摇。故《脉经》说："动脉，见于关上，无头尾，大如豆，厥厥然动摇。"

临床意义：常见于惊恐、疼痛。

（10）涩脉

【脉象特征】形细而行迟，往来艰涩不畅，脉势不匀。

涩脉的脉象特点是脉形较细，其搏动往来迟滞艰涩，极不流利，脉律与脉力不匀，呈三五不调之状。滑伯仁喻为"如轻刀刮竹"。可理解为不流利脉。

【临床意义】多见于气滞、血瘀、痰食内停和精伤、血少。

（11）弦脉

【脉象特征】端直以长，如按琴弦。

弦脉的脉象特点是脉形端直而形长，脉势较强、脉道较硬，切脉时有挺然指下、直起直落的感觉，故形容为"从中直过""挺然于指下"。其弦硬程度随病情轻重而不同，轻则如按琴弦，重则如按弓弦，甚至如循刀刃。

【临床意义】多见于肝胆病、疼痛、痰饮等，或胃气衰败。

春季平人脉象多稍弦，是由于初春阳气主浮而天气犹寒，脉道稍带敛束，故脉如琴弦之端直而挺然，此为春季平脉。老年人脉象多弦硬而失柔和，为精血衰减，脉道失其濡养而弹性降低的征象，属于生理性退化表现。

【相类脉】紧脉。

脉象特征：脉来绷急弹指，状如牵绳转索。

紧脉的脉象特点是脉势紧张有力，坚搏抗指，且有旋转绞动或左右弹指的感觉，但脉体较弦脉柔软。《诊家正眼》云："紧脉有力，左右弹人，如绞转索，如切紧绳。"

临床意义：多见于实寒证，疼痛，食积等。

（12）结脉

【脉象特征】脉来缓慢，时有中止，止无定数。

结脉的脉象特点是脉来迟缓，脉律不齐，有不规则的歇止。《脉经》曰：

"结脉，往来缓，时一止复来。"《诊家正眼》称结脉是"迟滞中时见一止"。

【临床意义】多见于阴盛气结、寒痰血瘀，亦可见于气血虚衰等证。

【相类脉】

①代脉

脉象特征：脉来一止，止有定数，良久方还。

代脉的脉象特点是脉势较软弱，脉律不齐，表现为有规则的歇止，歇止的时间较长。《脉经》云："代脉，来数中止，不能自还，因而复动。"《诊家正眼》亦载："代为禅代，止有常数。"

临床意义：见于脏气衰微，疼痛、惊恐、跌仆损伤等。

②促脉

脉象特征：脉来数而时有一止，止无定数。

促脉的脉象特点是脉来急促，节律不齐，有不规则的歇止。《脉经》云："促脉，来去数，时一止复来。"

临床意义：多见于阳盛实热、气血痰食停滞；亦见于脏气衰败。

正常人亦有因情绪激动、过劳、酗酒、饮用浓茶等而偶见促脉者。

附：常见病脉归类简表（表9-1）

表9-1　常见病脉归类简表

| 脉纲 | 共同特点 | 相类脉 | | |
|------|----------|------|------|------|
| | | 脉名 | 脉象 | 主病 |
| 浮脉类 | 轻取即得 | 浮 | 举之有余，按之不足 | 表证，亦见于虚阳浮越证 |
| | | 洪 | 脉体阔大，充实有力，来盛去衰 | 热盛 |
| | | 濡 | 浮细无力而软 | 虚证，湿困 |
| | | 散 | 浮取散漫而无根，伴至数或脉力不匀 | 元气离散，脏气将绝 |
| | | 芤 | 浮大中空，如按葱管 | 失血，伤阴之际 |
| | | 革 | 浮而搏指，中空边坚 | 亡血、失精、半产、崩漏 |

| 脉纲 | 共同特点 | 相类脉 | | |
|---|---|---|---|---|
| | | 脉名 | 脉象 | 主病 |
| 沉脉类 | 重按始得 | 沉 | 轻取不应，重按始得 | 里证 |
| | | 伏 | 重按推至筋骨始得 | 邪闭、厥病、痛极 |
| | | 弱 | 沉细无力而软 | 阳气虚衰、气血俱虚 |
| | | 牢 | 沉按实大弦长 | 阴寒内积、疝气、癥积 |
| 迟脉类 | 一息不足四至 | 迟 | 一息不足四至 | 寒证，亦见于邪热积聚 |
| | | 缓 | 一息四至，脉来怠缓 | 湿病，脾胃虚弱，亦见于平人 |
| | | 涩 | 往来艰涩，迟滞不畅 | 精伤、血少、气滞、血瘀、痰食内停 |
| | | 结 | 迟而时一止，止无定数 | 阴盛气结，寒痰瘀血，气血虚衰 |
| 数脉类 | 一息五至以上 | 数 | 一息五至以上，不足七至 | 热证，亦主里虚证 |
| | | 疾 | 脉来急疾，一息七八至 | 阳极阴竭，元气欲脱 |
| | | 促 | 数而时一止，止无定数 | 阳热亢盛，瘀滞、痰食停积，脏气衰败 |
| | | 动 | 脉短如豆，滑数有力 | 疼痛，惊恐 |
| 虚脉类 | 应指无力 | 虚 | 举按无力，应指松软 | 气血两虚 |
| | | 细 | 脉细如线，应指明显 | 气血俱虚，湿证 |
| | | 微 | 脉细极软，似有似无 | 气血大虚，阳气暴脱 |
| | | 代 | 迟而中止，止有定数 | 脏气衰微，疼痛、惊恐、跌扑损伤 |
| | | 短 | 首尾俱短，不及本部 | 有力主气郁，无力主气损 |
| 实脉类 | 应指有力 | 实 | 举按充实有力 | 实证，平人 |
| | | 滑 | 往来流利，应指圆滑 | 痰湿、食积、实热，青壮年，孕妇 |
| | | 弦 | 端直以长，如按琴弦 | 肝胆病、疼痛、痰饮等，老年健康者 |
| | | 紧 | 绷急弹指，状如转索 | 实寒证、疼痛、宿食 |
| | | 长 | 首尾端直，超过本位 | 阳气有余，阳证、热证、实证，平人 |
| | | 大 | 脉体宽大，无汹涌之势 | 健康人，病进 |

**2. 相兼脉**

凡两种或两种以上的单因素脉相兼出现，复合构成的脉象即称为"相兼脉"或"复合脉"。由于疾病是一个复杂的过程，可以由多种致病因素相兼致病，疾病中邪正斗争的形势会不断发生变化，疾病的性质和病位亦可随之而变。因此，患者的脉象经常是两种或两种以上相兼出现。只要不是性质完全相反的脉，一般均可相兼出现。这些相兼脉象的主病，往往就是各种单因素脉象主病的综合。临床常见相兼脉及其主病列举如下。

浮紧脉：多见于外感寒邪之表寒证，或风寒痹证疼痛。

浮缓脉：多见于风邪伤卫，营卫不和的太阳中风证。

浮数脉：多见于风热袭表的表热证。

浮滑脉：多见于表证夹痰，常见于素体多痰湿而又感受外邪者。

沉迟脉：多见于里寒证。

沉弦脉：多见于肝郁气滞，或水饮内停。

沉涩脉：多见于血瘀，尤常见于阳虚而寒凝血瘀者。

沉缓脉：多见于脾虚，水湿停留。

沉细数脉：多见于阴虚内热或血虚。

弦数脉：多见于肝郁化火或肝胆湿热、肝阳上亢。

弦紧脉：多见于寒证、痛证，常见于寒滞肝脉，或肝郁气滞等所致疼痛等。

弦细脉：多见于肝肾阴虚或血虚肝郁，或肝郁脾虚等证。

弦滑数脉：多见于肝火夹痰，肝胆湿热或肝阳上扰，痰火内蕴等病证。

滑数脉：多见于痰热、湿热或食积内热。

洪数脉：多见于阳明经证、气分热盛，多见于外感热病。

近综上所述，任何脉象都包含着部位、至数、长度、宽度、力度、节律、流利度、紧张度等方面的因素，当某一因素突出表现异常时，就以此单一因素而命名，如以脉位浮为单一的突出表现，而脉率适中，脉的形和势不大不小、和缓从容，即称为浮脉；如脉位浮而脉率速，其他因素无异常时，称为浮数脉。又如脉沉而脉形小，脉软无力时，可采用已经定义了的脉名——弱脉，亦可将几种特征并列而命名为沉细无力脉。总之辨脉时务必考察诸方面的因素，并将各种变化因素作为辨证诊断的依据。

*3. 真脏脉*

真脏脉又称"败脉""绝脉""死脉""怪脉"，是由于无胃气而真脏之气外泄的脉象，其特点是无胃、无神、无根。无胃之脉象以无冲和之意，应指坚搏为主要特征；无神之脉象以脉形散乱，脉律无序，或有或无为主要特征；无根之脉象以浮大散乱或微弱不应指为主要特征。真脏脉的出现，绝大部分表示病邪深重，元气衰竭，胃气已败，是病情极度危重，濒临死亡的征象。

### （六）妇人脉和小儿脉

#### 1. 妇人脉

（1）诊月经脉　妇人左关、尺脉忽洪大于右手，口不苦，身不热，腹不胀，是月经将至。寸、关脉调和而尺脉弱或细涩者，月经多不利。妇人闭经，尺脉虚细而涩者，多为精血亏少的虚闭；尺脉弦或涩者，多为气滞血瘀的实闭；脉象弦滑者，多为痰湿阻于胞宫。

（2）诊妊娠脉　已婚妇女，平时月经正常，突然停经，脉来滑数冲和，兼饮食偏嗜者，多为妊娠之征。妇人两尺脉搏动强于寸脉或左寸脉滑数动甚者，提示为妊娠之征。尺脉候肾，胞宫系于肾，妊娠后胎气鼓动，故两尺脉滑数搏指，异于寸部脉者为有孕之征，可供临床参考。

#### 2. 小儿脉

（1）一指三部诊法　小儿寸口部位短，难以布三指以分三关，故诊小儿脉的方法与诊成人不同，常采用一指总候三部诊法，简称"一指定三关"。

操作方法是用左手握小儿手，对3岁以内婴幼儿，医生可用右手拇指或食指按于掌后高骨处诊得脉动，不分三部，以定至数为主（图9-9）；对3～5岁病儿，以高骨中线为关，向高骨的前后两侧（掌端和肘端）滚转寻三部（图9-10）；对6～8岁病儿，可以向高骨的前后两侧（掌端和肘端）挪动拇指，分别诊寸、关、尺三部；对9～10岁病儿，可以次第下指，依寸、关、尺三部诊脉；对10岁以上的病儿，则可按诊成人脉的方法取脉。

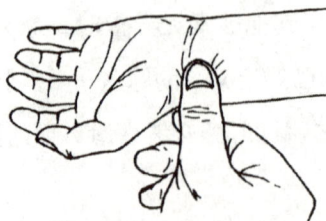

图9-9　诊小儿脉法示意图1　　图9-10　诊小儿脉法示意图2

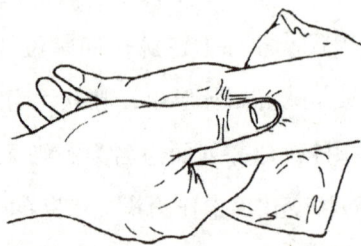

（2）小儿脉象主病　小儿脏腑娇嫩、形气未充，且又生机旺盛、发育迅速，故正常小儿的平和脉象，较成人脉软而速，年龄越小，脉搏越快。若按成人正常呼吸定息，2～3岁的小儿，脉动6～7次为常脉，每分钟脉跳100～120次；5～10岁的小儿，脉动6次为常脉，约每分钟每分钟脉跳100次左右。小儿疾病一般都比较单纯，故其病脉也不似成人那么复杂。主要以脉的浮、沉、迟、数辨病证的表、里、寒、热；以脉的有力、无力定病证的虚、实。此外，痰热壅盛或食积内停可见滑脉；湿邪为病可见濡脉；心气、心阳不足可见歇止脉。

（七）脉症的顺逆与从舍

脉症顺逆，是指脉与症的相应与不相应，以判断病情的顺逆。一般而论，脉与症相一致者为顺，反之为逆。脉与症有时表现不一致者，其中必有一方反映疾病本质，另一方则是与本质不一致的假象，脉症不相应者应四诊合参，认真分析，才能全面认识疾病的本质，决定脉症之取舍。若症真脉假，则舍脉从症；若脉真症假，则舍症从脉。因此，脉有从舍，说明脉象只是临床表现的一个方面，而不能把它作为诊断疾病的唯一依据，只有四诊合参，才能确定脉之从舍，得出正确的诊断。

## 二、按诊

按诊是医生用手直接触摸或按叩患者体表某些部位，以了解局部冷热、润燥、软硬、压痛、肿块或其他异常变化，从而推断疾病部位、性质和病情轻重等情况的一种诊断方法。按诊是切诊的组成部分，特别是对脘腹部疾病的诊断有着更为重要的作用。

（一）按诊的方法和注意事项

*1. 按诊的方法*

（1）触法　是医生将自然并拢的第二、三、四、五手指掌面或全手掌轻轻接触或轻柔地进行滑动触摸患者局部皮肤，如额部、四肢及胸腹部的皮肤，以了解肌肤的凉热、润燥等情况，用于分辨病属外感还是内伤，判断机体阴阳盛衰以及津血盈亏。

（2）摸法　是医生用指掌稍用力寻抚患者某一局部，如胸腹、腧穴、肿胀部位等，探明局部有无疼痛和肿物，肿胀部位的范围及肿胀程度等，以辨别病

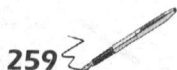

位及病性的虚实。

（3）**按法**　是以重手按压或推寻患者体表某处，如腹部或某一肿胀或肿物部位，了解深部有无压痛或肿块，肿块的形态、大小，质地的软硬、光滑度、活动程度等，以辨脏腑虚实和邪气的痼结情况。

（4）**叩法**　即叩击法。是医生用手叩击患者身体某部，使之震动产生叩击音、波动感或震动感，以此确定病变的性质和程度的一种检查方法。

### 2. 按诊的注意事项

（1）**体位**　根据不同疾病所需的诊察目的和部位，选择适当的体位，以获得准确资料。要求患者全身放松，主动配合，准确地反映病位的感觉，如诊察肝、脾时，要求患者仰卧时作腹式呼吸，随患者的深吸气，有节奏地进行按诊。必要时亦可让患者由仰卧位改为侧卧位或坐位等配合诊察。

（2）**态度**　医生举止要稳重大方，态度要严肃认真，手法要轻巧柔和，避免突然暴力或冷手按诊，影响诊察的准确性。同时通过谈话以转移患者的注意力，减少患者因精神紧张而出现的假象反应，保证按诊检查结果的准确性。

（3）**手法**　触、摸、按、叩四种手法的选择应具有针对性，同时要边诊察边注意观察患者的反应，询问是否有压痛及疼痛程度，注意健康部位与疾病部位的比较，以了解病痛所在的准确部位、性质及程度。

## （二）按诊的内容

按诊的运用相当广泛，涉及临床各科疾病的诊察，尤其是对脘腹部疾病的诊察更为重要。主要包括按胸胁、按脘腹、按肌肤、按手足、按腧穴等。

# 第十章　辨　证

　　辨证，是在中医学理论的指导下，对患者的各种临床资料进行分析、综合，从而对疾病当前的病位与病性等本质作出判断，并概括为完整证名的诊断思维过程。辨证的依据是望、闻、问、切四诊所获取的有关疾病的病因、病史、症状、体征、体质、社会及自然环境等临床资料。辨证的方法有八纲辨证、病性辨证（六淫辨证、阴阳虚损辨证、气血津液辨证）、病位辨证（脏腑辨证、六经辨证、卫气营血辨证、三焦辨证、经络辨证）。

　　八纲辨证是辨证的总纲，可以确定证的纲领；六淫辨证、阴阳虚损辨证和气血津液辨证作为病性辨证，可以分析证的性质，但都不能明确具体的病位。脏腑辨证是具体证，能辨明疾病的病位，是临床诊断的基本方法，具有广泛的适用性。六经辨证是东汉张仲景根据外感病的发生发展、证候特点和传变规律总结而创立出来的辨证方法，将外感过程中所出现的各种证，综合归纳为太阳病证、阳明病证、少阳病证、太阴病证、少阴病证、厥阴病证六类。卫气营血辨证，是清代医家叶天士将外感温热病发展过程中所反映的不同病理阶段，分为卫分证、气分证、营分证、血分证，用以阐明外感温热病的辨证方法。三焦辨证是清代医家吴鞠通依据三焦理论，结合六经辨证及卫气营血辨证，创立的以临床温热病的传变特点及规律的辨证方法。经络辨证，是以经络学说为理论依据，对患者所反映的症状、体征进行分析综合，以判断病属何经、何脏、何腑，并进而确定发病原因、病变性质及其病机的一种辨证方法。本章重点论述八纲辨证、气血津液辨证、脏腑辨证，其他辨证方法不做论述。

## 第一节　八纲辨证

　　八纲，指表、里、寒、热、虚、实、阴、阳八个纲领。八纲是从各种具体证的个性中抽象出来的具有普遍规律的共性纲领。表、里是用以辨别病位浅深的基本纲领；寒、热、虚、实是用以辨别疾病性质的基本纲领；阴、阳是区分疾病类别、归纳病证的总纲，并可涵盖表、里、寒、热、虚、实六纲。即表、热、实属阳，里、虚、寒属阴。

八纲辨证，是指运用八纲对四诊所收集的各种病情资料，进行分析、归纳，从而辨别疾病现阶段病变部位浅深、疾病性质寒热、邪正斗争盛衰和病证类别阴阳的方法。通过八纲辨证，可找出疾病的关键所在，掌握其要领，确定其类型，推断其趋势，为临床治疗指出方向。因此，八纲辨证是用于分析疾病共性的一种辨证方法，是其他辨证方法的基础，在诊断过程中能起到执简驭繁、提纲挈领的作用。

尽管各种复杂病证都可用八纲辨证进行归纳、概括，但八纲辨证对疾病本质的认识尚不够具体、全面。八纲证毕竟只是"纲"，八纲辨证的结果比较笼统、抽象，临床不能只满足于对八纲的分辨，而应结合其他辨证方法，对疾病的具体临床表现进行深入的分析，才能对证作出更加准确的判断，为论治提供全面、可靠的依据。

八纲辨证是从八个方面对疾病本质作出纲领性辨别，八个方面不是孤立而毫不相关的、界限分明的八类证。实际上，八纲之间既相互区别，又相互联系而不可分割。八纲之间存在相兼、错杂、转化等关系，因此对于八纲辨证的内容，既要掌握八纲的基本证，又要熟悉八纲之间相互组合形成的各种复合证。

《黄帝内经》虽无"八纲"之名，但已有八纲具体内容的散在性论述。张仲景在《伤寒杂病论》中，已具体运用八纲对疾病进行辨证论治。到了明代，张三锡在《医学六要》中说："古人治病大法有八，曰阴、曰阳、曰表、曰里、曰寒、曰热、曰虚、曰实。"张景岳《景岳全书·传忠录·明理》中专设"阴阳篇""六变篇"，对八纲做了进一步论述，并以二纲统六变，曰："阴阳既明，则表与里对，虚与实对，寒与热对，明此六变，明此阴阳，则天下之病固不能出此八者。"明确地将二纲六变作为辨证的纲领。因此，将表、里、寒、热、虚、实、阴、阳八者作为辨证的纲领，实际上形成于明代。近人祝味菊在《伤寒质难》中说："所谓八纲者，阴阳、表里、寒热、虚实是也。古昔医工，观察各种疾病之征候，就其性能之不同，归纳于八种纲要，执简驭繁，以应无穷之变。"这是"八纲"名称的正式提出。自高等中医院校第二版《中医诊断学》

教材始，正式将八纲列为专章，使其内容得以系统化。

## 一、八纲基本证

### （一）表里辨证

表、里是辨别病变部位外内、浅深的两个纲领。

表与里是相对的概念。一般而论，身体的皮毛、肌腠在外，属表；血脉、骨髓、脏腑在内，属里。但是临床辨证时，一般把外邪侵犯肌表，病位浅者，称为表证；病在脏腑，病位深者，称为里证。表、里证的辨别主要以临床表现为依据，不能把表、里简单地理解为固定的解剖部位。

辨别表、里对外感疾病的诊断和治疗具有特别重要的意义。内伤杂病一般属于里证范畴，主要应辨别"里"所在的脏腑具体病位，而外感病则往往具有由表入里、由浅而深、由轻而重的发展传变过程。因此，表里辨证是对外感病发展阶段性的基本认识，可以说明病情的轻重浅深及病变趋势，从而把握疾病演变的规律，取得诊疗的主动性。

#### 1. 表证

指六淫、疫疠等邪气，经皮毛、口鼻侵入机体的初期阶段，正气抗邪于肌表，以新起恶寒发热为主要表现的证。

（1）证候表现　新起恶风寒，或恶寒发热，头身疼痛，喷嚏，鼻塞，流涕，咽喉痒痛，微有咳嗽、气喘，舌淡红，苔薄，脉浮。

（2）证候分析　外邪袭表，正邪相争，阻遏卫气的宣发、温煦功能，故见恶寒发热；外邪束表，经气郁滞不畅，不通则痛，故有头身疼痛；肺主皮毛，鼻为肺窍，皮毛受邪，内应于肺，鼻咽不利，故喷嚏、鼻塞、流涕、咽喉痒痛；肺气失宣，故微有咳嗽、气喘；病邪在表，尚未入里，舌象没有明显变化，故舌淡红、苔薄；正邪相争于表，脉气鼓动于外，故脉浮。

因六淫、疫疠的不同，表证的临床表现可有差别，一般以新起恶寒，或恶寒发热并见，脉浮，脏腑症状不明显为共同特征。六淫致病多不具传染性，疫疠致病多具有传染性。

表证见于外感病初期，具有起病急、病位浅、病程短的特点。表证是正气抗邪于外的表现，不能简单地将表证理解为就是皮肤等浅表部位的病变，也不能机械地以为皮毛的病变就一定是表证。

## 2. 里证

指病变部位在内，脏腑、气血、骨髓等受病，以脏腑受损或功能失调症状为主要表现的证。

（1）证候表现 里证的范围极为广泛，其表现多种多样，概而言之，凡非表证（及半表半里证）的特定证，一般都属里证的范畴。其表现特征是无新起恶寒发热并见，以脏腑症状为主要表现。

（2）证候分析 里证的形成原因有三方面：一是外邪袭表，表证不解，病邪传里，形成里证；二是外邪直接入里，侵犯脏腑等部位，即所谓"直中"为病；三是情志内伤、饮食劳倦等因素，直接损伤脏腑气血，或脏腑气血功能紊乱而出现各种证。

里证可见于外感疾病的中、后期阶段，或内伤疾病。不同的里证，临床表现不同，但其基本特征一般是病情较重、病位较深、病程较长。

里证的病位虽同属于"里"，但仍有浅深之别，一般病变在腑、在上、在气者，较为轻浅；病变在脏、在下、在血者，较为深重。

## 3. 半表半里证

指病变既非完全在表，又未完全入里，病位处于表里进退变化之中，以寒热往来等为主要表现的证。

（1）证候表现 寒热往来，胸胁苦满，心烦喜呕，默默不欲饮食，口苦，咽干，目眩，脉弦。

（2）证候分析 半表半里证即六经辨证中的少阳病证，多为外感病邪由表入里的过程中，邪正分争，少阳枢机不利所表现的证。邪客少阳，正邪分争，故寒热往来；邪踞少阳，经气不利，故胸胁苦满；胆火内郁，脾胃失运，故不欲饮食；胆火上扰，心神不宁，故心烦；胆火内扰，胃失和降，故喜呕；胆火上炎，灼伤津液，故口苦咽干；少阳肝胆病可见脉弦。

## 4. 表证与里证的鉴别

表证、半表半里证与里证的辨别，主要以审察寒热症状特点、脏腑症状是否突出及舌象、脉象等的变化为鉴别要点，此外，尚可参考起病的缓急、病情的轻重及病程的长短等（表10-1）。

（1）寒热特点 外感病中，恶寒发热同时并见者属表证；但热不寒或但寒不热者属里证；寒热往来者属半表半里证。

（2）兼症表现　表证以头身疼痛、鼻塞、喷嚏等为常见症，脏腑症状表现不明显；里证则以脏腑症状，如心悸、咳喘、腹痛、呕吐之类表现为主症；半表半里证则有胸胁苦满等独特表现。

（3）舌脉变化　表证及半表半里证的舌象变化不明显，里证舌象多有变化；表证多见浮脉，里证多见沉脉或其他多种脉象，半表半里证多见弦脉。

表 10-1　表证、半表半里证与里证的鉴别要点

| 鉴别要点 | 表证 | 半表半里证 | 里证 |
|---|---|---|---|
| 寒热 | 恶寒发热 | 寒热往来 | 但热不寒或但寒不热 |
| 脏腑症状 | 不明显 | 胸胁苦满等 | 明显 |
| 舌象 | 变化不明显 | 变化不明显 | 多有变化 |
| 脉象 | 浮脉 | 弦脉 | 沉脉或其他脉象 |

（二）寒热辨证

寒、热是辨别疾病性质的两个纲领。

病邪有阳邪与阴邪之分，正气有阳气与阴液之别。阳邪致病导致机体阳气偏盛而阴液受伤，或是阴液亏损而阳气偏亢，均可表现为热证；阴邪致病导致机体阴气偏盛而阳气受损，或是阳气虚衰而阴寒内盛，均可表现为寒证。正所谓"阳盛则热，阴盛则寒"（《素问·阴阳应象大论》）、"阳虚则外寒，阴虚则内热"（《素问·调经论》）。因此，寒证与热证实际是机体阴阳偏盛、偏衰的具体表现。

寒象、热象与寒证、热证既有区别，又有联系。如恶寒、发热等可被称为寒象或热象，是疾病的表现征象，而寒证或热证是对疾病本质所作的判断。一般情况下，疾病的本质和表现的征象多是相符的，热证见热象，寒证见寒象。但某些特殊情况下，出现寒象或热象时，疾病的本质不一定就是寒证或热证。因此，寒热辨证，不能孤立地根据个别寒热症状作判断，而是应在综合四诊资料的基础上进行分析、辨识。

辨清寒证与热证，是确定"寒者热之，热者寒之"治疗法则的依据，对于认识疾病的性质和指导治疗有重要意义。

*1. 寒证*

指感受寒邪，或阳虚阴盛，导致机体功能活动受抑制而表现出具有"冷、

凉"等症状特点的证。由于阴盛或阳虚都可表现为寒证,故寒证有实寒证与虚寒证之分。

(1)证候表现  恶寒,或畏寒喜暖,肢冷蜷卧,局部冷痛,口淡不渴,痰、涕、涎液清稀,小便清长,大便溏薄,面色白,舌质淡,苔白而润,脉紧或迟等。

(2)证候分析  因感受寒邪,或过服生冷寒凉所致,起病急骤,体质壮实者,多为实寒证;因内伤久病,阳气虚弱而阴寒偏胜者,多为虚寒证;寒邪袭于表者,多为表寒证;寒邪客于脏腑,或因阳虚阴盛所致者,多为里寒证。

由于寒邪遏制,阳气被郁,故见恶寒;或阳气虚弱,阴寒内盛,形体失却温煦,可见畏寒喜暖、肢冷蜷卧;寒邪凝滞或阳虚不温均可见局部冷痛;寒不消水,津液未伤,故口淡不渴,苔白而润;阳不化津,水液代谢失司,故痰、涎、涕、小便、大便等分泌物、排泄物澄澈清冷;外寒阻遏阳气或阳气不足,气血不能运行于面,则见面色白,舌质淡;寒邪束遏阳气则脉紧,阳虚推动缓慢则脉迟。

*2.热证*

指感受热邪,或脏腑阳气亢盛,或阴虚阳亢,导致机体功能活动亢进而表现出具有"温、热"等症状特点的证。由于阳盛或阴虚都可表现为热证,故热证有实热证、虚热证之分。

(1)证候表现  发热,恶热喜冷,口渴欲饮,面赤,烦躁不宁,痰、涕黄稠,小便短黄,大便干结,舌红少津,苔黄燥,脉数等。

(2)证候分析  因外感火热阳邪,或过服辛辣温热之品,或寒湿郁而化热,或七情过激,五志化火等导致体内阳热过盛所致,病势急骤,形体壮实者,多为实热证;因内伤久病,阴液耗损而阳气偏亢者,多为虚热证;风热之邪袭于表者,多为表热证;热邪盛于脏腑,或因阴虚阳亢所致者,多为里热证。

由于阳热偏盛,津液被耗,或因阴液亏虚而阳气偏亢,故见发热、恶热、面赤、烦躁不宁、舌红、苔黄、脉数等一派热象;热伤阴津,故见口渴欲饮、痰涕黄稠、小便短黄、大便干结、舌红少津、苔燥等症。

*3.寒证与热证的鉴别*

(1)寒证与热证的鉴别要点  寒证与热证,是机体阴阳偏盛偏衰的反映,寒证的临床表现以"冷、白、稀、润、静"等为特点,热证的临床表现以"热、红(黄)、稠、干、动"等为特点。临床上在鉴别寒证与热证时,应对疾病的全部表现进行综合观察，尤其是应以恶寒发热、对寒热的喜恶、四肢的温凉、口渴与否、面色的赤白及二便、舌象、脉象等作为鉴别要点（表10-2）。

表 10-2　寒证与热证的鉴别要点

| 鉴别要点 | 寒证 | 热证 |
|---|---|---|
| 寒热喜恶 | 恶寒喜温 | 恶热喜凉 |
| 四肢 | 冷 | 热 |
| 口渴 | 不渴 | 渴喜冷饮 |
| 面色 | 白 | 红 |
| 大便 | 稀溏 | 干结 |
| 小便 | 清长 | 短黄 |
| 舌象 | 舌淡苔白润 | 舌红苔黄燥 |
| 脉象 | 迟或紧 | 数 |

（2）寒证、热证的真假辨别　一般来说，寒证多表现为寒象，热证多表现为热象。但在某些疾病的危重阶段，可表现出一些不符合常规认识的征象，也就是当病情发展到寒极或热极的时候，有时会出现一些与其寒、热病理本质相反的"假象"，所谓"热极似寒，寒极似热"，从而影响对寒证、热证的准确判断。具体来说，有真热假寒证和真寒假热证两种情况。

①真热假寒证：是指疾病的本质为热证，却出现某些"寒象"，又称"热极似寒"。如里热炽盛之人，除出现胸腹灼热、神昏谵语、口臭息粗、渴喜冷饮、小便短黄、舌红苔黄而干、脉有力等里实热证的典型表现外，有时会伴随出现四肢厥冷、脉沉迟等症。从表面来看，这些"寒象"似乎与疾病的本质（热证）相反，但实际上这些表现是由于邪热内盛，阳气郁闭于内而不能布达于外所致，而且邪热越盛，厥冷的程度可能越重，即所谓"热深厥亦深"。值得注意的是，这些"寒象"与寒证的表现有所不同。如虽四肢厥冷，但胸腹灼热，不欲近衣被；虽脉沉迟，但按之有力。因此，这些"寒象"其实是热证发展到较为严重、复杂阶段的表现，也是阳热内盛的反映，只不过较常规热证的病机和表现更为复杂。

②真寒假热证：是指疾病的本质为寒证，却出现某些"热象"，又称"寒极似热"。如阳气虚衰，阴寒内盛之人，除出现四肢厥冷、小便色清、大便质溏、甚至下利清谷、舌淡苔白、脉来无力等里虚寒证的典型表现外，尚可出现

自觉发热、面色红、神志躁扰不宁、口渴、咽痛、脉浮大或数等症。从表面来看，这些"热象"似乎与疾病的本质（寒证）相反，但实际上这些表现是由于阳气虚衰，阴寒内盛，逼迫虚阳浮越于上、格拒于外所致，而非体内真有热邪。值得注意的是，这些"热象"与热证的表现有所不同。如虽自觉发热，但触之胸腹无灼热，且欲加衣被；虽面色红，但为两颧浮红，时隐时现；虽神志躁扰不宁，但自感疲乏无力；虽口渴，却欲热饮，且饮水不多；虽咽喉疼痛，但不红肿；脉虽浮大或数，但按之无力。因此，这些"热象"其实是危重寒证的表现，是阴寒内盛的反映，但较一般寒证的病机和表现更为复杂。

当出现上述"热极似寒"或"寒极似热"的情况时，一定要注意在四诊合参、全面分析的基础上，透过现象抓本质。在具体辨别时，应注意以下几个方面：①了解疾病发展的全过程，一般情况下"假象"容易出现在疾病的后期及危重期。②辨证时应以表现于内部、中心的症状作为判断的主要依据，外部、四肢的症状可能为"假象"。③"假象"和真象存在不同，如"假热"之面赤，是面色㿠白而仅在颧颊上浅红娇嫩，时隐时现，而里热炽盛的面赤却是满面通红；"假寒"常表现为四肢厥冷伴随胸腹部灼热，揭衣蹬被，而阴寒内盛者则往往身体蜷卧，欲加衣被。

（三）虚实辨证

虚、实是辨别邪正盛衰的两个纲领。

《素问·通评虚实论》说："邪气盛则实，精气夺则虚。"实主要指邪气盛实，虚主要指正气不足，所以实与虚主要反映病变过程中人体正气的强弱和致病邪气的盛衰。

由于邪正斗争是疾病过程中的主要矛盾，阴阳盛衰及其所形成的寒、热证，亦存在着虚实之分，所以分析疾病过程中邪正的虚实关系，是辨证的基本要求，因而《素问·调经论》有"百病之生，皆有虚实"之说。通过虚实辨证，可以了解病体的邪正盛衰，为治疗提供依据。实证宜攻，虚证宜补，虚实辨证准确，攻补方能适宜，才能免犯实实虚虚之误。

1. 虚证

指人体阴阳、气血、津液、精髓等正气亏虚，以"不足、松弛、衰退"为主要症状特征的证。其基本病理为正气亏虚、邪气不著。

（1）证候表现 由于人体阴阳、气血、津液、精髓等受损程度的不同及所影响脏腑的差异，虚证的表现也各不相同，因此虚证的典型证候难以概括。

（2）证候分析　虚证的形成，虽可由先天禀赋不足所导致，但主要是由后天失调和疾病耗损所产生，如饮食失调，营血生化之源不足；思虑太过、悲哀卒恐、过度劳倦等，耗伤气血营阴；房事不节，耗损肾精元气；久病失治、误治，损伤正气；大吐、大泻、大汗、出血、失精等，使阴液气血耗损等，均可形成虚证。

**2. 实证**

指人体感受外邪，或疾病过程中阴阳气血失调，体内病理产物蓄积，以"有余、亢盛、停聚"为主要症状特征的证。其基本病理为邪气盛实、正气不虚。

（1）证候表现　由于感邪性质与病理产物的不同，以及病邪侵袭、停积部位的差别，实证的表现也各不相同，同样难以全面概括。

（2）证候分析　实证的形成主要有两方面：一是因风、寒、暑、湿、燥、火、疫疠以及虫毒等邪气侵犯人体，正气奋起抗邪所致；二是脏腑功能失调，气化失职，气机阻滞，形成痰、饮、水、湿、脓、瘀血、宿食等病理产物，停积壅聚于体内所致。

**3. 虚证与实证的鉴别**

（1）虚证与实证的鉴别要点　虚证与实证主要可从病程、体质、症状及舌脉的特点等方面加以鉴别（表10-3）。

表 10-3　虚证与实证的鉴别要点

| 鉴别要点 | 虚证 | 实证 |
| --- | --- | --- |
| 病程 | 较长（久病） | 较短（新病） |
| 体质 | 多虚弱 | 多壮实 |
| 精神 | 多萎靡 | 多亢奋 |
| 声息 | 声低息微 | 声高气粗 |
| 疼痛 | 喜按 | 拒按 |
| 胸腹胀满 | 按之不痛，胀满时减 | 按之疼痛，胀满不减 |
| 发热 | 多为潮热、微热 | 多为高热 |
| 恶寒 | 畏寒，添衣近火得温可减 | 恶寒，添衣近火得温不减 |
| 舌象 | 舌质嫩，苔少或无 | 舌质老，苔厚 |
| 脉象 | 无力 | 有力 |

（2）虚证、实证的真假辨别　一般来说，虚证具有"不足、松弛、衰退"的特征，实证具有"有余、亢盛、停聚"的特征。但疾病较为复杂或发展到严重阶段，可表现出一些不符合常规认识的征象，也就是当患者的正气虚损严重，或病邪极其盛实时，会出现一些与其虚、实病理本质相反的"假象"，从而影响对虚、实证的准确判断。具体来说，有真实假虚和真虚假实两种情况。

①真实假虚证：是指疾病的本质为实证，却出现某些"虚羸"的现象，即所谓"大实有羸状"。如实邪内盛之人，出现神情默默、身体倦怠、懒言、脉象沉细等貌似"虚羸"的表现，是由于火热、或痰食、或湿热、或瘀血等邪气或病理产物大积大聚，以致经脉阻滞，气血不能畅达，其病变的本质属实。因此，虽默默不语但语时声高气粗，虽倦怠乏力却动之觉舒，虽脉象沉细却按之有力，与虚证所导致的真正虚弱表现有所不同。同时还可能伴随疼痛拒按、舌质苍老、舌苔厚腻等实证的典型表现，可作为鉴别。

②真虚假实证：是指疾病的本质为虚证，反出现某些"盛实"的现象，即所谓"至虚有盛候"。如正气亏虚较为严重之人，出现腹胀腹痛、二便闭塞、脉弦等貌似盛实的表现，是由于脏腑虚衰，气血不足，运化无力，气机不畅所致，其病变的本质属虚。因此，腹虽胀满而有时缓解，不似实证之常满不减；腹虽痛而按之痛减，不似实证之拒按；脉虽弦，但重按无力，与实证表现有所不同，同时可能伴随神疲乏力、面色无华、舌质娇嫩等虚证的典型表现，可作为鉴别。

当出现上述"大实有羸状"或"至虚有盛候"的情况时，一定要注意围绕虚、实证的表现特点及鉴别要点综合分析，仔细辨别，从而分清虚实的真假。应特别注意如下几点：①脉象的有力无力、有神无神；浮候如何，沉候如何。尤以沉取之象为真谛。②舌质的胖嫩与苍老，舌苔的厚腻与否。③言语发声的响亮与低怯。④病人体质的强弱，发病的原因，病证的新久，以及治疗经过等。此外，还要注意在证候中的可疑症状与"独处藏奸"的症状，如此则虚实真假便无从遁形了。

（四）阴阳辨证

阴、阳是归类病证类别的两个纲领。

《素问·阴阳应象大论》说："善诊者，察色按脉，先别阴阳。"《类经·阴阳类》说："人之疾病……必有所本，故或本于阴，或本于阳，病变虽多，其本则一。"《景岳全书·传忠录》亦说："凡诊病施治，必须先审阴阳，乃为医道之纲领，阴阳无谬，治焉有差？医道虽繁，而可以一言蔽之者，曰阴阳而已。"阴证与阳证是根据阴与阳的基本属性而划分的，还可以用于归纳疾病的病位、病性和病势，即表证、热证、实证属阳，里证、寒证、虚证属阴，阴阳两纲可以统领其他六纲而成为八纲中的总纲，由此可见阴、阳在辨别病证中的重要性。

阴证与阳证的划分不是绝对的，是相对而言的。如与表证相对而言，里证属于阴证，但里证又有寒热、虚实之分，相对于里寒证与里虚证而言，里热证与里实证则又归于阳证的范畴。因此，临床上在对具体病证归类时会存在阴中有阳，阳中有阴的情况。

阴阳虚损辨证，病位属里证、病性属虚证，阴虚为热、阳虚为寒，是根据阴阳的生理与病理特点，对四诊所收集的各种病情资料，进行分析、归纳，辨别疾病当前病理本质是否存在着阴阳虚损病证的辨证方法。主要内容包括阴虚证、阳虚证、亡阴证、亡阳证等。作为阴阳病性的辨证，还应包括阴盛证和阳盛证，但由于"阴盛则寒，阳盛则热"，故其具体内容参见八纲辨证中的寒证、热证。

*1. 阴证和阳证*

（1）阴证　主要指机体阳气虚衰，阴气偏盛所表现的证。病性多属寒属虚，病证反应多呈衰退性的表现。

①证候表现精神萎靡，面色㿠白，目光无神，气短音低，舌质淡，苔白，脉沉迟细而无力等。

②证候分析参见寒证、虚证。

（2）阳证　主要指邪热炽盛，机体阳气偏盛所表现的证。病性多属热属实，病证反应多呈亢进性表现。

①证候表现精神兴奋，狂躁不安，面色红赤，气粗声高，目视有神，动作有力，壮热恶热，烦渴喜冷饮，小便黄赤，大便干结，舌质红绛，苔黄腻，脉洪数或滑数有力等。

②证候分析参见热证、实证。

*2. 阴虚证与阳虚证*

（1）阴虚证　指人体阴液亏少，其滋润、濡养等功能减退，或阴不制阳，阳气偏亢，以口咽干燥、五心烦热、潮热盗汗等为主要表现的虚热证。

①证候表现 形体消瘦，口燥咽干，两颧潮红，五心烦热，潮热盗汗，小便短黄，大便干结，舌红少津、少苔，脉细数等。

②证候分析 多因热病后期，或杂病日久，耗伤阴液；情志过极，火邪伤阴；房事不节，耗伤阴精；过服温燥之品，暗耗阴液；年高体衰，阴液亏虚所致。

阴液亏少，机体失于滋润濡养，则形体消瘦，口燥咽干，小便短黄，大便干结，舌质少津少苔，脉细；阴不制阳，虚热内生，则见两颧潮红，五心烦热，潮热盗汗，舌红脉数等症。

阴虚可见于不同脏腑的病变，常见证型有心阴虚证、肺阴虚证、肝阴虚证、肾阴虚证、胃阴虚证等。

阴虚证可与气虚、血虚、阳虚、阳亢、精亏、津液亏虚或燥热等证同时存在，或互为因果，表现为气阴亏虚证、阴血亏虚证、阴阳两虚证、阴虚阳亢证、阴精亏虚证、阴津（液）亏虚证、阴虚燥热证等；阴虚可发展为亡阴，也可导致动风、气滞、血瘀、水停等病理变化。

③辨证要点 口咽干燥、五心烦热、潮热盗汗、两颧潮红、舌红少苔、脉细数等为主要表现。

（2）阳虚证 指人体阳气亏损，其温养、推动、气化等功能减退，以畏寒肢冷为主要表现的虚寒证。

①证候表现 畏寒，肢冷，口淡不渴，或喜热饮，或自汗，小便清长或尿少浮肿，大便稀薄，面色㿠白，舌淡胖嫩，苔白滑，脉沉迟无力。可兼有神疲，乏力，气短等气虚表现。

②证候分析 多因久病伤阳，或气虚进一步发展；或久居寒凉之处，或过服苦寒清凉之品，耗伤阳气；或年老命火渐衰等而成。

由于阳气亏虚，机体失温，故见畏寒肢冷；气化无权，则见尿清长或尿少，便溏；水湿不化，津不上承，则口淡不渴或喜热饮；失于固摄，则见自汗；水液内停，水气泛溢，则见面色㿠白，浮肿，舌淡胖嫩，苔白滑；推动乏力，则脉沉迟无力，或兼见神疲，乏力，气短等气虚症状。

阳虚可见于不同脏腑的病变，临床常见证型有心阳虚证、脾阳虚证、肾阳虚证、胃阳虚证、胞宫（精室）虚寒证等。

阳虚证多与气虚证共存，故常合称阳气亏虚证；阳虚证者又易感寒邪；阳虚证可发展为亡阳证，或阳损及阴而为阴阳两虚证；阳虚证也可导致气滞、血瘀、水泛、痰饮等病理变化。

③辨证要点畏寒肢冷、小便清长、面色㿠白，常与气虚症状共见。

**3. 亡阴证与亡阳证**

（1）亡阴证　指人体阴液严重耗损而欲竭，以汗出如油、身热烦渴、面赤唇焦、脉数疾为主要表现的危重证。

①证候表现汗热而黏，如珠如油，身热肢温，虚烦躁扰，呼吸气急，口渴饮冷，小便极少，皮肤皱瘪，目眶凹陷，面赤颧红，唇舌干焦，脉细数疾，按之无力。

②证候分析可因病久致阴液亏虚发展而成，或因高热大汗、吐泻过度、失血过多、严重烧伤等致阴液暴失而成。

由于阴液亏虚欲绝，阴竭阳浮，迫津外泄，故见汗出如油，身热肢温，呼吸气急；阴亏液竭，失于濡润，故见口渴，皮肤皱瘪，目眶凹陷，小便极少，唇舌干焦；阴竭阳浮，上扰心神，则虚烦躁扰；阳气浮亢于上，则面赤颧红；脉细数疾为阴伤重症之候。

亡阴所涉及的脏腑，多与心、肝、肾有关，临床一般不再逐一区分。本证若救治不及，阳气亦随之而衰亡。

③辨证要点汗出如油，身热口渴，面赤唇焦，脉数疾为主要表现。

（2）亡阳证　指人体阳气极度衰微而欲脱，以冷汗、肢厥、面白、脉微等为主要表现的危重证。

①证候表现冷汗淋漓，汗液稀淡，面色苍白，手足厥冷，肌肤不温，神情淡漠，呼吸气弱，舌质淡润，脉微欲绝等。

②证候分析可因阳虚进一步发展，或因阴寒之邪过盛而致阳气暴伤，或因大汗、亡血、失精等致阴血消亡而阳随阴脱，或因严重外伤、剧毒刺激、痰瘀阻塞心窍而使阳气暴脱。

由于阳气极度衰微，失却温煦、固摄、推动之能，故见冷汗，肢厥，面色苍白，神情淡漠，呼吸气弱，脉微等垂危病状。

临床所见之亡阳证，一般是指心肾阳脱证。由于人体阴阳互根，故阳气衰微亦可致阴液消亡。

③辨证要点 四肢厥冷、面色苍白、冷汗淋漓、气息微弱、脉微欲绝等为主要表现。

亡阳与亡阴均出现于疾病的危重阶段，且极易导致死亡，故须及时准确地辨识、治疗。二证鉴别如下（表10-4）。

表10-4　亡阳证与亡阴证鉴别表

| 证名 | 表现 | | | | | | | |
|------|------|------|------|------|------|------|------|------|
| | 汗液 | 寒热 | 四肢 | 面色 | 气息 | 渴饮 | 唇舌 | 脉象 |
| 亡阳证 | 稀冷如水 | 身冷畏寒 | 厥冷 | 苍白 | 微弱 | 不渴或欲热饮 | 淡白 | 脉微欲绝 |
| 亡阴证 | 黏热如油 | 身热恶热 | 温热 | 面赤颧红 | 急促 | 口渴饮冷 | 干红 | 细数疾无力 |

## 二、八纲证之间的关系

八纲中，阴阳、表里、寒热、虚实之间是互相联系着的，各概括着疾病某一个方面的病理本质。因此，用八纲所分析、归类的证，并不是彼此孤立、静止不变的，证与证之间存在着相兼、错杂、转化，甚至真假难辨，并且随病情发展而不断变化。临床辨证时，不仅要注意八纲基本证的识别，更应把握八纲证之间的相互关系，只有将八纲综合起来对病情作全面的分析考察，才能对证有比较准确的认识。

八纲证间的相互关系，主要可归纳为证的相兼、证的错杂和证的转化三个方面。

### （一）证的相兼

广义的证的相兼，指多种证的同时存在。本处所指为狭义的证的相兼，即在疾病某一阶段，出现不相对立的两纲或两纲以上的证同时存在的情况。

表里、寒热、虚实各自从不同的侧面反映疾病某方面的本质，故不能互相概括、替代，临床上的证亦不可能只涉及病位或病性的某一方面。因而辨证时，无论病位之在表在里，必然要区分其寒热、虚实性质；论病性之属寒属热，必然要辨别病位在表或在里、是邪盛或是正虚；论病情之虚实，必察其病位之表里、病性之寒热。

根据证相兼的概念，可形成表实寒证、表实热证、表虚寒证、表虚热证、里实寒证、里实热证、里虚寒证、里虚热证八类证。但临床实际中很少见到真正的表虚寒证与表虚热证。以往关于"表虚证"有两种说法：一是指外感风邪所致有汗出的表证（相对于外感风寒所致无汗出的"表实证"而言）。其实表证的有无汗出，只是在外邪的作用下，毛窍的闭与未闭，是邪正相争的不同反映，毛窍未闭、肌表疏松而有汗出，不等于疾病的本质属虚，因此，表证有汗出者并非真正的虚证。二是指肺（脾）气虚所致卫表不固证，但实际上该证属于（阳）气虚弱之证。

**1. 表实寒证与表实热证**

既同属于表证的范畴，又分属于寒证与热证，分别以恶寒重发热轻、无汗、脉浮紧；发热重恶寒轻、口微渴、汗出、脉浮数等为辨证要点。

**2. 里实寒证与里实热证**

既同属于里实证的范畴，又分属于寒证与热证，分别以形寒肢冷、面白、口不渴、痰稀、尿清、冷痛拒按、苔白、脉沉或紧；壮热、面赤、口渴、大便干结、小便短黄、舌红苔黄、脉滑数或洪数为辨证要点。

**3. 里虚寒证与里虚热证**

既同属于里虚证的范畴，又分属于寒证与热证，分别以畏寒肢冷、神疲乏力、尿清便溏、冷痛喜温喜按、舌淡胖苔白、脉沉迟无力；形体消瘦、五心烦热、午后颧红、口燥咽干、潮热盗汗、舌红绛、脉细数为辨证要点。

**（二）证的错杂**

证的错杂是指疾病的某一阶段同时存在八纲中对立两纲的证。在错杂证中，矛盾的双方都反映着疾病的本质，临床辨证时当辨析疾病的标本缓急、因果主次，以便采取正确的治疗。八纲的错杂关系，从表与里、寒与热和虚与实的角度，分别可概括为表里同病、寒热错杂、虚实夹杂，而这三种类型又可交互错杂，形成如表实寒里虚热、表实寒里实热等，因此临证时应对其进行综合分析。

**1. 表里同病**

指在同一患者身上，既有表证，又有里证的情况。表里同病的形成可概括为以下三种情况：一是发病即同时出现表证与里证的表现；二是先有表证未罢，又及于里；三是先有内伤病未愈而又感外邪。表里同病，临床上常见以下六种情况：

（1）表里俱寒　如素体脾胃虚寒之人，复感风寒之邪，或外感寒邪之后，同时伤及表里，出现恶寒重发热轻、头身疼痛、鼻塞流涕、脘腹冷痛、大便溏泄、脉迟或浮紧等。

（2）表里俱热　如素有内热之人，又感风热之邪，或外感风热未罢，又传及入里，出现发热重恶寒轻、咽喉疼痛、咳嗽气喘、便秘尿黄、舌红苔黄、脉数或浮数等。

（3）表寒里热　如先有表寒未罢，又入里化热，或先有里热之人，复感风寒之邪，出现恶寒发热、无汗、头身疼痛、口渴喜饮、烦躁、便秘尿黄、舌红苔黄等。

（4）表热里寒　如素体阳气不足之人，复感风热之邪，出现发热恶寒、有汗、头痛咽痛、尿清便溏、腹部胀满等。

（5）表里俱实　如饮食停滞之人，复感风寒之邪，出现恶寒发热、鼻塞流涕、脘腹胀满、厌食便秘、脉浮紧等。

（6）表实里虚　如素体气血虚弱之人，复感风寒之邪，出现恶寒发热、无汗、头身疼痛、神疲乏力、少气懒言、心悸失眠、舌淡脉弱等。

*2. 寒热错杂*

指在同一患者身上，既有寒证，又有热证的情况。寒热错杂的形成可概括为以下三种情况：一是先有热证，复感寒邪，或先有寒证，复感热邪；二是先有外感寒证，寒郁而化热，虽已入里，但表寒未解；三是机体阴阳失调，出现寒热错杂。

结合病位，可将寒热错杂概括为表里的寒热错杂与上下的寒热错杂。表里的寒热错杂包括表寒里热与表热里寒（详见表里同病）；上下的寒热错杂包括上热下寒及上寒下热。

（1）上热下寒　如患者同时存在胸中烦热、咽痛口干、频频呕吐等上焦热证及腹痛喜暖、大便稀薄等中焦脾胃虚寒证的表现。

（2）上寒下热　如患者同时存在胃脘冷痛、呕吐清涎等上部脾胃虚寒证及尿频、尿痛、小便短黄等下部膀胱湿热证的表现。

*3. 虚实夹杂*

指在同一患者身上，既有虚证，又有实证的情况。虚实夹杂的形成可概括为以下两种情况：一是先有实证，邪气太盛，损伤正气，以致正气亦虚，而出现虚证；二是先有正气不足的虚证，无力祛除病邪，以致病邪积聚，或复感外邪，又同时出现实证。

结合病位，虚实夹杂可概括为表虚里实、表实里虚，或上实下虚、上虚下实等证，但辨别虚实夹杂的关键是分清虚实的孰多孰少，病势的孰缓孰急，为临床确立以攻为主、或以补为主、或攻补并重的治疗原则提供依据。因此，可将虚实夹杂概括为以虚证为主的虚中夹实、以实证为主的实中夹虚及虚证实证难分轻重的虚实并重三种类型。

（1）虚中夹实　指以正虚为主，邪实为次。如温热病后期，虽邪热将尽，但肝肾之阴已大伤，此时邪少虚多，虽有发热，但以低热不退，口干口渴、舌红绛而干、少苔或无苔、脉细数等虚证的表现为主。

（2）实中夹虚　指以邪实为主，正虚为次。如外感伤寒，经发汗、或吐、下之后，心下痞硬，噫气不除，这是胃有痰湿、浊邪而胃气受损的实中夹虚之证。

（3）虚实并重　指正虚与邪实均表现明显。如小儿疳积病，既有大便泄泻、完谷不化、形瘦骨立等脾胃虚弱的表现，又有腹部膨大、烦躁不安、食欲亢盛、舌苔厚浊等积滞化热的表现。

（三）证的转化

证的转化是指在疾病的发展变化过程中，八纲中相互对立的证在一定条件下可以相互转化。但证的转化往往有一个量变到质变的过程，因而在证的真正转化之前，可以呈现出证的相兼或错杂现象。

证转化后的结果有两种可能，一是病位由浅及深、病情由轻而重，向加重方向转化；二是病位由深而浅、病情由重而轻，向痊愈方向转化。

八纲证之间的转化包括表里出入、寒热转化、虚实转化三种情况。

*1. 表里出入*

指病邪从表入里，或由里透表。一般而言，由表入里多提示病情转重，由里出表多预示病情减轻。

（1）表邪入里　指先出现表证，因表邪不解，内传入里，致使表证消失而出现里证。

例如：外感病初期出现恶寒发热、头身疼痛、无汗、苔薄白、脉浮紧等症，为表实寒证。如果失治误治，表邪不解，内传于脏腑，继而出现高热、口渴、舌苔黄、脉洪大等症，表示表邪已入里化热，原来的表实寒证已转化成为里实热证。

（2）里邪出表　指某些里证因治疗及时、护理得当，机体抵抗力增强，驱邪外出，从而表现出病邪向外透达的症状或体征。其结果并不是里证转化为表证，而是表明邪有出路，病情有向愈的趋势。

例如：麻疹患儿热毒内闭，则疹不出而见发热、喘咳、烦躁等症，通过调治后，使麻毒外透，疹子发出而烦热、喘咳等减轻、消退；外感温热病中，出现高热、烦渴等症，随汗出而热退身凉，烦躁等症减轻，均是邪气从内向外透达的表现。

邪气的表里出入，主要取决于正邪双方斗争的情况，因此，掌握病势的表里出入变化，对于预测疾病的发展与转归，及时调整治疗策略具有重要意义。

### 2. 寒热转化

指寒证或热证在一定条件下相互转化，形成相反的证。寒证化热提示阳气旺盛，热证转寒示阳气衰惫。

（1）寒证化热　指原为寒证，后出现热证，而寒证随之消失。

寒证化热常见于外感寒邪未及时发散，而机体阳气偏盛，阳热内郁到一定程度，则寒邪化热，形成热证；或是寒湿之邪郁遏，而机体阳气不衰，由寒而化热，形成热证；或因使用温燥之品太过，亦可使寒证转化为热证。

例如：寒湿痹病，初为关节冷痛、重着、麻木，病程日久，或过服温燥药物，而变成患处红肿灼痛等；哮病因寒引发，痰白稀薄，久之见痰黄而稠，舌红苔黄等，均属寒证转化为热证。

（2）热证转寒　指原为热证，后出现寒证，而热证随之消失。

热证转寒常见于邪热毒气严重的情况下，或因失治、误治，以致邪气过盛，耗伤正气，正不胜邪，机能衰败，阳气耗散，故而转为虚寒证，甚至出现亡阳。

例如：疫毒病初期，表现高热烦渴、舌红脉数、泻痢不止等，由于治疗不及时，骤然出现冷汗淋漓、四肢厥冷、面色苍白、脉微欲绝等症，属于热证转化为寒证（亡阳证）。

寒证与热证的相互转化，是由邪正力量的对比所决定的，其关键又在机体阳气的盛衰。寒证转化为热证，是人体正气尚强，阳气较为旺盛，邪气才会从阳化热，提示人体正气尚能抗御邪气；热证转化为寒证，是邪气虽衰而正气不支，阳气耗伤并处于衰败状态，提示正不胜邪，病情加重。

### 3. 虚实转化

虚实转化是指在疾病的发展过程中，由于正邪力量对比的变化，致使虚证与实证相互转化，形成相反的证。实证转虚为疾病的一般规律，虚证转实临床少见，实际上常常是因虚致实，形成本虚标实的错杂证。

（1）实证转虚　指原为实证，后出现虚证，而实证随之消失。

邪正斗争的趋势，或是正气胜邪而向愈，或是正不胜邪而迁延。故病情日久，或失治误治，正气伤而不足以御邪，皆可形成实证转化为虚证。

例如，外感热病的患者，始见高热、口渴、汗多、烦躁、脉洪数等实热证的表现，因治疗不当，日久不愈，导致津气耗伤，而出现形体消瘦、神疲嗜睡、食少、咽干、舌嫩红无苔、脉细无力等虚象；本为咳嗽吐痰、息粗而喘、苔腻脉滑，久之见气短而喘、声低懒言、面白、舌淡、脉弱等，均是邪虽去而正已伤，由实证转化为虚证。

（2）因虚致实　指正气不足，脏腑机能衰退，组织失却濡润充养，或气机运化无力，以致气血阻滞，病理产物蓄积，邪实上升为矛盾的主要方面，而表现以实为主的证。

例如：心阳气虚日久，温煦无能，推运无力，则可使血行迟缓而成瘀，在原有心悸、气短、脉弱等心气虚证的基础上，出现心胸绞痛、唇舌紫暗、脉涩等症，则是心血瘀阻证，此时血瘀之实的表现较心气之虚的表现显得更为突出；脾肾阳虚，不能温运气化水液，以致水湿泛滥，出现水肿等症，都是因虚而致实，并不是真正的虚证转化为实证。

总之，所谓虚证转化为实证，并不是指正气来复，病邪转为亢盛，邪盛而正不虚的实证，而是在虚证基础上转化为以实证为主要矛盾的证，其本质是因虚致实，本虚标实。

# 第二节　气血津液辨证

气血津液辨证是根据气血津液的生理功能、病理特点，对四诊所收集的临床资料进行综合分析、总结归纳，从而判断当前病理本质是否存在着气血津液病证的辨证方法。

## 一、气病辨证

气病以气的功能减退、气机失调为基本病机，临床上常见的证型有气虚证、气陷证、气滞证、气逆证等。

### 1. 气虚证

气虚证指机体元气不足，脏腑组织功能减退，以神疲乏力，少气懒言，脉虚等为主要表现的证。

（1）证候表现　神疲乏力，少气懒言，语声低微，自汗，动则诸症加剧，畏风，易感冒，面色淡白，舌淡苔白，脉虚弱。

（2）证候分析　常由先天禀赋不足，或久病、重病、劳累过度，或年老体弱等因素引起。气虚则脏腑机能减退，故神疲乏力；气虚导致宗气不足，故少气懒言，语声低微；气虚卫外不固，营阴外泄，风邪最易入侵，故畏风，自汗，易感冒；劳则耗气，故活动劳累后诸症加重；气虚无力运血，血不上荣，故面色淡白；舌淡苔白，脉虚弱为气虚证的舌脉特点。

（3）辨证要点　神疲乏力，少气懒言，脉虚，动则诸症加剧。

### 2. 气陷证

气陷证指气虚无力升举而下陷，以自觉气坠，或脏器下垂为主要表现的证。

（1）证候表现　头目眩晕，少气倦怠，或脘腹坠胀，甚则脱肛，或久泄久痢，或内脏下垂，舌淡苔白，脉弱。

（2）证候分析　多由气虚证进一步发展而来，或为气虚证的一种特殊表现形式。元气不足，故头目眩晕，少气倦怠，舌淡苔白，脉弱；气虚无力升举，内脏位置不能维系，故脘腹坠胀，甚则内脏下垂；中气下陷，脾运失健，清阳不升，则久泄久痢。

（3）辨证要点　气坠、脏器下垂与气虚症状共见。

### 3. 气滞证

气滞证指人体某一部位，或某一脏腑、经络的气机阻滞，运行不畅，以胀闷、疼痛、脉弦为主要表现的证。

（1）证候表现　胸胁、脘腹、乳房等处胀闷疼痛，时轻时重，部位游移，胀痛常随嗳气、矢气、太息等减轻，或随情绪变化而增减，舌象可无明显变化，脉弦。

（2）证候分析　情志郁结，或病理产物阻滞，或因阳气虚弱，温运无力，均能导致气机阻滞。气机阻滞，不通则痛，故胀闷、疼痛；气机聚散无常，故疼痛多见胀痛、窜痛；气机以通顺为贵，气机得畅，则症状减轻，故胀闷疼痛常在嗳气、矢气、太息后减轻，或随情绪变化而加重或减轻。脉弦为气滞之象。

由于引起气滞的原因不同，气滞部位、病变脏腑亦有差异，故其证候表现各有特点。临床常见的气滞证有肝郁气滞证、胃肠气滞证、肝胃气滞（不和）证等。

（3）辨证要点　胀闷、胀痛、窜痛、脉弦。

4. 气逆证

气逆证指气机升降失常，逆而向上，以咳嗽喘促、呃逆呕吐、头晕目眩等为主要表现的证。

（1）证候表现　咳嗽，喘促；或呃逆，嗳气，恶心，呕吐；或头痛，眩晕，甚至昏厥，呕血。

（2）证候分析　气逆证是在气滞证基础上的进一步发展，是气滞证的一种特殊表现形式，常见肺气上逆、胃气上逆及肝气升发太过。常由感受外邪或痰浊、食积阻塞，或情志不遂所引起。肺气上逆，多因感受外邪或痰浊壅滞，肺气不能宣发肃降，上逆而发咳嗽，喘促；胃气上逆，由寒饮、痰浊、食积等停留于胃，阻滞气机或外邪犯胃，使胃失和降，上逆为呃逆，嗳气，恶心，呕吐。肝气上逆多因郁怒伤肝，肝气升发太过，气火上逆而见头痛，眩晕，昏厥；血随气逆而上涌，可致呕血。

（3）辨证要点　咳喘，呕吐呃逆，头痛眩晕与气滞症状共见。

## 二、血病辨证

血病的主要病理变化为血液不足，或血行障碍，临床上常见的证型有血虚证、血瘀证、血热证与血寒证等。

1. 血虚证

血虚证指血液亏虚，不能濡养，以面白、舌淡、脉细为主要表现的证。

（1）证候表现　面色淡白或萎黄，眼睑、口唇、爪甲色淡，心悸多梦，手足发麻，头晕眼花，妇女经血量少色淡、愆期，甚或闭经，舌淡苔白，脉细无力。

（2）证候分析　血虚证多因先天不足，或后天失养，脾胃虚弱，生化乏源；或各种急慢性出血；或思虑过度，暗耗阴血；或瘀血阻络，新血不生等所致。血液亏虚，不能濡养头目，上荣舌面，故面色淡白或萎黄，口唇、眼睑色淡，头晕眼花；血不养神，心神不宁则心悸多梦；血少不能濡养筋脉、肌肤，故手足麻木，爪甲色淡；血海空虚，冲任失充，故月经量少色淡、愆期甚或闭经；舌淡苔白、脉细无力均为血虚之象。

（3）辨证要点　面、睑、唇、舌色淡白、脉细等为主要表现。

2. 血瘀证

血瘀证指瘀血内阻，以疼痛、肿块、出血、舌紫、脉涩等为主要表现的证。

（1）证候表现　疼痛如针刺、拒按、固定、夜间加重。体表肿块青紫，腹内肿块坚硬，推之不移；出血紫暗或夹有血块，大便色黑如柏油状；面色黧黑，或唇甲青紫，皮下紫斑，肌肤甲错，腹露青筋，皮肤出现丝状红缕；妇女经闭，或为崩漏；舌质紫暗、紫斑、紫点；或舌下络脉曲张，脉涩或结、代等。

（2）证候分析　多因外伤、跌仆，离经之血未能及时排出或消散；或因气滞血行不畅；或因寒血脉凝滞；或因热血液浓缩壅聚；或气虚、阳虚推动无力，血行缓慢；导致瘀血内阻。

气血运行受阻，不通则痛，故有刺痛、固定、拒按；夜间血行较缓，瘀阻更甚，故夜间痛甚；血液瘀积不散，凝结成块，滞留于体表则色呈青紫，滞留腹内，则触之坚硬不移；瘀血阻塞脉络，血液不能循经运行而外溢，色紫暗或夹有血块；瘀血阻络，气血不能濡养肌肤，故见面色黧黑、唇甲青紫；瘀久不消，营血不能濡养肌肤，故肌肤甲错；瘀血内阻，冲任不通故经闭；血脉不通，血不循经，则崩漏；血行瘀滞，脉络瘀阻，则见皮肤显现丝状红缕、皮下紫斑、腹露青筋。舌质紫暗、或见紫斑、紫点，脉涩或结、代均为瘀血之征。

根据瘀血阻滞部位的不同，临床常见的血瘀证有心脉痹阻证、瘀阻脑络证、胃肠血瘀证、肝经血瘀证、瘀阻胞宫（精室）证、瘀滞胸膈证、下焦瘀血证、瘀滞肌肤证、瘀滞脉络证、瘀滞筋骨证等。

（3）辨证要点 疼痛、肿块、出血与肤色、舌色青紫等表现共见。

### 3. 血热证

血热证指火热炽盛，热迫血分，以出血与实热症状为主要表现的证。

（1）证候表现 咳血、吐血、衄血、尿血、便血、崩漏，女子月经量多或月经先期，血色鲜红，质地黏稠，或局部疮疖红肿热痛，舌红绛，脉弦数。

（2）证候分析 多因外感热邪，或因情志过极、过食辛辣燥热之品等因素，化热生火，侵扰血分所致。热邪灼伤血络，血不循经，而致咳血、吐血、尿血、便血；胞络受损，则见崩漏，女子月经量多或月经先期；邪热煎熬，使血液浓缩壅聚，故血色鲜红质地黏稠；热在血分，热炽血壅肉腐，故局部疮疖红肿热痛。舌红绛，脉弦数为血热炽盛，血流涌盛之象。

血热证在外感热病和内伤杂病中皆可见之，这里主要论述的是内伤杂病的血热证。

（3）辨证要点 出血与实热症状共见。

### 4. 血寒证

血寒证指寒邪客于血脉，凝滞气机，血行不畅，以拘急冷痛、形寒、肤色紫暗为主要表现的证。

（1）证候表现 手足或局部冷痛、肤色紫暗发凉，形寒肢冷，得温则减；或少腹拘急冷痛；或为痛经，或月经愆期，经色紫暗，夹有血块；舌淡紫，苔白润或滑，脉沉迟或弦紧或涩。

（2）证候分析 多因寒邪侵犯血脉，或阴寒内盛，凝滞脉络，血行不畅而致。寒凝血脉，脉道收引，血行不畅，故手足或局部冷痛、肤色紫暗发凉；寒邪遏制阳气，阳气不达肌肤与四肢，失于温煦之职，故形寒肢冷，得温则减；寒滞肝脉，则少腹拘急冷痛；寒凝胞宫，经血受阻，故痛经，或月经愆期，经色紫暗，夹有血块。舌淡紫，苔白润或滑，脉沉迟、弦紧或涩为阴寒内盛，血行不畅之征。

临床上常见的寒滞肝脉证、寒凝胞宫证、寒凝脉络证等，均属于血寒证的范畴。

（3）辨证要点　拘急冷痛、形寒、肤色紫暗、妇女痛经或月经愆期与实寒症状共见。

## 三、气血同病辨证

气与血在生理上具有相互依存、相互资生、相互为用的关系，即所谓气为血之帅，血为气之母。在病理上则相互影响，气病可影响及血，血病也可波及气，这种既见气病，又见血病的状态即为气血同病。临床常见的气血同病证型有气血两虚证、气虚血瘀证、气滞血瘀证、气不摄血证和气随血脱证等。

### 1. 气血两虚证

气血两虚证指气血不能互相化生，以神疲乏力，少气懒言，头晕目眩，舌质淡，脉虚为主要表现的证。

（1）证候表现　神疲乏力，少气懒言，自汗，面色淡白或萎黄，口唇、眼睑、爪甲颜色淡白，头晕目眩，心悸失眠，形体消瘦，肢体麻木，月经量少色淡，愆期甚或闭经，舌质淡白，脉弱或虚。

（2）证候分析　多由素体虚弱，或久病不愈，耗伤气血；或先有气虚，气不生血，或因血虚，化气乏源，气随之不足；或失血，气随血耗等原因，导致气血两虚证的发生。气虚，脏腑机能减退，则见神疲乏力，少气懒言；气虚，卫外不固，则见自汗；气血双亏，脑窍失养，故见头晕目眩；气血不足，不能上荣，则面色淡白无华或萎黄，口唇及眼睑颜色淡白；血液亏虚，冲任失养，则见月经量少色淡、愆期甚或闭经；血虚，血不养心，神不守舍，故心悸失眠；血亏，不能滋养形体、筋脉、爪甲，故见形体消瘦、肢体麻木、爪甲淡白；舌质淡白，脉弱或虚均为气血两虚之征象。

（3）辨证要点　气虚证与血虚证的症状共见。

### 2. 气虚血瘀证

气虚血瘀证指由于气虚运血无力，而致血行瘀滞，以少气懒言，局部刺痛为主要表现的证。

（1）证候表现　面色淡白或面色暗滞，倦怠乏力，少气懒言，胸胁或其他部位疼痛如刺，痛处固定不移、拒按，舌淡紫或有紫斑，脉涩。

（2）证候分析　多因素体气虚，或病久气虚，或年高脏气亏虚，气虚运血无力，以致血行不畅而瘀滞，进而导致气虚血瘀共见。气虚致脏腑功能减退，故见倦怠乏力，少气懒言；气虚无力推动血行，血不上荣于面，而见面色淡白；血行迟缓，瘀阻脉络，故见面色暗滞；血行瘀阻，不通则通，故疼痛如刺，痛处固定不移、拒按。本证临床多见心肝病变，故疼痛常见于胸胁。舌淡紫或有紫斑，脉涩为气虚血瘀之象。

（3）辨证要点　气虚证与血瘀证的症状共见。

**3. 气滞血瘀证**

气滞血瘀证指由于气滞导致血行瘀阻，或血瘀导致气行阻滞，出现胸胁胀闷窜痛、刺痛为主要表现的证。

（1）证候表现　局部（胸胁、脘腹）胀闷走窜疼痛，甚或刺痛，疼痛固定、拒按；或有肿块坚硬，局部青紫肿胀；或有情志抑郁，急躁易怒；妇女可见经行不畅，经色紫暗或夹血块，经闭或痛经；舌质紫暗或有紫斑，脉弦或涩。

（2）证候分析　多由于情志不遂，或因痰湿、阴寒内阻，或因跌挫损伤，使气机阻滞，气血运行不畅而致本证。气机不畅，则胀痛、窜痛；瘀血内停，则刺痛，疼痛固定、拒按；瘀血内阻，积滞成块，可见肿块坚硬，局部青紫肿胀；情志不遂，肝失条达之性，则见情志抑郁，急躁易怒；瘀血阻滞胞宫，血行不畅，则痛经，经色紫暗或夹血块，或闭经；舌质紫暗或有紫斑，脉弦或涩均为气滞血瘀之象。

（3）辨证要点　气滞证与血瘀证的症状共见。

**4. 气不摄血证**

气不摄血证指气虚不能统摄血液而致出血，以气虚及出血症状为主要表现的证。

（1）证候表现　鼻衄、齿衄、皮下紫斑、吐血、便血、尿血、月经过多、崩漏等各种出血，面色淡白无华，神疲乏力，少气懒言，心悸失眠，舌淡白，脉弱。

（2）证候分析　多由久病、劳倦等因素导致气虚，气虚不能摄血，血溢脉外，成为本证。气虚统摄无权，血即离经而外溢，故见各种出血，同时有神疲乏力，少气懒言等气虚症状；气虚失血，气血双亏，不能上荣于面，则见面色淡白无华；不能滋养心神，故见心悸失眠。舌淡白，脉弱为气虚失血之象。

（3）辨证要点　出血与气虚证的症状共见。

### 5.气随血脱证

气随血脱证指大量失血而引起气随之暴脱，以大量出血、面色苍白、大汗淋漓、手足厥冷为主要表现的证。

（1）证候表现　大量出血时，突然面色苍白，气少息微，大汗淋漓，手足厥冷，甚至晕厥，舌淡，脉微或芤或散。

（2）证候分析　多因大量失血，如外伤失血、异位妊娠破裂、产后大失血、妇女血崩，或因某些原因引致内脏破裂而大量出血，进而引发气无所依附而亡脱。血亡气脱，气血不能上荣于面，故面色苍白、舌淡；气脱致宗气不足，故见气少息微；气脱亡阳，形体失于温煦则手足厥冷；神随气散，神无所主，则为晕厥；津随气泄，则大汗淋漓；血脉无气血之鼓动与充盈，则脉微或芤或散。

（3）辨证要点　以大量出血与亡阳症状共见为辨证要点。

## 四、津液病辨证

津液病主要以津液亏虚和津液输布与运行障碍为主，常见证型有津液亏虚证、痰证、饮证、水停证等。

### 1.津液亏虚证

津液亏虚证指机体津液亏少，形体、脏腑、官窍失却滋润濡养和充盈，以口渴欲饮、尿少便干、官窍及皮肤干燥等为主要表现的证。

（1）证候表现　口、鼻、唇、舌、咽喉、皮肤干燥，或皮肤枯瘪而缺乏弹性，眼球深陷，口渴欲饮，小便短少而黄，大便干结难解，舌红少津，脉细数无力等。

（2）证候分析　多因脾胃虚弱，运化无权；或长期进食减少，津液化生匮乏；或高热、汗吐泻太过，或燥热伤津等导致。津液亏少，脏腑、组织、官窍失于充养、濡润，则见口、鼻、唇、舌、咽喉、皮肤干燥，甚或皮肤枯瘪无弹性，眼球深陷，口渴欲饮等症；津液耗伤，尿液化生乏源，则小便短黄；肠道阴津亏虚，失于濡润，以致便干难解；阴津亏少，阳气偏旺，则舌红干、脉细数。

（3）辨证要点　以口渴尿少，口、鼻、唇、舌、皮肤干燥等共见为辨证要点。

2.痰证

痰证指痰浊停聚或流窜于脏腑、组织之间，临床以痰多、胸闷、呕恶、眩晕、体胖、包块等为主要表现的证。

（1）证候表现　咳嗽痰多，痰质黏稠，胸脘痞闷，恶心纳呆，呕吐痰涎，头晕目眩，形体肥胖，或神昏而喉间痰鸣，或神志错乱而为癫、狂、痴、痫，或肢体麻木、半身不遂，或某些部位出现圆滑柔韧的包块等，舌苔腻、脉滑。

（2）证候分析　多由外感六淫、饮食不当、情志刺激、过逸少动等原因，导致肺、脾、肾功能失常，水液不能正常输布而凝结成痰，停聚于局部或全身。痰证临床表现多端，故有"百病多因痰作祟""怪病多痰"之说。痰浊阻肺，宣降失常，肺气上逆，则见咳嗽气喘、咯痰；肺气不利，则胸闷不舒；痰浊中阻，胃失和降，可见脘痞、纳呆、泛恶、呕吐痰涎等症；痰蒙清窍，则头晕目眩；痰湿泛于肌肤，则见形体肥胖；痰蒙心神，则神昏、神乱；痰结皮下肌肉，凝聚成块，则身体某些部位可见圆滑柔韧的包块，如在颈部多为瘰疬、瘿瘤，在肢体多为痰核，在乳房多见乳癖；痰阻咽喉多见梅核气；痰停经络，气血不畅，可见肢体麻木、半身不遂；苔腻、脉滑为痰浊内阻之象。

（3）辨证要点　咳吐痰多、胸闷、呕恶、眩晕、体胖、局部圆韧包块、苔腻、脉滑等为主要表现。

3.饮证

指饮邪停聚于腔隙或胃肠，以胸闷脘痞、呕吐清水、咳吐清稀痰涎、肋间饱满等为主要表现的证。

（1）证候表现　脘腹痞胀，水声漉漉，泛吐清水；肋间饱满，支撑胀痛；胸闷，心悸，息促不得卧；身体肢节疼重；咳嗽痰多，质稀色白，甚则喉间哮鸣；头目眩晕；舌苔白滑，脉弦或滑。

（2）证候分析　多因外邪侵袭，或中阳素虚，水液输布障碍，停聚于局部所致。饮邪易停于胃肠、胸胁、心包、肺等部位。停留于胃肠，阻滞气机，胃失和降，可见脘腹痞胀，泛吐清水，脘腹部水声漉漉，是为狭义之"痰饮"；停于胸胁，阻碍气机，则肋间饱满，咳唾引痛，胸闷息促，是为"悬饮"；停于心肺，阻遏心阳，则胸闷心悸，气短不得卧，是为"支饮"；饮邪流行，溢于四肢，则身体、肢节疼重，是为"溢饮"；饮邪犯肺，肺失宣降，气道滞塞，则见胸部紧闷，咳吐清稀痰涎，或喉间哮鸣有声；饮邪内阻，清阳不升，故头目眩晕；饮为阴邪，故舌苔白滑；脉弦或滑，亦为饮停之象。

（3）辨证要点　胸闷脘痞、呕吐清水、咳吐清稀痰涎、肋间饱满，苔滑脉弦等为主要表现。

4. 水停证

指体内水液停聚，以肢体浮肿，小便不利，或腹大胀满，舌质淡胖等为主要表现的证。

（1）证候表现　头面、肢体甚或全身浮肿，按之凹陷不起，或为腹水而见腹部膨隆、叩之音浊，小便短少不利，周身困重，舌淡胖，苔白滑，脉濡或缓。

（2）证候分析　多因风邪外袭，或湿邪内阻，或久病肾虚，使肺、脾、肾的功能失常而水液停聚；或因瘀血内阻，经脉不利，水液内停。水为有形之邪，水液输布失常而泛溢肌肤，故以水肿为主症；水液停聚腹腔而为腹水；膀胱气化失司，故见小便不利；水湿困脾，湿渍肢体，则周身困重；舌胖、苔白、脉濡或缓，是水湿内停之征。

（3）辨证要点　肢体浮肿、小便不利、腹胀如鼓、周身困重、舌胖苔滑等为主要表现。

# 第三节　脏腑病辨证

## 一、心与小肠病辨证

心居于胸中，为君主之官。《内经》中说："心者，五脏六腑之大主。"其主要生理功能是：主神志，主血脉，在液为汗，开窍于舌等。

小肠居于腹中，上接幽门，与胃相连，下接大肠，包括回肠、空肠、十二指肠。《内经》中说："小肠者，受盛之官，化物出焉。"其主要生理功能是：主化物而泌别清浊。

心与小肠通过经脉的络属构成表里关系，二者经脉相连，故气血相通。心与小肠在生理上相互配合，在病理上互相影响。例如，《诸病源候论》卷二十七："心主于血，与小肠合，若心家有热，结于小肠，故小便血也。"心主血，小肠主泌别清汁，奉心主血。当心火太旺时，除表现口烂、舌疮外，心亦可移热于小肠，出现小便短赤、灼热疼痛甚则尿血等小肠热盛的证。

心与小肠病辨证常见的共有十一个证。其中，心病辨证十个，包括心气虚、心阳虚、心阳虚脱、心血虚、心阴虚等五个虚证，和心脉痹阻、痰蒙心神、痰火扰神、心火亢盛、瘀阻脑络等五个实证；小肠病辨证一个，为小肠实热证。

*1.心气虚证*

指心气不足，鼓动无力，以心悸怔忡及气虚症状为主要表现的证。

（1）证候表现　心悸怔忡，气短胸闷，精神疲倦，或有自汗，动则诸症加剧，面色淡白，舌淡，脉虚。

（2）证候分析　心气虚证是里虚证，在寒热属性上无明显偏性。心的气虚有两方面成因，一个是生成不足，一个是消耗过多。具体来讲，先天不足、后天久病、劳倦过度等只要是可以导致气虚的原因就可以产生心气虚证。

气虚致心气不足，鼓动无力，故见心悸怔忡、气短；气虚致中气不足，胸中气机不畅，故见胸闷不舒；气虚致心血不上荣，故见面色淡白、舌淡；气虚血行无力，心神失养，故见精神疲倦；汗为心之液，心气虚则心之液外泄，故见自汗；劳累耗气，稍事活动则心气虚甚，故动则诸证加剧；心主血脉，心气不足则脉虚无力。

（3）辨证要点　本证以心悸、神疲与气虚症状共见为辨证的主要依据。

*2.心阳虚证*

指心阳虚衰，温运失司，虚寒内生，以心悸怔忡、或心胸疼痛及阳虚症状为主要表现的证。

（1）证候表现　心悸怔忡，胸闷气短，或心胸疼痛，畏寒肢冷，自汗，神疲乏力，面色㿠白，或面唇青紫，舌质淡胖或紫暗，苔白滑，脉弱或结、代。

（2）证候分析　心阳虚证是里虚寒证。本证可由心气虚失治误治发展而来，亦可由于其他脏腑的阳虚损伤心阳而成，寒邪久犯、年老体弱等可以导致阳气耗损的原因也可以产生心阳虚证。

通常来讲，阳虚症状为气虚症状加上寒冷症状，故心气虚证中因气虚而出现的证候表现都会在本证中出现，如心悸怔忡，胸闷气短，自汗，神疲乏力，面色白，舌淡，脉弱等，其成因不再赘述。心阳虚致温煦功能减弱，血得温则行，得寒则凝，血运凝滞，故见心胸疼痛，舌紫暗，脉结或代；阳虚生虚寒，故见畏寒肢冷，苔白滑；心之华在面，心血行不畅故见面唇青紫。

（3）辨证要点　本证以心悸怔忡、心胸憋闷与阳虚症状共见为辨证的主要依据。

### 3. 心阳虚脱证

指心阳衰极，阳气欲脱，以心悸、胸痛、冷汗肢厥、脉微欲绝为主要表现的证。

（1）证候表现　在心阳虚症状的基础上，突然冷汗淋漓，四肢厥冷，面色苍白，呼吸微弱，或心悸，心胸剧痛，神志模糊或昏迷，唇舌青紫，脉微欲绝。

（2）证候分析　心阳虚脱证是心的亡阳证。本证是在心阳虚基础上发展而来。素体阳虚而遇寒邪侵犯人体，直伤心阳；或疼痛、过汗等可以导致心阳虚耗的原因也可以产生心阳虚脱证。

心阳虚脱证的表现是在心阳虚证表现基础上，出现冷汗肢厥，胸痛，脉微欲绝等表现，故心悸，面色白等心阳虚证候表现的成因不再赘述。由于阳气进一步虚衰而亡阳，故自汗发展为冷汗淋漓，肢冷发展为四肢厥冷，胸闷气短发展为呼吸微弱，心胸疼痛发展为胸痛剧烈，面唇青紫发展为唇舌青紫，脉弱、结、代发展为脉微欲绝；心阳暴虚影响心主神志功能，心神涣散，故见神志模糊或昏迷。

（3）辨证要点　本证以心悸胸痛、冷汗、肢厥、脉微等表现为辨证依据。

心气虚证、心阳虚证、心阳虚脱证临床鉴别：三证互有联系，是递进发展而来的。心气虚证进一步发展，则心气虚症状如心悸怔忡，胸闷气短，自汗，神疲乏力，面色白，舌淡，脉弱等进一步加重，并且出现阳虚而寒的表现，故见心阳虚证；心阳虚证进一步发展，则新阳虚症状如心悸怔忡，胸闷气短，或心胸疼痛，畏寒肢冷，自汗，神疲乏力，面色㿠白，或面唇青紫，舌质淡胖或紫暗，苔白滑，脉弱或结、代等进一步加重，并且出现亡阳的表现，故见心阳虚脱证。鉴别时的要点不在主证，而要看兼证是否有气虚、阳虚、亡阳的证候。

### 4. 心血虚证

指血液亏虚，心失濡养，以心悸、失眠、多梦及血虚症状为主要表现的证。

（1）证候表现　心悸，失眠，多梦，健忘，头晕眼花，面色淡白或萎黄，唇舌色淡，脉细无力。

（2）证候分析　心血虚证是里虚证，在寒热属性上无明显偏性。心的血虚有两方面成因，一个是生成不足，一个是消耗过多。具体来讲，先天肾精不足，精血化生无源为先天生成不足而致血虚的原因；脾胃功能失常或营养不良为后天生成不足而致血虚的原因；失血、出血、劳神过度、年老久病等均是消耗过多而致血虚的原因。

血为气之母，血虚常伴气虚。因此，心血虚证的表现是在心气虚证表现基础上，出现血虚等表现，故心悸，面色淡白，唇舌色淡等心气虚证候表现的成因不再赘述。心血虚不能上荣头面和脑窍，则神明失养，故见失眠，多梦，健忘，头晕眼花；脾胃虚弱，血液生化不足，故见面色萎黄；血虚脉管不盈，故见脉细无力。

（3）辨证要点　本证多有久病、失血等病史，以心悸、失眠、多梦与血虚症状共见为辨证的主要依据。

### 5.心阴虚证

指阴液亏损，心失滋养，虚热内扰，以心悸、心烦、失眠及阴虚症状为主要表现的证。

（1）证候表现　心悸，心烦，失眠，多梦，口燥咽干，形体消瘦，两颧潮红，或手足心热，潮热盗汗，舌红少苔乏津，脉细数。

（2）证候分析　心阴虚证是里虚热证。心阴虚的常见原因有热盛津亏、过食辛燥、年老久病、思虑劳神、房劳不节等。另外，肝肾阴亏，不能上养，也可累及心阴。

心阴虚证的表现是在心的定位症状基础上，出现虚热的表现。心阴虚致心主血脉功能失常，心失濡养，故见心悸；虚火扰心，影响心主神明功能，故见心烦，失眠，多梦；阴虚津液损伤，故见口燥咽干，舌少苔乏津；阴虚内热迫津外泄，故见盗汗；阴液亏虚，水不制火，故见形体消瘦，两颧潮红，手足心热，舌红，脉数等热象；阴不维阳，虚阳外越，故见潮热；阴津不足，脉管不盈，故见脉细。

（3）辨证要点　本证以心悸、心烦、失眠与阴虚症状共见为辨证的主要依据。

心血虚证、心阴虚证临床鉴别：二证的相同点为都是心的虚证，故其表现均有心的特点，如心悸、失眠、多梦等。心血虚证还兼有血虚的特点，以"色白"为主要特征，如面色淡白、唇舌色淡等；心阴虚还兼有虚热的特点，以"色红"为主要特征，如两颧潮红、舌红等。在临床鉴别时，阴虚而致的热象也是鉴别时的重点。

6. 心脉痹阻证

指瘀血、痰浊、阴寒、气滞等因素阻痹心脉，以心悸怔忡、心胸憋闷疼痛为主要表现的证。

（1）证候表现 心悸怔忡，心胸憋闷疼痛，痛引肩背内臂，时作时止。或以刺痛为主，舌质晦暗，或有青紫斑点，脉细、涩、结、代；或以心胸憋闷为主，体胖痰多，身重困倦，舌苔白腻，脉沉滑或沉涩；或以遇寒痛剧为主，得温痛减，形寒肢冷，舌淡苔白，脉沉迟或沉紧；或以胀痛为主，与情志变化有关，喜太息，舌淡红，脉弦。

（2）证候分析 心脉痹阻证是里实证，有时也表现为虚实夹杂，在寒热属性的辨别上要结合具体的证候表现。本证总的病机是各种因素导致邪气痹阻于脉，具体表现为心脉的气血运行不畅，具体原因包括气滞、血瘀、寒凝、痰阻、热结、气虚等。

心脉痹阻，不通则痛，故见心胸憋闷疼痛，又因手少阴心经走行，故见痛引肩背内臂；刺痛，舌质晦暗或有青紫斑点，脉细涩结代是瘀血阻滞的特点；心胸憋闷，体胖痰多，身重困倦，舌苔白腻，脉沉滑或涩是痰浊阻滞的特点；遇寒痛剧为主，得温痛减，形寒肢冷，舌淡苔白，脉沉迟或沉紧是寒凝血瘀的特点；胀痛，痛与情志变化有关，喜太息，舌淡红，脉弦是肝郁气滞的特点。

（3）辨证要点 本证以心悸怔忡、心胸憋闷疼痛与血瘀、寒凝或气滞症状共见为辨证的主要依据。

7. 痰蒙心神证

指痰浊内盛，蒙蔽心神，以神志抑郁、错乱、痴呆、昏迷及痰浊症状为主要表现的证。又称为痰迷心窍证。

（1）证候表现 神情痴呆，意识模糊，甚则昏不知人，或精神抑郁，表情淡漠，喃喃独语，举止失常；或突然昏仆，不省人事，口吐涎沫，喉有痰声，并见面色晦暗，胸闷呕恶，舌苔白腻，脉滑等症。

（2）证候分析　痰蒙心神证是里实证，在寒热属性上无明显偏性。本证常见的成因包括湿邪蕴久、过食肥甘、肝郁气滞等，另外过食滋腻药物也可助湿生痰。

痰浊上扰，影响到心藏神的功能，故见癫病或痫病两种证候。神情痴呆，意识模糊，甚则昏不知人，或精神抑郁，表情淡漠，喃喃独语，举止失常皆是癫病的证候；突然昏仆，不省人事，口吐涎沫，喉有痰声皆是痫病的证候。情志抑郁，肝气郁结，气机不畅，津液不能正常的输布，聚而成痰，反过来影响气机，故见胸闷呕恶；舌苔白腻，脉滑皆是痰浊湿盛的表现。

（3）辨证要点　本证以神志抑郁、错乱、痴呆、昏迷与痰浊症状共见为辨证的主要依据。

### 8.痰火扰神证

痰火扰神证指火热痰浊交结，扰乱心神，以狂躁、神昏及痰热症状为主要表现的证。又称痰火扰心（闭窍）证。

（1）证候表现　烦躁不宁，失眠多梦，甚或神昏谵语，胸闷气粗，咳吐黄痰，喉间痰鸣，发热口渴，面红目赤；或狂躁妄动，打人毁物，不避亲疏，胡言乱语，哭笑无常；舌红，苔黄腻，脉滑数。

（2）证候分析　痰火扰神证是里实热证。外感火热之邪，或肝郁化火，或过食肥甘、辛辣，煎津成痰，痰火互结，上扰心神而成本证。

气郁化火，故见胸闷气粗，发热口渴，面红目赤等热象；邪热煎津成痰，痰火互结，故见咳吐黄痰，喉间痰鸣，苔黄腻，脉滑数等症；痰火扰神，故见烦躁不宁，失眠多梦，甚则神昏谵语等症；痰火互结，上扰心神，影响到心藏神的功能，故见狂躁妄动，打人毁物，不避亲疏，胡言乱语，哭笑无常等狂的证候。

（3）辨证要点　本证以神志狂躁、神昏谵语与痰热症状共见为辨证的主要依据。

痰蒙心神证、痰火扰神证临床鉴别：二证的相同点为均可由情志所伤引起，均是痰浊引起的心的实证，均可出现神志异常。痰蒙心神证的表现主要是神情痴呆、意识模糊、喃喃独语等癫病的表现和突然昏仆、不省人事、口吐涎沫、喉有痰声等痫病的表现，痰火扰神证既有痰，又有火，故其证的表现主要是狂躁妄动、打人毁物、不避亲疏等狂的表现。

### 9.心火亢盛证

指心火内炽，扰神迫血，火热上炎下移，以心烦失眠、舌赤生疮、吐衄、尿赤及火热症状为主要表现的证。

（1）证候表现　心烦失眠，或狂躁谵语，神识不清；或舌上生疮，溃烂疼痛；或吐血，衄血；或小便短赤，灼热涩痛。伴见发热口渴，便秘尿黄，面红舌赤，苔黄脉数。

（2）证候分析　心火亢盛证是里实热证。其外感病因包括暑邪、热邪直中，或寒邪入里化热。他脏热病传入，或情志久郁化火共同构成其内伤病因；饮食不节，过食辛辣炙之品亦可引起本证。

心火炽盛，热扰心神，故见心烦失眠；火热之邪上扰清窍，影响心藏神的功能，故见狂躁谵语，神识不清；火热迫血妄行，故见吐血，衄血；心开窍于舌，心火亢盛，则可见舌上生疮，溃烂疼痛，舌赤、尖红；心移热于小肠，故见小便短赤，灼热涩痛；热盛伤津，故见口渴，便秘，尿黄；面红，苔黄，脉数均提示火热内盛。

（3）辨证要点　本证以发热、心烦、吐衄、舌赤生疮、尿赤灼痛等症为辨证的主要依据。

### 10.瘀阻脑络证

指瘀血阻滞脑络，以头痛、头晕及血瘀症状为主要表现的证。

（1）证候表现　头晕不已，头痛如刺，痛处固定，经久不愈，健忘，失眠，心悸，或头部外伤后昏不知人，面色晦暗，舌质紫暗或有紫斑、紫点，脉细涩。

（2）证候分析　瘀阻脑络证是里实证，在寒热属性上无明显偏性。其主要成因是头部外伤，内伤杂病、久病入络亦可引发本证。本证所说的瘀，主要指瘀血，因影响心藏神功能，故放在心病辨证中。

瘀血阻滞脑络，不通则痛，故见头痛、刺痛，痛处固定；脑络不通，髓海不充，心藏神、主神志功能受影响，故见头晕，健忘，失眠；面色晦暗，舌质紫暗或有紫斑、紫点，脉细涩均提示有瘀血。

（3）辨证要点　本证以头痛、头晕与血瘀症状共见为辨证的主要依据。

### 11. 小肠实热证

指心火下移小肠，热迫膀胱，气化失司，以小便赤涩疼痛、心烦、舌疮及实热症状为主要表现的证。

（1）证候表现　小便短赤、灼热涩痛，尿血，心烦口渴，口舌生疮，脐腹胀痛，舌红，苔黄，脉数。

（2）证候分析　小肠实热证是里实热证。其主要成因是心火下移小肠，内迫膀胱，致气化失司出现小便的异常。

心火热盛，影响心藏神功能，故见心烦；心开窍于舌，故见口舌生疮，舌红；心火下移小肠，致小肠实热，膀胱气化失司，故见小便短赤、灼热涩痛；小肠气机失调，故见脐腹胀痛；邪热迫血妄行，故见尿血；苔黄、脉数均提示实热内盛。

（3）辨证要点　本证以小便赤涩灼痛与心火炽盛症状共见为辨证的主要依据。

## 二、肺与大肠病辨证

肺居胸中，上通喉咙，开窍于鼻，外合皮毛，肺为娇脏，为脏腑之华盖。其经脉下络大肠，与大肠相表里。肺的主要生理功能有主气、司呼吸，主宣发、肃降，通调水道，朝百脉，主治节等。大肠具有传化糟粕的功能，称为"传导之官"。

肺病的主要病理为宣发、肃降功能失常，常见症状为咳嗽、气喘、咯痰、胸闷胸痛、咽喉疼痛、声音嘶哑、喷嚏、鼻塞、流涕等。其中以咳、喘、痰为特征表现。大肠病的主要病理为传导功能失常，常见症状有便秘、泄泻等。

肺病证型有虚实之分。虚证有肺气虚证和肺阴虚证；实证有风寒犯肺证、风热犯肺证、燥邪犯肺证、肺热炽盛证、痰热壅肺证、寒痰阻肺证、饮停胸胁证、风水相搏证等。大肠病常见证型亦有虚实之分。虚证有肠燥津亏证、肠虚滑泻证；实证有肠道湿热证、肠热腑实证、虫积肠道证等。

### 1. 肺气虚证

指肺气虚弱，宣肃、卫外功能减退，以咳嗽、气喘、自汗、易于感冒及气虚症状为主要表现的证。

（1）证候表现　咳喘无力，咯痰清稀，少气懒言，语声低怯，动则尤甚。

神疲体倦，面色淡白，自汗，恶风，易于感冒，舌淡苔白，脉弱。

（2）证候分析　多因久患肺疾，耗损肺气，或脾虚，致肺气生化不足而成。

肺气亏虚，宣肃功能失职，气逆于上，故见咳喘；肺气亏虚，津液不布，聚为痰浊，故咯痰清稀；肺气亏虚，宗气生成减少，故见少气懒言、语声低怯；劳则耗气，稍事活动，肺气益虚，故上述诸症加重。神疲体倦、面色淡白、舌淡苔白脉弱，均为气虚之象。肺气亏虚，气不摄津，而见自汗；气虚不能固表，则见恶风，易于感冒。

（3）辨证要点　咳、喘、痰稀与气虚症状共见。

2.肺阴虚证

指肺阴亏虚，虚热内生，肺失滋润，清肃失司，以干咳无痰、或痰少而黏及阴虚症状为主要表现的证。

（1）证候表现　干咳无痰，或痰少而黏，甚或痰中带血，声音嘶哑，形体消瘦，口干咽燥，五心烦热，潮热盗汗，两颧潮红，舌红少津，脉细数。

（2）证候分析　多因内伤杂病，久咳耗阴伤肺；或痨虫蚀肺，消烁肺阴而成。亦可由外感热病后期肺阴损伤所致。

肺阴不足，肺失滋润，清肃失司，气逆于上，故见干咳；虚热内生，炼津为痰，则见痰少而黏；阴虚火旺，肺系失濡，火灼咽喉，则现声音嘶哑；火热灼伤肺络，则痰中带血；肺阴亏虚，机体失濡，故见口干咽燥、形体消瘦。五心烦热、潮热盗汗、两颧潮红，为阴虚内热之典型见症；舌红少津、脉细数，亦属阴虚内热之征。

（3）辨证要点　干咳无痰、痰少而黏与阴虚症状共见。

3.风寒犯肺证

指由于风寒侵袭，肺卫失宣，以咳嗽及风寒表证症状为主要表现的证。

（1）证候表现　咳嗽，痰稀色白，恶寒发热，鼻塞流清涕，头身疼痛，无汗，苔薄白，脉浮紧。

（2）证候分析　多因风寒邪气，侵犯肺卫所致。

风寒之邪经皮毛、口鼻内犯于肺，肺气失宣而上逆，则咳嗽；宣肃失职，津液不布，故见痰稀色白；风寒袭表，卫阳被遏，肌表失于温煦，故见恶寒；卫阳与邪相争则发热；风寒侵犯肺卫，肺气失宣，鼻窍不利，故见鼻塞流清涕；寒邪凝滞经脉，气血运行不畅，故头身疼痛；腠理闭塞，则无汗；苔薄白、脉浮紧，乃风寒在表之象。

（3）辨证要点　咳嗽、痰稀色白与风寒表证症状共见。

风寒犯肺证须与风寒表证相鉴别：风寒犯肺证，其病位在肺卫，偏重于肺，症状以咳嗽为主，或兼见表证；风寒表证，病位主要在表，症状以恶寒发热为主，或兼有咳嗽，一般咳嗽较轻。

4. 风热犯肺证

指由于风热侵犯，肺卫失宣，以咳嗽及风热表证症状为主要表现的证。

（1）证候表现　咳嗽，痰稠色黄，发热微恶风寒，鼻塞流浊涕，口干微渴，咽喉肿痛，舌尖红，苔薄黄，脉浮数。

（2）辨证分析　多因风热邪气，侵犯肺卫所致。

风热犯肺，肺失清肃，肺气上逆，故见咳嗽；热邪灼津为痰，故痰稠色黄；肺卫受邪，卫气被遏，肌表失于温煦故恶寒；卫气抗邪则发热；热为阳邪，郁遏卫阳较轻，故热重寒轻；肺系受邪，鼻窍不利，故见鼻塞涕浊；咽喉不利，故见咽喉肿痛；风热在肺卫，伤津不甚，故见口干微渴；舌尖红、苔薄黄、脉浮数，乃风热犯表之征。

（3）辨证要点　咳嗽、痰黄稠与风热表证的症状共见。

风热犯肺证须与风热表证相鉴别：风热犯肺证，病位在肺卫，主要在肺，症状以咳嗽为主，或兼见表证；风热表证，病位主要在表，症状以发热恶寒为主，或兼有咳嗽，一般咳嗽较轻。

5. 燥邪犯肺证

指燥邪侵犯，肺失清润，肺卫失宣，以干咳无痰、或痰少而黏及口鼻干燥症状为主要表现的证。

（1）证候表现　干咳无痰，或痰少而黏，难以咯出，甚则胸痛，痰中带血，或咯血，口、唇、舌、鼻、咽干燥，或见鼻衄，发热恶风寒，少汗或无汗，苔薄干，脉浮数或浮紧。

（2）辨证分析　多因在秋季，或身处干燥环境，外感燥邪，侵犯肺卫所致。

燥邪袭肺，肺气失宣，故生咳嗽；肺气失宣，津液不布，故见少痰或无痰；燥性干涩，津伤失润，故见唇、舌、鼻、咽干燥，少汗或无汗；邪犯卫表，卫气被遏，故见发热恶风寒。燥证有温燥、凉燥之分，初秋温燥，夹夏热之余气，故发热微恶风寒，脉浮数；深秋凉燥，有近冬之寒气，故恶风寒微发热，脉浮紧。

（3）辨证要点　干咳无痰、或痰少而黏与燥淫证症状共见。

燥邪犯肺证与肺阴虚证均以干咳、痰少难咯为主症，均可兼见口、舌、咽干燥等津液亏少的表现。但前者属外感新病，病程短，多发于秋季，或干燥环境，以燥邪伤津，不能滋润肺系的症状较为突出，可兼见恶寒发热脉浮等表证；后者属内伤久病，病程长，无季节性，兼症以虚热内扰的表现为主，无表证。

6. 肺热炽盛证

指热邪壅肺，肺失清肃，以咳嗽、气喘及里实热症状为主要表现的证。又称热邪壅肺证。

（1）证候表现　咳嗽，气喘，胸痛，气息灼热，咽喉红肿疼痛，发热，口渴，大便秘结，小便短赤，舌红苔黄，脉数。

（2）辨证分析　多因外感风热入里，或风寒之邪入里化热，蕴结于肺所致。

热邪壅肺，肺失清肃，气逆于上，故见咳嗽、气喘；热灼肺络，肺气不利，故见胸痛、气息灼热；肺热上熏咽喉，气血壅滞，故见咽喉肿痛；邪热蒸腾，则发热；热盛伤津，故见口渴、大便秘结、小便短赤。舌红苔黄，脉数，乃里实热盛之象。

（3）辨证要点　咳嗽、气喘、胸痛与里实热症状共见。

肺热炽盛证与风热犯肺证鉴别：肺热炽盛证与风热犯肺证均属肺热实证，表现以咳嗽为主，伴见发热。但前者以咳喘并重，发热明显，兼有里实热证；后者咳喘发热尚轻，兼有表证。

7. 痰热壅肺证

指痰热交结，壅滞于肺，肺失清肃，以咳喘、痰黄稠及痰热症状为主要表现的证。

（1）证候表现　咳嗽，气喘息粗，胸闷，或喉中痰鸣，咯痰黄稠量多，或咳吐脓血腥臭痰，胸痛，发热，口渴，小便短赤，大便秘结，舌红苔黄腻，脉滑数。

（2）辨证分析　多因外邪犯肺，郁而化热，热伤肺津，炼液成痰；或素有宿痰，内蕴日久化热，痰与热结，壅阻于肺所致。

痰热壅肺，肺失清肃，气逆于上，故见咳嗽、气喘息粗；肺热蕴郁，胸中气机不利，故见胸闷胸痛；痰热交结，随气而逆，故见痰黄稠量多，或喉中痰鸣；若痰热壅滞肺络，火炽血败，肉腐成脓，则见咳吐脓血腥臭痰；里热蒸腾，阳盛则热，故见壮热；内热伤津，故见口渴、大便秘结、小便短赤。舌红苔黄腻、脉滑数，乃痰热内蕴之象。

（3）辨证要点　咳嗽、气喘息粗与痰热症状共见。

### 8.寒痰阻肺证

指寒痰交阻于肺，肺失宣降，以咳嗽气喘、痰多色白及寒证症状为主要表现的证。又名寒饮停肺证、痰浊阻肺证。

（1）证候表现　咳嗽气喘，痰多色白，或喉中哮鸣，胸闷，形寒肢冷，舌淡苔白腻或白滑，脉濡缓或滑。

（2）辨证分析　多因素有痰疾，复感寒邪，内客于肺，或因寒湿外邪侵袭于肺，或因中阳受困，寒从内生，聚湿成痰，上干于肺所致。

寒痰阻肺，宣降失司，肺气上逆，故见咳嗽、气喘；肺失宣降，津聚为痰，则见痰多色白；痰气搏结，上涌气道，故见喉中痰鸣；寒痰凝滞于肺，肺气不利，故见胸闷；阴寒凝滞，阳气郁而不达，肌肤失于温煦，故见形寒肢冷。舌淡苔白腻或白滑、脉濡缓或滑，均为寒饮痰浊内盛之象。

若痰稀者为寒饮停肺证，痰稠者为寒痰阻肺证，若寒象不明显，仅以咳嗽气喘、痰多色白为主者，为痰浊阻肺证。

（3）辨证要点　咳嗽、气喘与寒痰症状共见。

### 9.饮停胸胁证

指水饮停于胸胁，阻滞气机，以胸廓饱满、胸胁胀闷或痛及饮停症状为主要表现的证。即属痰饮病之"悬饮"。

（1）证候表现　胸廓饱满，胸胁部胀闷或痛，呼吸、咳嗽或转侧时牵引作痛，或伴头晕目眩，舌苔白滑，脉沉弦。

（2）辨证分析　多因中阳素虚，气不化水，水停为饮；或因外邪侵袭，肺通调水道失职，水液输布障碍，停聚为饮，流注胸腔而成。

饮停胸胁，气机阻滞，络脉不利，故胸胁饱胀疼痛；水饮停于胸腔，气机不利，呼吸、咳嗽及身体转侧时饮邪壅迫于肺，故牵引作痛；饮为阴邪，遏阻阳气，清阳不升，故见头目晕眩；水饮内停，故可见苔白滑、脉沉弦。

（3）辨证要点　胸廓饱满、胸胁胀闷或痛与饮停症状共见。

10. 风水搏肺证

指由于风邪袭肺，宣降失常，通调水道失职，水湿泛溢肌肤，以突起头面浮肿及卫表症状为主要表现的证。

（1）证候表现　浮肿始自眼睑头面，继及全身，上半身肿甚，来势迅速，皮薄光亮，小便短少，或见恶寒重发热轻，无汗，苔薄白，脉浮紧。或见发热重恶寒轻，咽喉肿痛，苔薄黄，脉浮数。

（2）辨证分析　多由外感风邪，肺卫受病，宣降失常，通调失职，风遏水阻，风水相搏，泛溢肌肤而成。

风属阳邪，风邪为患，上先受之；肺居上焦，为水之上源。风邪犯肺，肺宣发肃降失职，水道失其通调，风水相搏，水气泛溢，故浮肿起于眼睑、头面；因其外邪新感，故发病较快，水肿迅速，皮肤发亮；宣降失司，水液难以下输膀胱，则见小便短少；若风夹寒侵，则伴见恶寒重、发热轻、无汗、苔薄白、脉浮紧等症；若风与热合，则又常伴见发热重、恶寒轻、咽喉肿痛、舌红、脉浮数等症。

（3）辨证要点　骤起面睑浮肿与卫表症状共见。

11. 大肠湿热证

指湿热壅阻肠道气机，大肠传导失常，以腹痛、泄泻及湿热症状为主要表现的证。又称肠道湿热证。

（1）证候表现　腹痛，腹泻，肛门灼热，或暴注下泻，色黄味臭；或下痢赤白脓血，里急后重，口渴，尿短赤，或伴恶寒发热，或但热不寒。舌红苔黄腻，脉滑数或濡数。

（2）辨证分析　多因时令暑湿热毒侵袭，或饮食不洁，湿热秽浊，积于大肠，伤及肠道气血所致。

湿热侵袭大肠，壅阻气机，故见腹痛；湿热内迫肠道，大肠传导失常，故见腹泻、肛门灼热；湿热蕴积大肠，热迫津液随湿浊下注，可见便次增多，泻如黄水；湿热熏灼肠道，脉络损伤，血腐成脓，则见痢下脓血；湿热蒸迫肠道，肠道气机阻滞，故见里急后重；水液从大便外泄，故见小便短赤；热盛伤津，则见口渴。若属外感，表邪未解，则见恶寒发热；热盛于里，则但热不寒。舌红苔黄腻，脉滑数或濡数，皆为湿热内蕴之象。

（3）辨证要点　腹痛、泄泻与湿热症状共见。

*12. 肠热腑实证*

指邪热入里，与肠中糟粕相搏，以腹满硬痛、便秘及里热炽盛症状为主要表现的证。即六经辨证中的阳明腑实证。

（1）证候表现　腹部硬满疼痛，拒按，大便秘结，或热结旁流，气味恶臭，壮热，或日晡潮热，汗出口渴，甚则神昏谵语、狂乱，小便短黄，舌质红，苔黄厚而燥，或焦黑起刺，脉沉数有力，或沉迟有力。

（2）辨证分析　多因邪热炽盛，汗出过多，或误用汗剂，津液外泄，致使肠中干燥，里热更甚，燥屎内结而成。

热结肠道，气机壅滞，肠中燥屎内结，腑气不通，津液耗伤，肠道失润，故腹部硬满疼痛拒按，大便秘结；若燥屎内结，加之邪热迫津下泄，故可见泻下稀水，气味恶臭，即所谓"热结旁流"。大肠属阳明经，其气旺于日晡之时，故日晡潮热；邪热与燥屎胶结，火热愈炽，上扰心神，故见神昏谵语；里热蒸达，迫津外泄，故见高热、汗出、口渴、小便短黄。舌红苔黄厚而干燥，或焦黑起刺，脉沉数有力，或沉迟有力均为里热炽盛之象。

（3）辨证要点　腹满硬痛、便秘与里热炽盛症状共见。

*13. 肠燥津亏证*

指津液亏损，肠失濡润，传导失职，以大便燥结难下及津亏症状为主要表现的证。又名大肠津亏证。

（1）证候表现　大便干燥，状如羊屎，数日一行，腹胀作痛，或见左少腹包块，口干，或口臭，或头晕，舌红少津，苔黄燥，脉细涩。

（2）辨证分析　多因素体阴津不足，或年老阴津亏损，或嗜食辛辣之物，或汗、吐、下太过，或温热病后期耗伤阴液所致。

阴津不足，肠道失濡，传导失职，则大便干结难解，状如羊屎，数日一行；燥屎结聚，气机阻滞，则腹胀作痛，或左下腹触及包块；腑气不通，秽浊之气上逆，则口气秽臭，甚至上扰清阳而见头晕；阴津亏损，濡润失职，则口干；舌红少津脉细涩，乃为阴津亏损之象。

（3）辨证要点　大便燥结难下与津亏症状共见。

肠热腑实证与肠燥津亏证鉴别：两证均可见大便秘结。肠燥津亏证为大肠阴津亏虚，肠失濡润，传导失职而致便秘，伴见津亏失润的症状，无腹胀满坚实之征；而肠热腑实证属燥热内结肠道，燥屎内结，腑气不通而见便秘，腹部硬满疼痛、拒按，兼有里热炽盛的症状。

### 14. 肠虚滑泻证

指大肠阳气虚衰不能固摄，以大便滑脱不禁及阳虚症状为主要表现的证。又称大肠虚寒证。

（1）证候表现　下利无度，或大便失禁，甚则脱肛，腹痛隐隐，喜温喜按，畏寒神疲，舌淡苔白滑，脉弱。

（2）辨证分析　多因泻、痢久延不愈所致。

久泻久痢，损伤阳气，大肠失其固摄，因而下利无度，甚则大便失禁或脱肛；大肠阳气虚衰，阳虚则阴盛，寒从内生，寒凝气滞，所以腹部隐痛、喜温喜按，畏寒神疲。舌淡苔白滑脉弱，均为阳虚阴盛之象。

（3）辨证要点　大便失禁与阳虚症状共见。

### 15. 虫积肠道证

指蛔虫等寄居肠道，阻滞气机，噬耗营养，以腹痛、面黄体瘦、大便排虫及气滞症状为主要表现的证。

（1）证候表现　胃脘嘈杂，时作腹痛，或嗜食异物，大便排虫，或突发腹痛，按之有条索状物，甚至剧痛，呕吐蛔虫，面黄体瘦，睡中龂齿，鼻痒，或面部出现白斑，唇内有白色粟粒样凸起颗粒，白睛见蓝斑。

（2）辨证分析　多因进食不洁的瓜果、蔬菜等，虫卵随饮食而入，在肠道内孳生繁殖所致。

虫居肠道，争食水谷，噬耗精微，故觉胃中嘈杂不舒，久则面黄体瘦；蛔虫扰动，气机阻滞，则腹痛时作，虫静气畅则痛止，或随粪便而排至体外；若蛔虫钻窜，聚而成团，抟于肠道，阻塞不通，则腹痛且扪之有条索状物；蛔虫上窜，侵入胆道，气机逆乱则脘腹阵发剧痛，呕吐蛔虫；虫积肠道，湿热内蕴，循经上熏，故可表现为鼻痒、（齿＋介，左右结构）齿、面部生斑、唇内颗粒；肺与大肠相表里，白睛属肺，蛔虫寄居肠道，故可见巩膜蓝斑。

（3）辨证要点　腹痛、面黄体瘦、大便排虫或与气滞症状共见。

### 三、脾与胃病辨证

脾位于中焦，在体合肉、主四肢，开窍于口、其华在唇，其主要的生理功能为三个方面，一是主运化、消化水谷并转输精微和水液；二是主统血，具有统摄血液，使之在经脉中运行而不溢于脉外的功能；三是主升清，上输精微并升举内脏。

胃位于膈下，腹腔上部，上接食道，下通小肠，是腹腔中容纳食物的器官。其主要生理功能为主受纳及腐熟水谷两个方面，故常称胃为"太仓""水谷之海"。

脾与胃同居中焦，以膜相连，经络互相联络而构成脏腑表里配合关系。脾与胃之间的关系，具体表现在纳与运、升与降、燥与湿三个方面。一是纳运相助，正如《景岳全书·脾胃》云："胃司受纳，脾主运化，一运一纳，化生精气。"二是升降相因，纳食主胃，运化主脾，脾宜升则健，胃宜降则和。三是燥湿相济，胃津充足，才能受纳腐熟水谷，为脾之运化吸收水谷精微提供条件。脾不为湿困，才能健运不息，从而保证胃的受纳和腐熟功能不断地进行，正如《医学读书记·通一子杂论辨》曰："土具冲和之德而为生物之本。冲和者，不燥不湿，不冷不热，燥土宜润，使归于平也。"

总之，脾胃阴阳相合，燥湿相济，升降相因，纳运相助，共同完成饮食物的消化吸收及精微的输布过程，化生气血，以营养全身，故称脾胃为"气血生化之源""后天之本"。

脾病主要病理为运化、升清、统血功能的失常，其常见的症状有：腹胀、便溏、食欲不振、浮肿、内脏下垂、慢性出血等。胃病主要病理为受纳、和降、腐熟功能障碍，其常见的症状有：胃脘胀满或疼痛、嗳气、恶心、呕吐、呃逆等。

脾与胃病辨证常见的共十二个证。其中脾病辨证有六个，包括脾气虚证、脾虚气陷证、脾阳虚证、脾不统血证四个虚证；湿热蕴脾证、寒湿困脾证两个实证。胃病辨证有六个，包括胃气虚证、胃阳虚证、胃阴虚证三个虚证；寒滞胃脘证、胃热炽盛证、食滞胃脘证三个实证。

#### 1.脾气虚证

脾气虚证指脾气不足，运化失职，以纳少、腹胀、便溏及气虚症状为主要表现的证。

（1）证候表现　不欲食或纳少，腹胀，食后胀甚，便溏，神疲乏力，少气懒言，肢体倦怠，或浮肿，或消瘦，或肥胖，面色萎黄，舌淡苔白，脉缓或弱。

（2）辨证分析　脾气虚证是里虚证，在寒热属性上无明显偏性。脾的气虚证形成的原因主要有两个方面，一是饮食失调，二是急慢性疾患耗伤脾气。

脾气虚弱，运化无力，故见不欲食或纳少；水谷内停不化，故见腹胀，便溏；食后脾气益困，故腹胀愈甚；气虚失于推动，故见神疲乏力，少气懒言；脾失健运，气血生化乏源，肢体、肌肉、颜面、舌失于充养，故见肢体倦怠，消瘦，面色萎黄，舌淡；脾虚失于运化水液，水湿不运，泛溢肌肤，故见肢体浮肿或形体肥胖；脉缓或弱为脾气虚弱之征。

（3）辨证要点　纳少、腹胀、便溏与气虚症状共见为辨证的主要依据。

### 2. 脾虚气陷证

指脾气虚弱，升举无力而反下陷，以眩晕、泄泻、脘腹重坠、内脏下垂及气虚症状为主要表现的证。又名中气下陷证。

（1）证候表现　眩晕，久泄，脘腹重坠作胀，食后益甚，或小便浑浊如米泔，或便意频数，肛门重坠，甚或内脏下垂，或脱肛、子宫下垂，神疲乏力，气短懒言，面白无华，纳少，舌淡苔白，脉缓或弱。

（2）辨证分析　脾虚气陷证亦是里虚证，是由脾气虚进一步发展而来。其形成原因主要有久泄久痢，或劳累太过，或妇女孕产过多，产后失于调护等损伤脾主升举之能所致。

脾失升清，不能将水谷精微吸收并上输头目故见眩晕；水谷精微不能上升而下陷，乃致清浊混杂，下注于肠道，故见久泻；精微不得输布，前走膀胱，故见小便浑浊如米泔；气虚升举无力，气坠于下，故见脘腹重坠作胀，餐后气被食困，故见食后益甚；中气下陷，内脏失于举托，故见便意频数，肛门重坠，甚或脱肛，或胃、肾、子宫等脏器下垂；脾失健运，故见纳少；气血生化乏源，气虚推动乏力，故见神疲乏力，气短懒言；血虚充养不足于面、舌，故见面白无华，舌淡；脉缓或弱皆为脾气虚弱的表现。

（3）辨证要点　脘腹重坠、内脏下垂与气虚症状共见为辨证的主要依据。

### 3.脾阳虚证

指脾阳虚衰，失于温运，阴寒内生，以纳少、腹胀、腹痛、便溏及阳虚症状为主要表现的证。

（1）证候表现　腹痛绵绵，喜温喜按，纳少，腹胀，大便清稀或完谷不化，畏寒肢冷，或肢体浮肿，或白带清稀量多，或小便短少，舌质淡胖或有齿痕，舌苔白滑，脉沉迟无力。

（2）辨证分析　脾阳虚证是里虚寒证，多因脾气虚加重而形成，或因过食生冷、过用苦寒、外寒直中，久之损伤脾阳；或肾阳不足，命门火衰，火不生土所致。

脾阳亏虚，虚寒内生，故见腹痛绵绵，喜温喜按；脾阳虚衰，运化失权，故见纳少腹胀，大便清稀或完谷不化；阳虚无以温煦，故见形寒肢冷；中阳不振，水湿内停，膀胱气化失司，故见小便短少；流溢肌肤，故见全身浮肿；妇女带脉不固，水湿下渗，故见带下清稀、色白量多；舌质淡胖、边有齿痕、苔白滑、脉沉迟无力，为脾阳虚衰，阴寒内生，水湿内停所致。

（3）辨证要点　腹痛绵绵、完谷不化与阳虚症状共见为辨证的主要依据。

脾阳虚证与脾气虚证鉴别：二证皆以纳少、腹胀、便溏为主症，皆可见全身机能活动减退的症状表现，但脾阳虚证多因脾气虚病久失治发展而形成，故尚可见畏寒肢冷、腹痛绵绵、喜温喜按及脉沉迟无力等虚寒表现和白带清稀量多、舌胖或有齿痕、苔白滑等水湿内盛的症状。

### 4.脾不统血证

指脾气虚弱，统血失常，血溢脉外，以各种出血及脾气虚症状为主要表现的证。又名气不摄血证。

（1）证候表现　各种出血，如呕血、便血、尿血、肌衄、鼻衄、齿衄，妇女月经过多、崩漏等，伴见食少，便溏，神疲乏力，气短懒言，面色萎黄，舌淡苔白，脉细弱。

（2）辨证分析　脾不统血证是里虚证，主要多由久病伤气，或忧思日久、劳倦过度，损伤脾气，以致统血失职、血溢脉外所致。

脾气亏虚，统血无权，则血溢脉外，故见各种慢性出血：血液溢出胃肠，故见呕血或便血；溢出膀胱，故见尿血；溢出肌肤，故见肌衄；溢出于鼻、齿龈，故为鼻衄、齿衄；脾虚冲任不固，则妇女月经过多，甚或崩漏。脾气虚弱，失于运化，故食少便溏；脾气亏虚，气血生化不足，气虚推动乏力，故见神疲乏力，营血亏耗，面、舌、脉失于充养，故见面色萎黄，舌淡苔白，脉细弱。

（3）辨证要点　各种出血与脾气虚症状共见为辨证的主要依据。

### 5. 湿热蕴脾证

指湿热内蕴，脾失健运，以腹胀、纳呆、便溏及湿热症状为主要表现的证。

（1）证候表现　脘腹胀闷，纳呆，恶心欲呕，口苦口黏，渴不多饮，便溏不爽，小便短黄，肢体困重，或身热不扬，汗出热不解，或见面目发黄色鲜明，或皮肤瘙痒，舌质红，苔黄腻，脉濡数。

（2）辨证分析　湿热蕴脾证是实热证，主要多因外感湿热之邪；或嗜食肥甘厚味，饮酒无度，酿成湿热，内蕴脾胃所致。

湿热蕴结脾胃，气机阻滞，故见脘腹胀闷，纳呆；升降失常，故见恶心欲呕；湿热蕴脾，上蒸于口，故见口苦口黏，渴不多饮；湿热下注大肠，肠道气机不畅，故见便溏而不爽；湿热下注膀胱，故见小便短黄；脾主肌肉，湿热困脾，阻碍经气，故见肢体困重；湿遏热伏，热邪难以散发，故见身热不扬，汗出热不解；湿热蕴结脾胃，熏蒸肝胆，肝失疏泄，胆汁不循常道而泛溢肌肤，故见面目发黄色鲜明；湿热泛溢肌肤，故见皮肤瘙痒；舌质红，苔黄腻，脉濡数，均为湿热内蕴之征。

（3）辨证要点　脘腹痞闷，纳呆便溏与湿热症状共见为辨证的主要依据。

### 6. 寒湿困脾证

指寒湿内盛，困阻脾阳，运化失职，以脘腹痞闷、纳呆、便溏、身重与寒湿症状为主要表现的证。

（1）证候表现　脘腹痞闷，腹痛便溏，口腻纳呆，泛恶欲呕，头身困重，面色晦黄，或身目发黄，黄色晦暗如烟熏，或妇女白带量多，或肢体浮肿，小便短少，舌淡胖，苔白腻，脉濡缓或沉细。

（2）辨证分析　寒湿困脾证是实寒证，主要多因淋雨涉水，气候阴冷潮湿，居处潮湿等外感寒湿，或过食生冷等内生寒湿，以致寒湿内盛，脾阳失运所致。

寒湿内盛，脾气被遏，运化失职，故见脘腹痞闷；寒凝气机，故见腹痛；

水湿下渗，故见便溏；脾失健运，故见纳呆；湿邪上泛，故见口中黏腻；胃失和降，胃气上逆，故见泛恶欲呕；湿性重着，遏郁清阳，故见头身困重；湿邪困脾，气血失畅，故见面色晦黄；寒湿困脾，中焦气滞，土壅木郁，肝胆疏泄失职，胆汁外溢，故见身目发黄，黄色晦暗如烟熏；寒湿下注，带脉不固，故见妇女白带量多；水湿不化，泛溢肌肤，故见肢体浮肿，小便短少；舌体胖大、苔白腻、脉濡缓或沉细，均为寒湿内盛之象。

（3）辨证要点　脘腹痞闷、腹痛、便溏、身重与寒湿症状共见为辨证的主要依据。

脾阳虚与寒湿困脾证鉴别：两证均属寒证，都有运化失职，水湿不化，见有纳少、腹冷痛，便溏，浮肿，带下清稀等的症状。但两者病性有虚实的不同，脾阳虚为脾阳虚衰，健运失职，寒湿内生，属虚证，伴见阳虚症状；寒湿困脾为寒湿内盛，中阳受阻，运化失司，属实证，兼见寒湿之症。两证又可相互影响，寒湿之邪，极易伤阳，故寒湿困脾日久可导致脾阳虚；而脾阳虚，温煦、运化无权，寒湿内生，致寒湿困脾现象。

寒湿困脾证与湿热蕴脾证鉴别：两证均有湿邪困脾，气机阻滞，可见脘腹胀闷、纳呆、便溏不爽、肢体困重、苔腻、脉濡等症状。但两者病性有寒热的不同，寒湿困脾证为寒邪与湿邪困阻脾阳，除湿邪困脾的症状外，尚可见身目发黄，黄色晦暗如烟熏，舌淡苔白等症状；湿热蕴脾证为热邪与湿邪困阻中焦，除湿邪困脾的症状外，尚可见面目发黄色鲜明、口苦、身热不扬、舌红苔黄等热象。

7. 胃气虚证

指胃气虚弱，胃失和降，以纳少、胃脘痞满、隐痛及气虚症状为主要表现的证。

（1）证候表现　纳少，胃脘痞满，隐痛喜按，嗳气，面色萎黄，神疲乏力，少气懒言，舌质淡，苔薄白，脉弱。

（2）辨证分析　胃气虚证是里虚证，主要多因饮食不节，劳逸失度，久病失养，损伤胃气所致。

胃气虚弱，失于和降，气滞于中，故见胃脘痞满、纳少，甚故见隐痛；按之胃气暂得以通畅，故喜按；胃气虚弱，受纳、腐熟功能减退，故见食少；胃气虚弱，失于和降，逆而向上，故见嗳气；胃虚日久，气血乏源，血虚不能上荣于面，故见面色萎黄；气虚推动无力，故见神疲乏力，少气懒言，舌质淡，脉弱。

（3）辨证要点　胃脘痞满、隐痛喜按、纳少与气虚症状共见为辨证的主要依据。

*8. 胃阳虚证*

指胃阳不足，胃失温养，以胃脘冷痛及阳虚症状为主要表现的证。

（1）证候表现　胃脘冷痛，绵绵不已，喜温喜按，食后缓解，泛吐清水或夹有不消化食物，纳少脘痞，口淡不渴，倦怠乏力，畏寒肢冷，舌淡胖嫩，脉沉迟无力。

（2）辨证分析　胃阳虚证是里虚寒证，主要多因常嗜食生冷苦寒之品，或久病失养，伤及胃阳等原因所致。

胃阳不足，虚寒内生，故见胃脘冷痛，绵绵不已，喜温喜按；阳虚内寒，津液内停，故见口淡不渴；胃气上逆于口，故见泛吐清水或夹有不消化食物；寒凝气机，故见纳少，脘痞；阳虚气弱，推动温煦功能减退，故见倦怠乏力，畏寒肢冷，舌淡胖嫩，脉沉迟无力为阳虚之象。

（3）辨证要点　胃脘冷痛与阳虚症状共见为辨证的主要依据。

脾气虚证与胃气虚证、脾阳虚证与胃阳虚证的鉴别：均有食少、脘腹隐痛及气虚或阳虚的共同症状，但脾气虚、脾阳虚以脾失运化为主，胀或痛的部位在大腹，腹胀腹痛、便溏、水肿等症突出；胃气虚、胃阳虚以受纳腐熟功能减弱，胃失和降为主，胀或痛的部位在胃脘，脘痞隐痛、嗳气等症明显。

*9. 胃阴虚证*

指胃阴亏虚，胃失濡润、和降，以胃脘隐隐灼痛、饥不欲食及阴虚症状为主要表现的证。

（1）证候表现　胃脘隐隐灼痛，嘈杂不舒，饥不欲食，干呕，呃逆，口燥咽干，大便干结，小便短少，舌红少苔，脉细数。

（2）辨证分析　胃阴虚证是里虚热证，主要多因热病后期，或情志不遂，气郁化火，或过食辛温香燥，耗伤胃阴所致。

胃阴不足，虚热内生，故见胃脘隐隐灼痛；胃失濡润，气失和降，故见嘈杂不舒；虚热扰动于胃，故见饥不欲食；胃失和降，胃气上逆，故见干呕，呃逆；胃阴亏虚，阴津不能上滋，故见口燥咽干；不能下润大肠，故见大便干结；阴津亏虚，尿液化源不足，故见小便短少；舌红、少苔、脉细数，为阴虚内热之征。

（3）辨证要点 胃脘隐隐灼痛、饥不欲食与阴虚症状共见为辨证的主要依据。

*10. 寒滞胃脘证*

指寒邪犯胃，阻滞气机，以胃脘冷痛、恶心呕吐及实寒症状为主要表现的证。

（1）证候表现 胃脘冷痛剧烈，得温痛减，遇寒加重，恶心呕吐，吐后痛缓，或口泛清水，口淡不渴，恶寒肢冷，面白或青，舌淡苔白润，脉弦紧或沉紧。

（2）辨证分析 寒滞胃脘证是里实寒证，主要因过食生冷，或寒邪犯胃所致。

寒邪犯胃，凝滞气机，故胃脘冷痛，痛势急剧；寒邪得温则散，得寒则凝，故见疼痛得温则减，遇寒加剧；寒凝胃脘，胃气上逆，故见恶心呕吐；吐后气滞暂得通畅，故见吐后痛减；寒凝气滞，津失输布，停积于胃，逆而向上，故见口泛清水；寒邪不伤津液，故口淡不渴；寒邪阻遏，阳气失于温煦形体，故见恶寒肢冷；寒凝血脉，血不上荣，故见面白或青；舌淡、苔白润、脉弦紧或沉紧，为阴寒内盛之象。

（3）辨证要点 胃脘冷痛、恶心呕吐与实寒症状共见为辨证的主要依据。

*11. 胃热炽盛证*

指火热壅滞于胃，胃失和降，以胃脘灼痛，消谷善饥及实热症状为主要表现的证。

（1）证候表现 胃脘灼痛、拒按，消谷善饥，口气臭秽，齿龈红肿疼痛，甚则化脓、溃烂，或见齿衄，渴喜冷饮，大便秘结，小便短黄，舌红苔黄，脉滑数。

（2）辨证分析 胃热炽盛证是里实热证，主要多因过食辛热、肥甘、温燥之品，化热生火；或五志过极，化火犯胃；或为邪热内侵，胃火亢盛而致。

热邪内扰胃腑，胃气壅滞不畅，故见胃脘灼痛而拒按；胃火炽盛，受纳腐熟太过，故见消谷善饥；胃火内盛，蒸腾胃中浊气上冲，故见口气臭秽；胃火循经上炎，上蒸齿龈，气血壅滞，故见齿龈红肿疼痛，甚至化脓、溃烂；热邪灼伤脉络，迫血妄行，故见齿龈出血；热盛伤津，故见口渴喜冷饮，小便短黄，大便秘结；舌红、苔黄、脉滑数，为火热内盛之象。

（3）辨证要点　胃脘灼痛、消谷善饥与实热症状共见为辨证的主要依据。

胃阴虚证与胃热炽盛证的鉴别：均属胃的热证，可见脘痛，口渴，脉数等症，但前者为虚热证，常见嘈杂，饥不欲食，舌红少苔，脉细等症；后者为实热证，常见消谷善饥，口臭，牙龈肿痛，齿衄，脉滑等症。

*12.食滞胃脘证*

指饮食停积胃脘，以胃脘胀满疼痛、拒按、嗳腐吞酸、泻下臭秽及气滞症状为主要表现的证。

（1）证候表现　胃脘胀满疼痛，拒按，厌恶食物，嗳腐吞酸，或呕吐酸馊食物，吐后胀痛得减，或腹胀腹痛，泻下不爽，肠鸣，矢气臭如败卵，大便酸腐臭秽，舌苔厚腻，脉滑。

（2）辨证分析　食滞胃脘证是里实证，主要多因暴饮暴食，食积不化；或因素体胃气虚弱，稍有饮食不慎，即停滞难化而成。

食积胃脘，胃失和降，气机不畅，故见胃脘胀满疼痛，拒按；食积于内，腐熟不及，则拒于受纳，故见厌恶食物；胃失和降，胃气上逆，胃气夹积食、浊气上逆，故见嗳腐吞酸，或呕吐酸馊食物；吐后胃气暂得通畅，故胀痛得减；若积食壅塞于肠道，阻塞气机，故见腹胀腹痛，泻下不爽，肠鸣，矢气多而臭如败卵；腐败食物下注，故见泻下之物酸腐秽臭；胃中腐浊之气上蒸，故见舌苔厚腻；脉滑为食积之象。

（3）辨证要点　胃脘胀满疼痛、嗳腐吞酸、或呕吐酸馊食物，或泻下酸腐臭秽与气滞症状共见为辨证的主要依据。

## 四、肝与胆病辨证

肝位于右胁，胆附于肝，肝胆互为表里。肝开窍于目，在体合筋，其华在爪。足厥阴肝经绕阴器，循少腹，布胁肋，络胆，系目，交巅顶。肝主疏泄，调畅气机，使气血畅达，助脾运化，疏泄胆汁，助食物的消化吸收，调节精神情志，有助于女子调经、男子泄精；肝又主藏血，具有贮藏血液和调节血量的功能。胆能贮藏和排泄胆汁，并主决断。

肝病的主要病机为疏泄与藏血功能失常，常见症状有：胸胁少腹胀痛或窜痛，情志抑郁或易怒，头晕胀痛，肢体震颤，手足抽搐，以及目部症状，月经不调，阴部症状等。胆病的主要病理为贮藏和排泄胆汁功能失常，常见症状有：胆怯易惊，惊悸不宁，口苦，黄疸等。

肝病常见证型可有虚、实和虚实夹杂之分。实证多见肝郁气滞证、肝火炽盛证、肝经湿热证、寒滞肝脉证；虚证多见肝血虚证、肝阴虚证；虚实夹杂证多见肝阳上亢证、肝风内动证。胆病的常见证型有胆郁痰扰证。

### 1. 肝血虚证

指肝血不足，机体失养，以眩晕、视力减退、肢体麻木及血虚症状为主要表现的证。

（1）证候表现　头晕目眩，视力减退，或夜盲，爪甲不荣，肢体麻木，失眠多梦，妇女月经量少、色淡，甚则闭经，面唇淡白，舌淡，脉细。

（2）证候分析　多由脾胃虚弱，或肾精亏少，血源不足，或久病耗伤肝血，或失血过多等而形成。

肝血不足，头目失养，故头晕目眩，视力减退或夜盲；爪甲失养则干枯脆薄；筋脉失养则肢体麻木；肝血不足，神魂不安，故失眠多梦；肝血不足，不能充盈冲任之脉，所以月经量少、色淡，甚则闭经；血虚不能上荣于面、唇、舌，则见面、唇、舌淡白；血虚不能充盈脉道则脉细。

（3）辨证要点　眩晕、视力减退、肢体麻木与血虚症状共见。

### 2. 肝阴虚证

指肝阴不足，虚热内生，以眩晕、目涩、胁痛及虚热症状为主要表现的证。

（1）证候表现　头晕眼花，两目干涩，视物不清，胁肋隐隐灼痛，口燥咽干，五心烦热，两颧潮红，潮热盗汗，舌红少苔，脉弦细数。

（2）证候分析　多因情志不遂，肝郁化火而伤阴；或热病后期，灼伤阴液；或多服久服辛燥药物，耗伤肝阴；或肾阴不足，水不涵木，累及肝阴所致。

肝阴不足，头目失养，故头晕眼花，两目干涩，视物不清；阴虚内热，则肝络失养，虚火内灼，故胁肋隐隐灼痛；阴津亏虚，口咽失润，故口干咽燥，阴虚不能制阳，虚热内蒸，故五心烦热，午后潮热；阴虚内热，虚热内蒸，迫津外泄，故见盗汗；虚火上炎，故两颧潮红；舌红少苔；脉弦细数为肝阴不足，虚热内生之象。

（3）辨证要点　眩晕、目涩、胁肋隐痛与阴虚症状共见。

肝血虚证与肝阴虚证的鉴别：二者皆有头晕目眩，视力减退等头目失养的症状，但前者为血虚，常见爪甲不荣，肢体麻木，经少闭经，舌淡，脉细，且无热象；后者为阴虚，虚热表现明显，常见胁肋灼痛，眼干涩，潮热，颧红，五心烦热等症。

### 3.肝郁气滞证

指肝失疏泄，气机郁滞，以情志抑郁，胸胁、少腹胀痛及气滞症状为主要表现的证。又名肝气郁结证。

（1）证候表现　胸胁、少腹胀满疼痛，走窜不定，情志抑郁，善太息，妇女可见乳房胀痛、月经不调、痛经、闭经。苔薄白，脉弦。

（2）证候分析　多因精神刺激，情志不遂，郁怒伤肝，或因其他病邪侵犯，以致肝疏泄失职，气机不畅而成。

肝失疏泄，经气不利，故胸胁、少腹胀满疼痛；肝气不疏，情志失调，则情志抑郁，善太息；肝失疏泄，气血失和，冲任失调，故月经不调，痛经或闭经；肝气失疏，脉气紧张，故见弦脉。

肝主疏泄，调畅气机，有助于水和血的运行。若肝气郁滞进一步发展，可导致水液和血液运行障碍，日久则生痰致瘀。痰气搏结于咽喉，可见咽部异物感；搏结于颈部，则为瘿瘤、瘰疬；气血瘀阻，结于胁下，日久形成肿块。

（3）辨证要点　情志抑郁、胸胁、少腹胀痛，脉弦与气滞症状共见。

### 4.肝火炽盛证

指火热炽盛，内扰于肝，气火上逆，以头痛、胁痛、烦躁、耳鸣及实热症状为主要表现的证。又名肝火上炎证。

（1）证候表现　头目胀痛，眩晕，面红目赤，口苦口干，急躁易怒，失眠多梦，耳鸣耳聋，或耳痛流脓，或胁肋灼痛，或吐血衄血，大便秘结，小便短黄，舌红苔黄，脉弦数。

（2）证候分析　多因情志不遂，气郁化火；或外感火热之邪；或嗜烟酒辛辣之品，酿热化火，犯及肝经，以致肝胆气火上逆而成。

肝火炽盛，气火循经上逆于头面，故头目胀痛，眩晕，面红目赤，口苦咽干；肝火内灼，则胁肋灼痛；火热内扰，神魂不安，则急躁易怒，失眠多梦；

肝胆气火上冲于耳，故见耳鸣耳聋，甚则耳痛流脓；火热炽盛，迫血妄行，则见吐血、衄血；火热灼津，故口渴，小便短黄，大便秘结。舌红苔黄，脉弦数，皆肝火炽盛之征。

（3）辨证要点　头目胀痛、胁痛、烦躁、耳鸣等与实热症状共见。

### 5.肝阳上亢证

指肝肾阴亏，阴不制阳，阳亢于上，以眩晕耳鸣、头目胀痛、头重脚轻、腰膝酸软等上盛下虚症状为主要表现的证。

（1）证候表现　眩晕耳鸣，头目胀痛，面红目赤，急躁易怒，失眠多梦，腰膝酸软，头重脚轻，舌红少津，脉弦或弦细数。

（2）证候分析　多因肝肾阴亏，不能潜阳，使肝阳亢逆；或长期恼怒焦虑，气火内郁，暗耗阴液，阴不制阳，阳亢于上而成。

肝阳亢逆，气血上冲，故头目胀痛，眩晕耳鸣，面红目赤；肝肾亏虚，肝阳亢盛，肝失柔和，故急躁易怒；阳热内扰，神魂不安，故失眠多梦；肝肾阴亏，腰膝失养，则腰膝酸软；肝肾阴亏于下，肝阳亢逆于上，上盛下虚，故头重脚轻；舌红少津，脉弦或弦细数为肝肾阴亏，肝阳上亢之象。

（3）辨证要点　头目胀痛、眩晕耳鸣、急躁易怒、头重脚轻、腰膝酸软等上盛下虚症状共见。

肝阳上亢证与肝火炽盛证的鉴别：在病机与症状上二者都有类似之处，均有阳热亢逆的病理变化，故皆有头面部的阳热症状，如头晕胀痛，面红目赤，耳聋耳鸣等，并伴见急躁易怒，失眠多梦等神志不安的症状。二者的不同点是，肝火炽盛证是肝经火盛，气火上逆，病程较短，病势较急，病性纯属实证，故以口苦口渴，便干尿黄，耳痛流脓，两胁灼痛，舌红苔黄，脉弦数为特点；肝阳上亢证则是肝肾阴虚，肝阳偏亢，病程较长，病势略缓，属上盛下虚，虚实夹杂，故以腰膝酸软，头重脚轻，舌红少津，脉弦细数为临床特点。

### 6.肝风内动证

指因阳亢、火热、阴虚、血亏等所致，出现以眩晕、麻木、抽搐、震颤等以"动摇"症状为主要表现的一类证。属内风证。

根据病因病机、临床表现的不同，临床常见有肝阳化风、热极生风、阴虚动风、血虚生风四证。

（1）肝阳化风证　指阴虚阳亢，肝阳升发无制，引动肝风，以眩晕头痛、肢麻震颤、喝僻不遂为主要表现的证。

①证候表现：眩晕欲仆，头摇而痛，言语謇涩，手足震颤，肢体麻木，步履不正；或猝然昏倒，不省人事，口眼喝斜，半身不遂，喉中痰鸣。舌红苔腻，脉弦。

②证候分析：多因素体肝肾阴液不足，或久病阴亏，或肝火内伤营阴等，导致阴亏不能制阳，肝阳亢逆化风，导致肝风内动。

阴虚阳亢，肝阳亢逆化风，气血随风阳上逆，故眩晕欲仆，头摇而痛，步履不正；肝肾阴亏，筋脉失养而挛急，故肢体麻木，手足震颤；肝风夹痰，阻滞络脉，经气不利，则口眼喝斜，半身不遂，舌强语謇；风阳暴升，气血逆乱，肝风夹痰，上蒙清窍，则突然昏倒，喉中痰鸣，舌强不语；舌红苔腻，脉弦有力，为肝风夹痰之征。

③辨证要点：眩晕欲仆，肢麻震颤，口眼喝斜、半身不遂等为主要表现。

（2）热极生风证　指邪热亢盛，燔灼筋脉，引动肝风，以高热、神昏、抽搐与实热症状为主要表现的证。

①证候表现：高热神昏，躁动谵语，颈项强直，四肢抽搐，角弓反张，牙关紧闭，舌质红绛，苔黄燥，脉弦数。

②证候分析：多因外感温热病邪，邪热亢盛，燔灼筋脉，热闭心神，引动肝风所致。

阳热炽盛，蒸腾内外，故高热不退；热扰神明，心神不安，故躁动不安；热入心包，热闭神志，则神昏谵语；邪热内炽，燔灼肝经，筋脉挛急，故现抽搐项强，角弓反张等风动症状；舌质红绛，苔黄燥，脉弦数为肝经热盛之象。

③辨证要点：高热、神昏、抽搐与实热症状共见。

（3）阴虚动风证　指肝阴亏虚，筋脉失养，虚风内动，以手足震颤或蠕动及虚热症状为主要表现的证。

①证候表现：手足震颤或蠕动，眩晕耳鸣，两目干涩，视物模糊，五心烦热，潮热盗汗，舌红少苔，脉弦细数。

②证候分析：多因肝阴虚证进一步发展，或外感热病后耗伤阴液，或久病伤阴，以致阴液亏虚，筋脉失养，导致虚风内动。

肝阴亏虚，筋脉失养，虚风内动而拘挛，故见手足颤动或蠕动；阴虚头目失养，故眩晕耳鸣，目干涩，视物模糊；阴虚则生内热，故见潮热盗汗，五心烦热；舌红少苔，脉弦细数，皆属肝阴不足，虚热内生之征。

③辨证要点：手足震颤或蠕动与阴虚症状共见。

（4）**血虚生风证**　指血液亏虚，筋脉失养，虚风内动，以手足颤动、肢体麻木及血虚症状为主要表现的证。

①证候表现：手足震颤，头晕眼花，夜盲，失眠多梦，肢体麻木，肌肉瞤动，皮肤瘙痒，爪甲不荣，面唇淡白，舌淡苔白，脉细或弱。

②证候分析：多由肝血不足，不能濡养筋脉，筋脉挛急，导致虚风内动。

血虚不能养筋，筋脉挛急，故见手足震颤，肌肉瞤动；肝血亏少，头目失养，故见头晕眼花，夜盲；肝血不足，则神魂不安，故失眠多梦；肝血亏少，筋脉、爪甲、面唇失养，故肢体麻木，爪甲不荣，则面唇淡白；舌淡白，脉细为血虚之象。

③辨证要点：手足颤动、肢体麻木与血虚症状共见。

肝阳化风、热极生风、阴虚动风、血虚生风四证的鉴别：肝阳化风证有轻重之分，轻者眩晕欲仆，头痛肢颤，语言謇涩，步履不正，甚者突然昏倒，舌强语謇，口眼㖞斜，半身不遂，喉中痰鸣等为辨证要点；热极生风证以高热神昏，手足抽搐，颈项强直，两目上视及实热表现为辨证要点；阴虚动风证是以手足蠕动与阴虚症状共见为辨证要点；血虚生风证是以手足震颤，肌肉瞤动，肢体麻木与血虚症状共见为辨证要点。

**7. 寒凝肝脉证**

指寒邪侵袭，凝滞肝经，以少腹、前阴、巅顶冷痛及实寒症状为主要表现的证。

（1）**证候表现**　少腹冷痛，阴囊收缩，睾丸抽痛，或巅顶冷痛，遇寒痛甚，得温痛减，恶寒肢冷，舌苔白，脉沉弦或沉紧。

（2）**证候分析**　多因感受寒邪，凝滞收引肝脉，使气血不畅，筋脉拘急而成。

足厥阴肝经绕阴器，循少腹，上巅顶。寒邪侵入肝经，凝滞气血，收引筋脉，故以少腹、前阴挛缩冷痛以及巅顶冷痛为其临床特点；遇寒则收引凝滞更盛，故痛甚，得温则寒能散，故痛减；阴寒内盛，阻遏阳气，机体失温，故恶寒肢冷；舌苔白，脉沉弦或沉紧为寒盛之征。

（3）**辨证要点**　少腹、前阴、巅顶冷痛与实寒症状共见。

*8. 胆郁痰扰证*

指痰热内扰，胆气不宁，以胆怯易惊、心烦失眠及痰热症状为主要表现的证。

（1）证候表现　惊悸失眠，胆怯易惊，烦躁不安，犹豫不决，口苦呕恶，胸胁闷胀，眩晕耳鸣，舌红苔黄腻，脉弦数。

（2）证候分析　多由情志不遂，气郁生痰，蕴久化热，以致痰热内扰，胆气不宁而成。

痰热内扰，胆气不宁，失于决断，故惊悸失眠，胆怯易惊，烦躁不安，处事犹豫不决；胆热犯胃，气逆于上，则口苦呕恶；胆失疏泄，气机不利，则胸闷胁胀；痰阻清阳，火扰清窍，故眩晕耳鸣；舌红苔黄腻，脉弦数痰热内盛之征。

（3）辨证要点　惊悸失眠、胆怯易惊与痰热症状共见。

## 五、肾与膀胱病辨证

肾位于腰部，左右各一，膀胱位于小腹，肾经与膀胱经相互络属，互为表里。肾主藏精，主生长、发育与生殖，又主水，主纳气。肾内寄元阴元阳，为脏腑阴阳之根本，故称为先天之本。肾在体为骨，骨生髓充脑，其华在发，开窍于耳。膀胱有贮存和排泄尿液的功能。

肾病以生长，发育和生殖机能障碍，水液输布失常，纳气功能减退等为主要病理变化，常见症状有腰膝酸软或痛，头晕耳鸣，发育迟缓，智力低下，齿摇发脱，男子阳痿遗精、精少不育，女子经少经闭、不孕，以及水肿，二便异常，呼多吸少等。膀胱病以贮尿排尿异常为主要病理变化，常见症状有尿频、尿急、尿痛，尿闭、遗尿、小便失禁等。

肾病的常见证型以虚证为多，可见肾阳虚证、肾阴虚证、肾精不足证、肾气不固证、肾虚水泛证、肾不纳气证等。膀胱病的常见证型为膀胱湿热证。

*1. 肾阳虚证*

肾阳虚证指肾阳虚衰，失于温煦，以生殖、气化等功能减退，以腰膝酸冷、性欲减退、夜尿多及阳虚症状为主要表现的证。

（1）证候表现　腰膝酸软冷痛，畏寒肢冷，下肢尤甚，面色㿠白或黧黑，神疲乏力；或见性欲冷淡，男子阳痿、滑精、早泄，女子宫寒不孕、白带清稀量多；或尿频清长，夜尿多，舌淡苔白，脉沉细无力，尺部尤甚。

（2）证候分析　多因素体阳虚，或年高肾亏、久病伤阳，或房劳过度等所致。

肾主骨，腰为肾之府，肾阳虚衰，温煦失职，不能温养筋骨、腰膝，故腰膝酸软冷痛；元阳不足，失于温煦，则畏寒肢冷，下肢尤甚；阳虚无力运行气血，血络不充，故面色㿠白；若肾阳衰惫，阴寒内盛，则本脏之色外现而面色黧黑；阳虚不能鼓动精神，则神疲乏力；肾阳虚弱，故性欲冷淡，男子阳痿，女子宫寒不孕；肾阳虚弱，固摄失司，则男子滑精、早泄，女子白带清稀量多，尿频清长，夜尿多。舌淡苔白，脉沉细无力，尺部尤甚，为肾阳不足之象。

（3）辨证要点　腰膝冷痛、性欲减退、夜尿多与虚寒症状共见。

**2. 肾虚水泛证**

肾虚水泛证指肾的阳气亏虚，气化无权，水液泛溢，以浮肿下肢为甚、尿少及肾阳虚症状为主要表现的证。

（1）证候表现　全身浮肿，腰以下为甚，按之没指，小便短少，腰膝酸软冷痛，畏寒肢冷，腹部胀满，或心悸气短，咳喘痰鸣，舌淡胖苔白滑，脉沉迟无力。

（2）证候分析　多因素体虚弱，久病及肾，或房劳伤肾，肾阳亏耗所致。

肾主水，肾阳不足，气化失司，水邪泛溢肌肤，则全身浮肿，小便短少，此为阴水，水性下趋，故腰以下肿甚，按之没指；肾阳虚，失其温煦，故腰膝酸软冷痛，畏寒肢冷；水气犯脾，脾失健运，气机阻滞，则腹部胀满；水气上逆，凌心则见心悸气短，射肺则见咳喘痰鸣。舌淡胖苔白滑，脉沉迟无力，均为肾阳亏虚、水湿内停之征。

（3）辨证要点　浮肿以腰以下为甚，小便短少与肾阳虚症状共见。

**3. 肾阴虚证**

肾阴虚证指肾阴亏虚，失于滋养，虚热内扰，以腰酸而痛、遗精、经少、头晕耳鸣及阴虚症状为主要表现的证。

（1）证候表现　腰膝酸软而痛，眩晕耳鸣，失眠多梦，形体消瘦，潮热盗汗，五心烦热，咽干颧红，男子阳强易举，遗精早泄，女子经少经闭，或见崩漏，舌红少苔或无苔，脉细数。

（2）证候分析　多因久病及肾，或温热病后期伤阴，或过服温燥劫阴之品，或房室不节房事不节，耗伤肾阴所致。

肾阴为人体阴液之根本，具有滋养、濡润各脏腑组织器官，并制约阳亢之功。肾阴不足，腰膝、脑、骨、耳窍失养，故腰膝酸软而痛，眩晕耳鸣；肾水亏虚，不能上承于心，水火失济则心火偏亢，致心神不宁，则见失眠多梦；肾阴亏虚，阴不制阳，虚火内生，故见形体消瘦，潮热盗汗，五心烦热，咽干颧红；肾阴不足，相火妄动，则男子阳强易举，精室被扰则遗精早泄；女子以血为用，阴亏则经血来源不足，故经少或经闭；阴虚火旺，迫血妄行，则见崩漏。舌红少苔或无苔，脉细数，为阴虚内热之象。

（3）辨证要点　腰酸耳鸣、男子遗精、女子月经失调与阴虚症状共见。

4. 肾精不足证

肾精不足证指肾精亏损，脑与骨、髓失充，以生长发育迟缓、成人生殖功能减退、早衰等为主要表现的证。

（1）证候表现　小儿发育迟缓，身材矮小，囟门迟闭，骨骼痿软，智力低下；性欲减退，男子精少不育，女子经闭不孕；发脱齿摇，耳聋，耳鸣如蝉，腰膝酸软，足痿无力，健忘恍惚，神情呆钝，动作迟钝；舌淡苔白，脉弱或细弱。

（2）证候分析　多因先天禀赋不足，或后天失于调养，久病伤肾，或房劳过度，耗伤肾精所致。

肾精主生长、发育，小儿肾精不充，不能化气生血，不能主骨生髓充脑，则发育迟缓，身体矮小，囟门迟闭，骨骼痿软，智力低下；肾精主生殖，肾精亏虚，生殖无源，不能兴动阳事，故性欲减退，生育机能低下，男子表现为精少不育，女子表现为经闭不孕；成人肾精亏损，无以充髓实脑，则健忘恍惚，神情呆钝；精亏不足，则发枯易脱，齿松早脱；脑为髓海，精少髓亏，耳窍失养，则耳鸣耳聋；肾精不养腰府，则腰膝酸软；精亏骨失充养，则两足痿软，行动迟缓。舌淡苔白，脉弱或细弱，亦为精血亏虚，脉道失充之象。

（3）辨证要点　小儿生长发育迟缓、成人生育机能低下、早衰与精亏症状共见。

5. 肾气不固证

肾气不固证指肾气亏虚，失于封藏、固摄，以腰膝酸软，小便、精液、经带、胎气不固及肾虚症状为主要表现的证。

（1）证候表现 腰膝酸软，神疲乏力，耳鸣耳聋；小便频数清长，夜尿频多，或遗尿，或尿后余沥不尽，或尿失禁；男子滑精、早泄，女子月经淋漓不尽，带下清稀量多，或胎动易滑；舌质淡，舌苔白，脉弱。

（2）证候分析 多因年幼肾气未充，或年高肾气亏虚，或房劳过度，或久病伤肾所致。

腰为肾之府，肾主骨生髓，开窍于耳。肾气亏虚，骨髓、耳窍失养，故腰膝酸软，耳鸣耳聋；气不充身，则神疲乏力；肾气亏虚，固摄无权，膀胱失约，则小便频数，尿后余沥不尽，遗尿，夜尿多，甚则小便失禁；肾气虚精关不固，男子滑精、早泄；带脉失固，女子带下量多清稀；肾气不足，冲任失约，则女子月经淋漓不尽，胎元不固，则易滑胎。舌淡苔白，脉弱，为肾气虚弱之象。

（3）辨证要点 腰膝酸软、小便频数清长、滑精、滑胎、带下量多清稀与肾气虚症状共见。

### 6. 肾不纳气证

肾不纳气证指肾气虚衰，纳气无权，以久病咳喘、呼多吸少、动则尤甚及肾虚症状为主要表现的证，又称为肺肾气虚证。

（1）证候表现 久病咳喘，呼多吸少，气不接续，动则喘甚，腰膝酸软，或自汗神疲，声音低怯，舌淡苔白，脉沉弱。或喘息加剧，冷汗淋漓，肢冷面青，脉浮大无根；或气短息促，颧红心烦，口燥咽干，舌红少苔，脉细数。

（2）证候分析 多因久病咳喘，肺病及肾；或年老肾亏，劳伤太过，致肾气不足，不能纳气所致。

肺为气之主，司宣发肃降，肾为气之根，主摄纳肺吸入之清气，保证体内外气体的正常交换。咳喘久延不愈，累及于肾，致肺肾气虚，则肾不纳气，气不归元，故呼多吸少，气不得续，动则喘息益甚；肾气不足，失其充养，则腰膝酸软乏力；气虚机能减退，则神疲乏力，宗气不足则声音低怯，卫气不固则自汗；舌淡苔白，脉沉弱，皆为气虚之象。肾气虚极则肾阳亦衰，甚至虚阳浮越欲脱，则见喘息加剧，冷汗淋漓，肢冷面青，脉浮大无根。阴阳互根，肾气虚衰，若久延伤阴，或素体阴虚，均可致气阴两虚，而见气短息促，以及颧红心烦，口燥咽干，舌红少苔，脉细数等阴虚内热之象。

（3）辨证要点　久病咳喘，呼多吸少，动则尤甚与肾气虚症状共见。

### 7.膀胱湿热证

膀胱湿热证指湿热侵袭，蕴结膀胱，气化不利，以小便频急、灼涩疼痛及湿热症状为主要表现的证。

（1）证候表现　尿频、尿急、尿道灼痛，小便短黄，或浑浊，或尿血，或尿中见砂石，小腹胀痛，或腰、腹掣痛，或伴发热，舌红苔黄腻，脉滑数。

（2）证候分析　多因外感湿热，蕴结膀胱；或饮食不节，湿热内生，下注膀胱所致。

湿热蕴结膀胱，气化不利，下迫尿道，则尿频尿急、尿道灼痛；湿热熏灼津液，则小便短黄或浑浊；湿热灼伤血络，则为尿血；湿热久郁，煎熬尿中杂质成砂石，则尿中可见砂石；膀胱湿热，气机不利，故小腹胀痛；若累及肾脏，可见腰、腹牵引而痛；若湿热外蒸，可见发热。舌红苔黄腻，脉滑数乃湿热内蕴之象。

（3）辨证要点　尿频尿急，尿痛尿黄与湿热症状共见。

## 六、脏腑兼病辨证

人体各脏腑是一个有机整体，生理上共同完成各种复杂的生理功能，以维持生命活动的正常进行。病变时，由于脏腑之间存在生克乘侮和互为表里的关系，脏与脏之间，脏与腑之间，腑与腑之间都会相互影响。在进行辨证时，一定要从整体观念出发，不仅考虑一脏一腑的病理变化，还需注意脏腑间的联系和影响。

在疾病发生发展过程中，同时出现两个或两个以上脏腑的证候，称为脏腑兼证。脏腑兼证并非单一脏腑证的简单相加，需要从脏腑之间的各种生理病理以及经络的联系出发，弄清彼此存在的先后、因果、主次、并列、生克等相互关系。

脏腑兼证在临床上甚为多见，这里仅介绍临床常见的证型。

### 1.心肾不交证

心肾不交证是指心肾水火既济失调，心肾阴虚火旺，以心烦、失眠、梦遗、耳鸣、腰膝酸软等为主要表现的证。

（1）证候表现　心烦，心悸，失眠，多梦，头晕，耳鸣，腰膝酸软，梦遗，口燥咽干，五心烦热，潮热盗汗，便结尿黄，舌红少苔，脉细数；或阳痿，腰膝冷痛，脉沉细无力等。

（2）证候分析　多因久病虚劳，房事不节，肾阴耗伤，不能上奉于心，心火偏亢；或劳神太过，或情志忧郁化火伤阴，心火内炽，不能下交于肾；或心火独亢，不能下温肾水，肾水独寒。皆可导致水火既济失调。

肾阴亏损，不能上养心阴，心火偏亢，水不济火，扰动心神，心神不安，则见心烦，心悸，失眠，多梦；肾阴亏虚，脑髓、耳窍失养，则头晕，健忘，耳鸣；腰膝失养，则腰膝酸软；虚火内炽，扰动精室，精关不固，则梦遗；阴虚阳亢，虚热内生，津液亏耗，失其濡养，则口咽干燥，五心烦热，潮热，盗汗；便结尿黄，舌红，少苔或无苔，脉细数，为阴虚火旺之征。心火不能下温肾水，肾水独寒，则见阳痿，腰膝冷痛，脉沉细无力。

（3）辨证要点　心烦失眠、腰膝酸软、耳鸣、遗精与虚热或虚寒症状共见。

**2.心肾阳虚证**

心肾阳虚证是指心肾两脏阳气虚衰，失于温煦，气化失司，以心悸、腰膝酸冷、浮肿及阳虚症状等为主要表现的证。其浮肿明显者，可称为水气凌心证。

（1）证候表现　心悸怔忡，腰膝酸冷，肢体浮肿，小便不利，形寒肢冷，神疲乏力，精神萎靡或嗜睡，唇甲青紫，舌胖，淡暗或青紫，苔白滑，脉弱。

（2）证候分析　多因心阳虚衰，久病及肾，阴寒内盛，水气内停；或肾阳亏虚，气化无权，水气凌心所致。

心肾阳虚，鼓动无力，故心悸怔忡；阳虚则寒，形体失于温养，脏腑功能衰退，则腰膝酸软，形寒肢冷；肾阳亏虚，蒸腾气化失司，三焦决渎不利，水湿内停，外溢肌肤，故肢体浮肿，小便不利；阳气不振，推动无力，机能衰退，则神疲乏力，精神萎靡甚则嗜睡；阳虚温运无力，血行不畅，故见唇甲青紫，舌淡紫。苔白滑，脉弱，为心肾阳虚，水湿内停之象。

（3）辨证要点　心悸怔忡、腰膝酸冷、肢体浮肿与虚寒症状共见。

**3.心肺气虚证**

心肺气虚证是指心肺两脏气虚，其机能活动减退，以心悸、咳嗽、气喘及气虚症状为主要表现的证。

（1）证候表现　心悸胸闷，咳嗽，气喘，气短，动则尤甚，咯痰清稀，神疲乏力，声低懒言，自汗，面色淡白，舌淡苔白，甚者可见口唇青紫，脉弱或结、代。

（2）证候分析　多因久病咳喘，耗伤肺气，累及于心，致心气不足；或心气不足，导致肺气虚衰；或禀赋不足，老年体虚，劳倦太过，耗伤心肺之气所致。

若心气亏虚，鼓动无力，气机不畅，故心悸胸闷；肺气亏虚，肃降无权，肺气上逆，故咳嗽，气喘；肺气虚，宗气不足，则气短，神疲乏力；肺气虚，津液输布无力，水液停聚为痰，故吐痰清稀；气虚全身机能减弱，机体供养不足，劳则耗气，故声低懒言，自汗，且活动后诸症加重。面色淡白，舌淡，苔白，脉弱等为气虚常见之征。

（3）辨证要点　心悸、胸闷、咳喘与气虚症状共见。

### 4.心脾两虚证

心脾两虚证是指心血亏虚，脾气虚弱，气血两虚，以心悸怔忡、失眠多梦、食少、腹胀、便溏及气血两虚症状为主要表现的证。

（1）证候表现　心悸怔忡，失眠多梦，食欲不振，腹胀便溏，面色萎黄，眩晕耳鸣，神疲乏力，或见各种慢性出血，血色淡，舌淡嫩，脉弱。

（2）证候分析　多因饮食不节，损伤脾胃，气血生化不足，心失血养；或久病失调，思虑过度，暗伤心脾；或慢性失血，气血亏耗，导致心脾气血两虚。

脾气亏损，气血生化不足，心失所养，心神不安，则心悸怔忡，失眠多梦，健忘；气血亏虚，头面失养，故头晕，面色萎黄；脾气亏虚，运化失职，水谷不化，故食欲不振而食少，腹胀，便溏；脾气亏虚，摄血无力，血不归经，则见各种慢性出血，血色淡；倦怠乏力，舌质淡嫩，脉弱，均为气血亏虚之征。

（3）辨证要点　心悸怔忡、食少便溏、慢性出血与气血两虚症状共见。

### 5.心肝血虚证

心肝血虚证是指心肝两脏血虚，失于濡养，以心悸、多梦、眩晕、爪甲不荣、肢麻及血虚症状为主要表现的证。

（1）证候表现　心悸怔忡，失眠多梦，健忘，眩晕，视物模糊，雀盲，爪甲不荣，肢体麻木，甚则震颤、拘挛，面白无华，妇女月经量少色淡，甚则闭经，舌淡苔白，脉细。

（2）证候分析　多因思虑过度，暗耗心血，肝无所藏；久病亏损，失血过多及气血化源不足，心肝失养所致。

心血亏虚，心神失养，神不守舍，则心悸怔忡，失眠多梦，健忘；肝血亏虚，头目失养，则头晕目眩，视物模糊，雀盲；肝血虚，爪甲、筋脉失于濡养，则爪甲不荣；血虚生风，则肢体麻木、震颤、拘挛；心肝血虚，血海空虚，冲任失养，则月经量少色淡、甚则闭经。面白无华，舌淡，脉细等皆血虚常见之征。

（3）辨证要点　心悸、失眠、眩晕、爪甲不荣、肢麻等与血虚症状共见。

### 6. 脾肺气虚证

肺脾气虚证是指肺脾两脏气虚，其机能活动减退，以咳嗽、气喘、食少、腹胀、便溏及气虚症状为主要表现的证。

（1）证候表现　久咳不止，气短而喘，咳声低微，咯痰清稀，食欲不振，腹胀便溏，面白无华，气短，神疲乏力，声低懒言，或见面浮肢肿，舌淡苔白滑，脉弱。

（2）证候分析　多因久病咳喘，耗伤肺气，子病及母，运化失常，或饮食劳倦，脾胃受损，土不生金，累及于肺，宣降失司所致。

久病咳喘，肺气受损，呼吸功能减弱，宣降失职，故咳嗽气短而喘；脾气亏虚，运化失职，故食欲不振，腹胀便溏；肺脾气虚，水津不布，聚湿成痰，故咯痰清稀；气虚运血无力，肌肤失养，则面白无华；气虚推动无力，机能活动减退，则气短，神疲乏力，声低懒言；或脾虚水湿泛滥，则面浮肢肿。舌淡苔白滑，脉弱为肺脾气虚之征。

（3）辨证要点　咳嗽气喘、食少便溏与气虚症状共见。

### 7. 肺肾阴虚证

肺肾阴虚证是指肺肾两脏阴液亏虚，虚热内扰，以干咳、少痰、腰酸、遗精及阴虚症状为主要表现的证。

（1）证候表现　咳嗽痰少，或痰中带血，或声音嘶哑，腰膝酸软，形体消瘦，口燥咽干，骨蒸潮热，盗汗，颧红，男子遗精，女子经少或崩漏，舌红少苔，脉细数。

（2）证候分析　多因久病咳喘、痨虫、燥热等损伤肺阴，或久病、房劳，耗伤肾阴，肾肺失于濡养所致。

肺阴亏虚，火热内生，清肃失职，则咳嗽痰少；虚火伤络，则痰中带血；虚火熏灼，咽喉失润，则声音嘶哑；肾阴亏虚，腰膝失养，则腰膝酸软；虚火扰动精室，则为遗精；阴精不足，精不化血，冲任空虚，则月经量少；若虚火内盛，迫血妄行，则女子崩漏；肺肾阴虚，虚热内蒸，故口燥咽干，骨蒸潮热，颧红盗汗，形体消瘦。舌红少苔，脉细数等皆为阴虚内热之征。

（3）辨证要点　干咳少痰、腰酸、遗精与虚热症状共见。

8.肝火犯肺证

肝火犯肺证是指肝火炽盛，上逆犯肺，肺失清肃，以胸胁灼痛、急躁易怒、咳嗽阵作或咳血及实热症状为主要表现的证。

（1）证候表现　胸胁灼痛，急躁易怒，头胀头晕，咳嗽阵作，痰黄黏稠，甚则咳血，烦热口苦，面红目赤，舌红苔薄黄，脉弦数。

（2）证候分析　多因郁怒伤肝，气郁化火，循经上逆；邪热内蕴，肝火炽盛，上犯于肺，肺失清肃所致。

肝气郁结，气郁化火，经气不利，肝失柔顺，则胸胁灼痛，急躁易怒，烦热口苦；肝火上扰，气血上逆则头胀头晕，面红目赤；肝火时动，上逆犯肺，肺失清肃，气机上逆，故咳嗽阵作；火热灼津，炼液成痰，则痰黄稠黏；火热迫血妄行，火灼肺络，络损血溢，则咳血。舌红，苔薄黄，脉弦数亦为肝火内炽之征。

（3）辨证要点　胸胁灼痛、急躁易怒，咳嗽阵作或咳血与实热症状共见。

9.肝胃不和证

肝胃不和证是指肝气郁滞，横逆犯胃，胃失和降，以脘胁胀痛、嗳气、吞酸、情绪抑郁及气滞症状为主要表现的证。

（1）证候表现　胃脘、胁肋胀痛或窜痛，胃脘痞满，呃逆，嗳气，吞酸嘈杂，饮食减少，情绪抑郁，善太息，或烦躁易怒，舌淡红，苔薄白或薄黄，脉弦。

（2）证候分析　多因情志不舒，肝气郁结，横逆犯胃，胃失和降所致。

肝气郁结，肝失疏泄，横逆犯胃，胃气郁滞，故胃脘、胁肋胀满疼痛，走窜不定，胃脘痞满；胃气上逆，胃失和降，则呃逆，嗳气；肝胃气滞，郁而化火，故吞酸嘈杂；胃受纳失职，故饮食减少；肝失疏泄，故情绪抑郁，善太息，甚则气郁化火，柔顺失和，则烦躁易怒；苔薄白，脉弦为肝气郁滞所致；舌苔薄黄，则为气郁化火之征。

（3）辨证要点　脘胁胀痛、嗳气、吞酸、情志抑郁与气滞症状共见。

*10. 肝郁脾虚证*

肝郁脾虚证是指肝失疏泄，脾失健运，以胸胁胀痛、腹胀、便溏、情志抑郁症状为主要表现的证。

（1）证候表现　胸胁胀满窜痛，腹胀纳呆，腹痛欲泻，泻后痛减，或便溏不爽，肠鸣矢气，兼见善太息，情志抑郁，或急躁易怒，舌苔白，脉弦或缓。

（2）证候分析　多因情志不遂，郁怒伤肝，肝失条达而横乘脾土；或饮食劳倦，损伤脾气，脾失健运，土壅侮木，肝失疏泄所致。

肝失疏泄，经气郁滞，故胸胁胀满窜痛；脾失健运，水谷不化，气滞湿阻，则纳呆腹胀，便溏不爽，肠鸣矢气，或大便溏结不调；肝郁气滞，横逆犯脾，运化失调，则腹痛欲泻，泻后气机条畅，故泻后痛减；肝失疏泄，则情志抑郁，善太息；若气郁化火，则急躁易怒。舌苔白，脉弦或缓为肝郁脾虚常见之征。

（3）辨证要点　胸胁胀痛、腹胀便溏与情志抑郁症状共见。

*11. 肝胆湿热证*

肝胆湿热证指湿热内蕴肝胆，肝胆疏泄失常，以身目发黄、胁肋胀痛及湿热症状为主要表现的证。以阴痒、带下黄臭及湿热症状为主要表现者，称肝经湿热（下注）证。

（1）证候表现　胁肋胀痛，纳呆腹胀，泛恶欲呕，口苦厌油，身目发黄，大便不调，小便短黄，或寒热往来，舌红，苔黄腻，脉弦滑数；或阴部潮湿、瘙痒、湿疹，阴器肿痛，带下黄臭等。

（2）证候分析　多由感受湿热病邪，或嗜食肥甘化生湿热，或脾胃纳运失常，湿浊内生，郁而化热，熏蒸肝胆所致。

肝主疏泄，调节胆汁分泌。湿热内蕴，肝胆疏泄失职，气机不畅，故胁肋胀痛；湿热阻滞，脾胃纳运失司，则纳呆腹胀，厌油，泛恶欲呕；若湿浊下注偏盛，则大便稀溏，若湿阻气滞，则排便不爽，热偏盛则大便干结；湿热郁蒸，胆汁不循常道，泛溢肌肤，则身目发黄；胆气上溢，则口苦；湿热内蕴肝胆，少阳枢机不利，正邪相争，则寒热往来；若湿热循肝经下注，则阴部潮湿瘙痒，或男子睾丸肿胀热痛，或妇人带下黄臭。舌红，苔黄腻，脉弦滑数为湿热常见之征。

（3）辨证要点　肝胆湿热以胁肋胀痛、身目发黄等与湿热症状共见；肝经湿热以阴部瘙痒、带下黄臭等与湿热症状共见。

### 12.肝肾阴虚证

肝肾阴虚证是指肝肾两脏阴液亏虚，虚热内扰，以腰酸胁痛、两目干涩、眩晕、耳鸣、遗精及阴虚症状为主要表现的证。

（1）证候表现　头晕目眩，胸胁隐痛，两目干涩，耳鸣健忘，腰膝酸软，失眠多梦，口燥咽干，五心烦热，或低热颧红，男子遗精，女子月经量少，舌红少苔，脉细数。

（2）证候分析　多因久病失调，或情志内伤，或房事不节，或温病日久等耗伤肝肾之阴，肝肾阴虚，阴不制阳，虚热内扰所致。

肝肾阴虚，水不涵木，肝阳偏亢，上扰清窍，故头晕目眩；肝阴亏虚，肝络失滋，故胸胁隐痛；肝肾阴虚，不能上达，目失濡养，则两目干涩；肾精不足，不能濡养清窍，髓海失养，则耳鸣健忘；肾阴不足，腰膝失养，故腰膝酸软；虚火上扰，心神不安，故失眠多梦；虚火扰动精室，精关不固，则见遗精；阴精不足，血海不充，冲任失养，则月经量少。口燥咽干，五心烦热，或低热颧红，舌红少苔，脉细数等皆阴虚失濡，虚热内炽之征。

（3）辨证要点　胸胁隐痛、腰膝酸软、眩晕耳鸣与虚热症状共见。

### 13.脾肾阳虚证

脾肾阳虚证是指脾肾两脏阳气亏虚，失于温煦，虚寒内生，气化失司，以久泻久痢、浮肿、腰腹冷痛及阳虚症状为主要表现的证。

（1）证候表现　腰膝、下腹冷痛，久泻久痢，或五更泄泻，完谷不化，便质清冷，或全身浮肿，小便不利，形寒肢冷，面色㿠白，舌淡胖，苔白滑，脉沉迟无力。

（2）证候分析　多因久病，耗伤脾肾之阳；或久泻久痢，脾阳损伤，不能充养肾阳；或水邪久踞，肾阳受损，不能温暖脾阳，终致脾阳、肾阳俱虚。

肾阳亏虚，温煦失职，则腰膝、下腹冷痛；脾阳虚弱，运化失常，故久泄不止；黎明之前阳气未振，命门火衰，阴寒偏盛，故黎明前腹痛泄泻，完谷不化，便质清冷，而称为"五更泻"；脾肾阳虚，不能温化水液，泛溢肌肤，故久病浮肿，小便不利；阳虚不能温煦全身，则形寒肢冷；阳虚水气上泛，故面色㿠白。舌淡胖，苔白滑，脉沉迟无力皆虚寒证常见之征。

（3）辨证要点　腰腹冷痛、久泻久痢、五更泄泻与虚寒症状共见。

# 第十一章　治未病、治则、养生、康复

治未病是中医学的预防思想，主张防患于未然。治则是治疗疾病的基本原则，对临床治疗立法、处方、用药具有普遍的指导意义。

养生，即保养生命，为提高人们身心健康、延年益寿的原则和方法，是医学研究的最高境界。康复，即恢复健康，其目的是尽可能改善由疾病所导致的形态、生理及心理的损伤，最大限度地使患者的身心状态逐渐恢复，以重返家庭、社会正常生活。

治未病突出体现预防医学的鲜明特点，治则治法的确立和治疗手段的实施，又可促进疾病痊愈和机体康复，从而有利于养生目标的实现。

## 第一节　治未病

治未病，是中医学的预防思想，包括未病先防、既病防变和愈后防复三个方面。"治未病"一词最早见于《黄帝内经》。《素问·四气调神大论》曰："圣人不治已病治未病，不治已乱治未乱，此之谓也。夫病已成而后药之，乱已成而后治之，譬犹渴而穿井，斗而铸锥，不亦晚乎！"唐代孙思邈《千金要方·卷一·诊候》提出："上医医未病之病，中医医欲病之病，下医医已病之病。"明确"未病"即无病预防、"欲病"即未发防病、"已病"即发病防变的三级预防思想。历经长期医疗实践，治未病理论体系不断传承创新，现代为医学发展提供了疾病诊疗与慢性病管理、预防疾病与养生保健的理论基础及具体手段。

### 一、未病先防

未病先防，是指在疾病未发生之前，采取各种预防措施，以防止疾病的发生。正气不足是疾病发生的内在原因，邪气侵犯是疾病发生的重要条件，因此未病先防应注重正邪双方的盛衰变化。

## （一）内养正气，提高机体抗病能力

《素问·刺法论》说："正气存内，邪不可干。"正气充足，机体御邪能力强，则不易被病邪侵犯，不易生病；反之，正气不足，御邪能力减弱，病邪容易侵犯机体，则容易生病，即"邪之所凑，其气必虚"。所以内养正气是提高抗病能力的关键。

### 1. 顺应自然变化

自然界四时气候和昼夜晨昏等变化，必然影响人体，使之发生相应的生理和病变反应。只有顺应自然变化而摄生，才能保障健康，避免邪气侵害，减少疾病发生。《素问·上古天真论》提出"法于阴阳"的顺应自然原则。人们应顺应季节、气候的变化规律，能动地调节衣食起居，采取修身养性的方法，从而摄生防病。

### 2. 重视精神调养

人的精神情志活动与脏腑、气血等密切相关。突然、强烈或持久的精神刺激，易导致脏腑功能紊乱，气血失调而发生疾病。因此，平时要重视精神调养，一是要做到心情舒畅，精神愉悦，少私心而不贪欲，喜怒而不妄发，修德养性，保持良好的心理状态。二是要尽量避免外界对人体的不良刺激，如营造优美的自然环境，和睦的人际关系，温暖的家庭氛围等。这样则人体的气机调畅，气血平和，正气充足，抗邪有力，可预防疾病的发生。

### 3. 注意饮食起居

保持身体健康、精力充沛，生活就要有一定的节律，做到饮食有节、起居有常、劳逸适度等，如在饮食方面要注意饥饱适宜，五味调和，切忌偏嗜，讲究卫生，并控制肥甘厚味的摄入，以免损伤脾胃，导致气血生化乏源，抗病能力下降。在起居方面要顺应四时气候的变化来安排作息时间，培养有规律的起居习惯，如定时睡眠、定时起床、定时工作学习、定时锻炼身体等，提高对自然环境的适应能力。在劳逸方面，既要注意体力与脑力劳动的交替，又要注意劳作与休息相结合，做到量力而行，劳逸适度。

### 4. 加强运动锻炼

运动是健康之本，经常锻炼身体，能够促使经脉通利，气血畅行，增强体质，从而防病祛病，延年益寿。传统养生学中有形式多样、种类繁多的运动健身方法，如八段锦、易筋经、太极拳、气功等，其要领是意守、调息、动形三者相统一。其中最关键的是意守，只有精神专注，方可宁神静息，呼吸均匀，导引周身气血运行，正所谓以意领气，以气动形。而现代的运动方法，如健身操、跑步、游泳、广场舞等，只要动作舒缓协调，全身自如放松即可。不论何种体育运动，健身的基本原则应是形神兼炼，协调统一；循序渐进，有张有弛；持之以恒，贵在坚持。

### （二）外御邪气，防止病邪侵害

#### 1. 药物预防

事先使用某些药物，可提高机体的抗邪能力，有效地防止病邪的侵袭，从而起到预防疾病的作用，亦是防病于未然的一项重要措施。这一方法，尤其在预防疫病流行方面更具有重要意义。《素问·刺法论》有"小金丹……服十粒，无疫干也"的记载。我国16世纪就发明了人痘接种术预防天花，开创了人工免疫之先河，为后世预防接种的发展作出极大的贡献。在中医预防理论的指导下，用中草药预防疾病也取得了良好的效果。如用板蓝根、大青叶预防流感、腮腺炎；用马齿苋预防菌痢；用茵陈、贯众预防肝炎，都是用之有效、简便易行的方法。在SARS、甲型H1N1流感、新型冠状病毒肺炎等疫病的预防上，中药发挥了重要的作用。

#### 2. 避其邪气

邪气是导致疾病发生的重要条件，故未病先防除了调养正气，提高抗病能力外，还要注意避免各种邪气的侵害。《素问·上古天真论》说："虚邪贼风，避之有时。"如隔离疫毒，预防疠气之染易，避免造成更大的伤害。适时躲避外邪的侵害，包括顺应四时，防止四时不正之气的侵害，如春季防风邪，夏日防暑邪，秋天防燥邪，冬天防寒邪等。日常生活和工作中要用心防范，防止外伤和虫兽伤害；讲究卫生，防止环境、水源和食物的污染等。

## 二、既病防变

既病防变，是指如果疾病已经发生，应争取早期诊断，早期治疗，及时控制疾病的传变，防止病情的进一步发展，以达到早日治愈疾病的目的。

## （一）早期诊治

疾病的发展和演变有一个过程，往往是由表入里，由浅入深，逐步加重，因此必须抓住时机，尽早控制病情。一般在疾病的初期阶段，邪气侵犯的部位尚浅，病情尚轻，对正气的损害也不甚，而机体抗御邪气、抗损伤及康复的能力相对较强，故易治而疗效明显，有利于机体早日痊愈。倘若未及时诊断治疗，病邪就可能步步深入，继续耗损正气，使病情由轻而重，日趋复杂，甚至发展到深入腑脏，正气受损，治疗就愈加困难。既病之后，一定要根据疾病演变规律，争取时间及早诊断，并采取正确的治疗，以顾护正气，缩短病程，这样才能防止其进一步的传变。病位深沉，故治疗就愈加困难，从而减缓了机体恢复健康的进程。因此，早期诊治，将病邪消灭在萌芽状态，使疾病在初期阶段即被治愈，是防治的重要原则。《素问·阴阳应象大论》即指出："故邪风之至，疾如风雨，故善治者治皮毛，其次治肌肤，其次治筋脉，其次治六腑，其次治五脏。治五脏者，半死半生也。"说明早期诊治是防微杜渐的关键。

## （二）控制传变

人体是个有机的整体，内脏之间在功能上互相协调配合，在病理上也必然会互相影响，互相传变。所以在诊治疾病的过程中，不仅要掌握早期诊治这一重要原则，还必须了解病情的发展趋势，根据疾病传变规律，及时地采取适当的防治措施，以截断疾病的传变途径。疾病的发展都有一定规律，如外感病之六经传变、卫气营血传变、三焦传变以及内伤病之五脏传变、脏与腑传变、经络传变等。只要掌握了疾病的传变规律，针对即将要发生的病理变化，适时地进行某些预防性的治疗，即叶桂所说的"先安未受邪之地"，就可有效地控制病情的发展。也正如张机《金匮要略·脏腑经络先后病脉证》所说："见肝之病，知肝传脾，当先实脾。"即治疗肝病时，可配合健脾和胃之法，使脾气旺盛而不致由于肝病而影响脾，从而控制了疾病的传变。又如在温热病的发展过程中，由于热为阳邪，最易化燥伤阴，故热邪常常先损伤中焦胃阴，继而克伐下焦肾阴。针对这一传变规律，在胃阴受损时，应于甘寒养胃的方药中，适当加入一些咸寒滋肾之品，以固护肾阴，防止热邪的深入传变。

## 三、愈后防复

愈后防复，是指在疾病初愈、缓解或痊愈时，要注意从整体上调理脏腑阴阳气血，预防疾病复发，病情反复。余邪未尽、正气未复、诱因的作用，是病后复发的三个重要因素，因此，提高机体正气，祛除余邪，控制复发诱因，是愈后防复的主要方法。

**1. 调整阴阳平衡**

疾病初愈后，阴阳刚刚达到新的平衡，一般而言，大多仍有邪气留恋之势，机体处于不稳定状态，生理功能尚未完全恢复，这就要求在病愈或病情稳定之后，针对患者的具体情况，采取综合措施，通过固护正气、调和脏腑、调理气血、疏通经络等，调整阴阳平衡，促使脏腑经络气血功能尽快恢复正常。

**2. 避免复发诱因**

诱因可致余邪复盛，正气更虚，从而使疾病复发。引起复发的诱因主要包括外感致复、情志致复、食复、劳复、用药不当致复、环境变化致复等。例如，《素问·热论》在论述热病的护理与饮食禁忌时指出："病热少愈，食肉则复，多食则遗，此其禁也。"热病初愈，但还有余热未尽，蕴藏在内，脾胃虚弱，胃气未复的状况，若食肉或多食，则会伤及脾胃，助长热邪而复发疾病，提示当此之时，一定要注意饮食调护和禁忌，促进疾病痊愈，健康恢复。又如，病后滥施补剂，或药物调理失当，而致疾病复发。如温热病初愈，不可即刻投补益之剂，尤其是温补药物，正如《外感温热病篇》所说："恐炉烟虽息，灰中有火也。"若过早进补，可导致热病复发。

# 第二节　治　则

治则，是治疗疾病时所必须遵循的基本原则。治法是针对疾病与证候、在一定治则指导下所制订的具体治疗大法、治疗方法和治疗措施。

治病求本，是指在治疗疾病时，必须辨析出疾病的病因病机，抓住疾病本质，并针对疾病本质进行治疗。治病求本是整体观念与辨证论治在治疗观中的体现，是中医治疗疾病的指导思想，位于治则治法理论体系的最高层次。

治则主要包括七个方面：扶正与祛邪、治标与治本、正治与反治、三因制宜、调整阴阳、调理精气血津液、调和脏腑。本节主要阐述扶正与祛邪、治标与治本、正治与反治、调整阴阳和三因制宜五个基本治则。

## 一、扶正与祛邪

扶正与祛邪是针对虚证和实证制定的两个基本治则。疾病的过程是正气与邪气之间互相斗争的过程，正盛邪衰则病退，邪盛正衰则病进。邪正斗争的盛衰变化，形成了虚证或实证，因此治疗疾病的根本目的就是扶助正气，祛除邪气，即"虚则补之""实则泻之"。

### （一）扶正祛邪的运用原则

扶正的目的在于增强正气，正气充足，可以提高机体抗御病邪和祛除病邪的能力，有利于祛邪；祛邪的目的在于减少和中止邪气对正气的损害和干扰，有利于正气的恢复。因此扶正可以祛邪，祛邪也有助于扶正，只要运用得当，二者会相得益彰，促使疾病早日好转或痊愈。

使用扶正与祛邪的治疗原则有三：其一，分清证候虚实。扶正用于虚证，祛邪用于实证。若虚证用攻，会使正气愈加消减衰弱；实证用补，可使邪气愈加鸱张亢盛。其二，注意先后主次。对虚实错杂证，应根据虚实的主次与缓急，决定扶正祛邪运用的先后与主次。其三，扶正不致留邪，祛邪不致伤正。扶正不当，易使邪气留恋；祛邪欠妥，反易耗伤正气。

### （二）扶正祛邪的运用

#### 1. 扶正与祛邪单独使用

（1）扶正　即扶助正气，是增强体质，提高机体抗病能力的一种治则。扶正治则，适用于邪气轻微或邪气已除，以正气虚弱为主要矛盾的虚证。扶正常用的治疗方法有补气法、养血法、滋阴法、温阳法等。

（2）祛邪　即祛除邪气，消除病邪对机体的干扰与损害，使邪去正安的一种治则，适用于正气未衰，以邪气亢盛为主要矛盾的实证。根据邪气的性质与侵犯机体部位的不同，可选择不同的祛邪方法，如发汗、涌吐、泻下、清热、利湿、消导、行气、活血等都是祛邪的具体治法。祛邪时要注意因势利导，使邪有出路，并做到祛邪务尽，以免遗留为患。

#### 2. 扶正与祛邪兼用

扶正与祛邪兼用，即攻补兼施。适用于正虚邪盛的虚实错杂证，根据邪正盛衰的变化来决定扶正与祛邪的主次。

（1）扶正兼祛邪　即扶正为主，兼顾祛邪。适用于正虚为主，邪盛为次的虚实错杂证，如肾阳不足而水饮内停，治当温肾阳为主，兼利水饮之邪。

（2）祛邪兼扶正　即祛邪为主，兼顾扶正。适用于邪盛为主，正虚为次的虚实错杂证，如暑热之邪伤津耗气，治当清热祛暑为主，兼以益气生津。

**3. 扶正与祛邪先后使用**

扶正与祛邪分先后使用，适用于正虚邪盛，但不适宜扶正与祛邪兼用的虚实错杂证。此时将扶正与祛邪分先后使用，可以达到既不伤正，又不碍邪，使邪祛而正复的目的。

（1）先祛邪后扶正　在正虚邪盛的虚实错杂证中，若正气虽虚，但尚能耐攻；或邪盛为主，兼顾扶正反会助邪时，可先祛邪后扶正。如瘀血所致的崩漏，虽有血虚的症状，但瘀血不去，崩漏不止，故应先活血化瘀以祛邪，而后再予补血以扶正。

（2）先扶正后祛邪　在正虚邪盛的虚实错杂证中，若正气虚甚，不耐攻邪；或正虚为主，兼以攻邪反会更伤正气时，可先扶正后祛邪。如某些虫积患者，因病久正气颇衰，若直接驱虫，恐难以耐受，应先扶正健脾使正气渐复，然后再予驱虫消积以祛邪。

## 二、治标与治本

标与本是一个相对的概念，就本质与现象而言，本质为本，现象为标；就发病的先后而言，先发之病为本，后发之病为标；就病因与症状而言，病因为本，症状为标，等等。应该注意的是，标本之"本"与治病求本之"本"，不属于同一层次上的概念，前者是相对于"标"而建立的概念，有着多种不同的具体含义，而后者的含义则较明确，指的就是病证变化规律的内在本质。临床上掌握了疾病的标本关系，在治疗上就能分清先后主次与轻重缓急，采用"急则治其标""缓则治其本"和"标本兼治"的原则，以达到治疗疾病的目的。

### （一）急则治标

急则治标，是指标病或标症危急，有可能危及患者生命或影响对本病治疗时所采用的一种治疗原则。由于此时的标病或标症已成为疾病过程中某一阶段主要矛盾，因此先治其标是非常必要的。如大出血患者，若短时间内出血量很大，甚至危及生命，应急以止血，待血止病情缓解后，再根据其出血的病因病机予以治本。

## （二）缓则治本

缓则治本，是指标病或标症缓而不急时，针对疾病的病因病机，所采用的从其根本而治一种治疗原则。这是在治病求本原则指导下常用的治则。由于此时的本病是矛盾的主要方面，所以应当直接治其本，病本去则标自消。如肺阴虚所致的咳嗽，肺阴虚为本，咳嗽为标，治疗用滋阴润肺之法，肺阴充足，则咳嗽亦随之而愈。

## （三）标本兼治

标本兼治，是指标病与本病错杂并重时采取治标与治本相结合的一种治疗原则。此时单治本或单治标都不能适应治疗的要求，必须标本同治，才能取得较好疗效。如阳热内盛，阴液亏损，出现腹满痛而便结，若单用清热泻下以治标，则会进一步伤阴；若仅用滋阴生津以治本，则热邪又不得祛除，只有滋阴与泻下标本兼治，才能使正盛邪退而病愈。

# 三、调整阴阳

调整阴阳是指调整阴阳的偏盛偏衰，以恢复阴阳相对平衡的治疗原则。人体的病理变化虽然复杂，但其根本原因是阴阳失调。调整阴阳使其达到阴平阳秘，就是针对阴阳失调这一基本病机变化而制定的治疗原则。正如《素问·至真要大论》所说："谨察阴阳所在而调之，以平为期。"

## （一）损其有余

损其有余，又称"实则泻之"，是针对阴阳偏盛病机变化所制定的治疗原则。阴阳偏盛即所谓"邪气盛则实"，临床上表现为实证，其中阳邪偏盛导致实热证，应以"热者寒之"的方法祛除阳邪；阴邪偏盛导致实寒证，应以"寒者热之"的方法祛除阴邪。

《素问·阴阳应象大论》指出："阴胜则阳病，阳胜则阴病。"若阴阳偏盛进一步发展，损及人体正气明显者，则当在损其有余的同时，分别配以滋阴或温阳的治法。

## （二）补其不足

补其不足，又称"虚则补之"，是针对阴阳偏衰病机变化所制定的治疗原则。阴阳偏衰即所谓"精气夺则虚"，临床上表现为虚证，其中阳偏衰不能制阴而阴盛，出现虚寒证，当补阳以制阴，即"阴病治阳"或"益火之源，以消阴翳"；阴偏衰不能制阳而阳亢，出现虚热证，当养阴以制阳，即"阳病治阴"或"壮水之主，以制阳光。"

在治疗阴阳偏衰的病证时，还要注意"阴中求阳""阳中求阴"的阴阳相济之法。"阴中求阳"是指在补阳时适当配用补阴药，以此来促进阳气的生长；"阳中求阴"是指在补阴时适当配用补阳药，以此来促进阴液的化生。正如《景岳全书·新方八略引·补略》所言："善补阳者，必于阴中求阳，则阳得阴助而生化无穷；善补阴者，必于阳中求阴，则阴得阳升而泉源不竭。"

由于阴阳之间存在着互根互用的关系，所以阴阳偏衰的进一步发展，也可以出现"阴阳互损"的病理变化，即阴虚日久可损及阳气而引起阳虚，阳虚日久可损及阴液而引起阴虚，其结果是阴阳两虚，对此应阴阳并补。

## 四、正治与反治

正治与反治，是在"治病求本"根本原则指导下，针对病证有无假象而制定的治疗原则。

各种疾病的性质不同，病证本质所反映的现象亦非常复杂。临床上大多数病证的本质与所表现的现象是一致的，但有些病证，其本质与所表现的现象却不尽一致，即出现假象。正治与反治，是指所用治法的性质与病证现象之间表现出逆从关系的两种治则，正如《素问·至真要大论》）所言"逆者正治，从者反治。"

### （一）正治

正治又称为"逆治"，是指治疗用药的性质、作用趋向逆病证表象而治的治则，适用于本质与现象相一致的病证。常用的正治法举例：

**1. 寒者热之**

寒性病证出现寒象，用温热性质的方药进行治疗，又称"以热治寒"。如表寒证用辛温解表法，里寒证用温中散寒法等。

**2. 热者寒之**

热性病证出现热象，用寒凉性质的方药进行治疗，又称"以寒治热"。如表热证用辛凉解表法，里热证用苦寒清热法等。

**3. 虚则补之**

虚性病证出现虚象，用补益扶正的方药进行治疗，如阳气虚弱证用温阳益气法，阴血不足证用滋阴养血法等。

### 4. 实则泻之

实性病证出现实象，用攻逐祛邪的方药进行治疗，如痰热壅滞证用清热化痰法，瘀血内阻证用活血化瘀法等。

### （二）反治

反治又称"从治"，是指所用药物的性质、作用趋向顺从病证的某些表象而治的一种治则，适用于本质与现象不完全一致的病证。常用的反治法主要有以下4种。

### 1. 热因热用

又称"以热治热"，是指用温热性质的方药治疗具有假热表象病证的治法，适用于阴寒内盛、格阳于外的真寒假热证。如四肢厥冷、下利清谷、脉微欲绝等，病证本质属阳衰阴盛，但同时又见身热不恶寒、口渴面赤、脉大等阳气浮越于外的假热症状，顺从假热的症状用温热的方药治其真寒。

### 2. 寒因寒用

又称"以寒治寒"，是指用寒凉性质的方药治疗具有假寒表象病证的治法，适用于阳热极盛，格阴于外的真热假寒证。如渴喜冷饮、烦躁不安、便干尿黄、舌红苔黄，病证本质属里热炽盛，但同时又见四肢厥冷、脉沉等阳气被遏不能外达的假寒症状，顺从假寒的症状用寒凉的方药治其真热。

### 3. 塞因塞用

又称"以补开塞"，是指用补益的方药治疗具有闭塞不通症状之虚性证候的治法，适用于真虚假实证。如脾气虚运化无力，出现脘腹胀满，给予补气健脾的补益方法治疗。

### 4. 通因通用

又称"以通治通"，是指用通利祛邪的方药治疗具有通泄症状之实性证候的治法，适用于真实假虚证。如饮食积滞引起的腹泻，病证的本质为实，予消导泻下祛邪的方法治疗。

总之，正治与反治，在所用药物性质与病证表象性质上存在着相逆与相从的差异，但对疾病的本质而言，二者都是逆其病证性质而治的法则，均属于治病求本。

## 五、三因制宜

三因制宜，即因人、因时、因地制宜，是指根据患者的具体情况、季节时令、地理等具体情况，制订适宜治法的治疗原则。人的体质，时令气候，以及地理环境差异等，对疾病的发生和发展变化都有一定的影响。因此临床治疗时，应综合考虑以上因素，知常达变。

### （一）因人制宜

因人制宜，是根据患者的年龄、性别、体质等不同特点，来制订适宜治法，选用适宜方药的治疗原则。

人的年龄不同，生理状况和气血盈亏有别，病理变化各异，故治疗用药也应有所区别。如小儿生机旺盛，但气血未充，脏腑娇嫩，易被邪侵。发生病变后，病情变化较快，有易寒易热，易虚易实的特点。因此治疗时应随病情变化而及时调整治疗方案。

男女有别，生理、病变特点各有差异，治疗时应加以考虑。特别是女性，有经、带、胎、产、乳不同的生理阶段，治疗时应注意用药宜忌，如经期，慎用破血逐瘀之品；妊娠期，禁用慎用峻下、破血、滑利、走窜伤胎或有毒的药物；产褥期，应考虑气血亏虚，恶露留存等问题。

由于先天禀赋与后天因素的影响，人的体质存在差异，因此在治疗上就应有所区别，如偏阳盛或阴虚体质者，用药宜寒凉而慎用温热；偏阴盛或阳虚体质者，用药宜温热而慎用寒凉。

### （二）因时制宜

因时制宜，是根据不同时令的气候特点，制订适宜的治法，选用适宜方药的治疗原则。四时气候的变化，对人体生理活动、病机变化都会产生一定影响，所以治疗疾病时必须考虑时令气候的特点，注意治疗宜忌。如《素问·六元正纪大论》："用寒远寒，用凉远凉，用温远温，用热远热，食宜同法。"治疗用药或选择食物必须根据四季气候变化来加以调整。一般春夏季节，气候由温转热，阳气渐盛，人体腠理疏松开泄，即使外感风寒，也不宜过用辛温发散之品，以免开泄太过，耗气伤阴；秋冬季节，气候由凉转寒，阴气渐盛，人体腠理致密，此时若非大热之证，应当慎用寒凉之品，以免苦寒伤阳。

### （三）因地制宜

因地制宜，是根据不同地区的地理环境特点，来制订适宜的治法，选用适宜方药的治疗原则。不同的地区，由于地势高下、物产差异、气候寒热以及居民生活习惯不同等因素，导致人的生理和病机变化不尽相同，因此治疗用药也应有所区别。例如我国西北地区，地处高原，气候寒冷少雨，病多风寒或凉燥，治疗宜温热或润燥；东南地区，地势低下，气候温暖潮湿，病多温热或湿热，治疗宜清热或化湿，即使出现相同的病证，在治疗用药时，亦应考虑不同地区的特点。

三因制宜的治疗原则充分反映了中医学整体观念的基本思想，也是辨证论治原则性和灵活性的集中体现。临床治疗时，必须全面考虑患者个体的差异，并结合时令气候、地域环境等因素，具体情况具体分析，方能收效。

# 第三节　养　生

养生，古称"道生""摄生""保生"等，即保养生命。养生是指根据生命发展规律，采取保养身体、增强体质、预防疾病、延缓衰老的理论和方法。中医学关于养生的认识历史悠久，源远流长，为中华民族的繁衍昌盛作出了重大的贡献。中医养生学是以中医理论为指导，研究人类生命的发展规律，探索衰老的机理，寻找增强生命活力以及防病益寿方法的系统理论，是中医学的特色和优势之一。

## 一、养生的目的

生命是自然界发展到一定阶段的必然产物，人禀天地之气生，沐四时之气成，生命过程是按自然规律发展变化的过程。中医养生学从天人相应的整体观出发，以正气为本，持之以恒地运用科学的养生知识和方法调摄机体，提高身体素质，增强防病抗病能力，达到延年益寿的目的。

### （一）增强体质

增强体质是养生的重要内容。体质源于长久的自然进化与适应，其形成关系到先天和后天两个方面。先天因素取决于父母，个体秉承于父母的遗传信息，使其在生命过程中遵循某种既定的内在规律，呈现出与亲代类似的特性，是体质形成的第一要素，并在人的一生中都将明显地或潜在地发生作用。除了在遗传基础上形成的体质以外，母亲在妊娠期间调护是否适当，也将影响胎儿出生后的体质。倘若父母平时注意养生调摄，肾中精气比较充盛，母亲在怀胎期间，又能重视饮食、起居、心理、劳逸等方面的调养，则子女就能获得较强的生命力，体质也较强壮。

后天因素是人出生后各种因素的总和，如年龄、环境、饮食营养、生活起居、劳逸情志等对体质的稳定、巩固或转变所产生的影响。虽然从一定意义上说体质是相对稳定的，但并非是一成不变的，可以通过后天各种因素的影响发生变化。

先天禀赋较弱之人，若后天调摄养得当，可弥补先天之不足而增强体质。张介宾曾说："人之自生至老，凡先天之有不足者，但得后天培养之力，则补天之功，亦可居其强半"（《景岳全书·杂证谟·脾胃》）。如饮食有节，饥饱适度；起居有时，不妄作劳；经常锻炼，动静结合等，皆可积极主动地改善体质，使体质日益增强，促进身心健康。通过后天干预，还可以使偏颇体质得以纠正或改善，减少对疾病的易感性，预防疾病的发生。

（二）预防疾病

疾病可以影响人体的脏腑机能，耗散体内的精气，缩短人的寿命，对健康的危害是显而易见的。由于人类生存在一定的自然环境和社会环境之中，不可避免地要受到各种致病因素的影响，因此如何有效地预防疾病的发生，维护健康，也是养生的意义所在。

疾病发生的内在因素是人体正气相对不足，正虚不仅易被邪侵，还可生邪。因此，预防疾病的发生，应内养正气，外御邪风。保养正气，如做到精神愉快、饮食合理、起居有常、劳逸适度等，使正气日渐强盛，提高机体御病能力。在外也要注意防止邪气侵袭，如"动作以避寒，阴居以避暑"（《素问·移精变气论》），切忌暴怒、大惊、忧愁过度，不吃不洁净和腐烂有毒的食物，防范各种金刃伤、虫兽伤等。只要慎于摄生，扶正避邪，就能够最大限度地防止疾病的发生。

（三）延缓衰老

衰老指随着年龄的增长，机体脏腑、精气血津液、经络等生理功能逐渐减退的生命过程。衰老是生命活动不可抗拒的自然规律，但衰老之迟早、寿命之长短，多与养生有关。

各种生物都有相对稳定的自然寿命，早在《黄帝内经》中就认识到人的寿命期限，即"天年"。《素问·上古天真论》中说："上古之人，春秋皆度百岁。"但自古以来能够尽享天年的人较少，除了先天禀赋有差异和不可抵御的意外因素外，还包括社会因素、自然环境、精神刺激等对人体的不良影响。主要由于人们不知调摄，以致正气减弱，易受病邪侵害，过早衰老。早衰会使寿命缩短，迟衰就有长寿的可能。元代《三元参赞延寿书·饮食》指出："我命在我不在天，全在人之调适。卿等亦当加意，毋自轻摄养也。"认为长寿与否，盖非天命而全在乎人力也。纵观古今百岁老人长寿的奥秘，也不外乎是顺应自然界的气候变化，保持乐观开朗的心情，注意饮食和生活起居，适当进行劳动和体育锻炼等。因此只要在日常生活中能够持之以恒地注意养生保健，就可延缓衰老，尽享其天年。

## 二、养生的基本原则

中医养生学有着丰富的实践基础，为了达到预防疾病，延缓衰老的目的，中医在养生保健方面逐步形成了相应的理论与原则，如顺应自然、形神兼养、调养脾肾等。

### （一）顺应自然

顺应自然，是中医养生学的重要原则。人以天地之气生，四时之法成，与自然界息息相通。自然界为人类提供了各种生存的物质和条件，四时气候、昼夜晨昏、日月运行、地理环境等自然界的变化，都会直接或间接地影响人体，产生相应的生理或病理反应，所谓"人与天地相参也，与日月相应也"（《灵枢·岁露论》）。因此，人类要掌握和了解自然环境的特点，顺乎自然界的运动变化来进行护养调摄，与天地阴阳保持协调平衡，使人体内外环境处于和谐的状态，各种生理活动才能节律稳定而有序，维持人体的健康。若不能顺应自然，人的生理节律长期紊乱无序，阴阳失调，抵御外邪能力减弱，则易患各种疾病。

一年四季有春温、夏热、秋凉、冬寒的变迁，万物随之有春生、夏长、秋收、冬藏的变化，人体阴阳之气的盛衰也会有相应的改变。根据这一自然规律,《黄帝内经》中提出了"春夏养阳,秋冬养阴"的理论,倡导起居有常,动静合宜,衣着适当,谨和五味,以适应四时气候,这就是天人相应,顺乎自然养生原则的体现。

### (二)形神兼养

形神兼养,即形体与精神共调。中医学认为,人的形体与精神活动密不可分,二者相互依存,不可分离。形体物质是生命的基础,形体完备,则有正常的精神活动;精神活动是生命活动的主宰,精神调畅,才能促进脏腑的生理功能。无神则形无以主,无形则神无以附,形神合一,相辅相成,共同构成了人的生命活动。所以中医养生学非常重视形体和精神的整体调摄,提倡形神兼养,守神全形。

中医养生学主张动以养形,静以养神。形神共养,神为首务,神明则形安,通过清静养神、四气调神、积精养神、修性怡神、气功练神等,以保持精神的清静。形体是生命的基础,神依附于形,通过形体运动、调畅气血、疏通经络、调和脏腑,以形劳而不倦为度。只有形神共养,动静有度,刚柔相济,达到调神和调形的统一,才符合生命活动的客观规律,有益于健康和长寿。

### (三)调养脾肾

中医学认为肾为先天之本,受五脏六腑之精而藏之,是元气、阴精的生发之源。肾中精气阴阳的盛衰,与人的生长发育以及衰老过程有着直接的关系。肾中精气充足,则体健神旺,延年益寿;肾中精气衰少,则精神疲惫,体弱多病,寿命短夭。正如《医学正传·医学或问》所说:"肾元盛则寿延,肾元衰则寿夭。"调养肾脏,需节欲保精,使精气充盛,此外还可以通过运动保健、导引固肾、按摩益肾、食疗补肾和药物调治等方法来保养肾精肾气。

脾主运化,为后天之本,气血生化之源,饮食中的精微物质必须依靠脾的吸收和转输,才能化为气血,营养周身,维持各脏腑经络等组织器官的功能活动。脾胃功能的强盛是生命活动的重要保证。调养脾胃是利用各种手段和方法来调护脾胃功能,可通过饮食调节、药物调节、精神调节、气功调节、针灸推拿以及起居等方法的调摄,使脾胃运化功能正常,精微物质得以产生和输布,营养脏腑经络及四肢百骸,达到延年益寿的目的。

人体生命活动的根基是肾,生命活动的重要保障是脾。养生保健,调摄脏腑,应以脾肾为先,既要顾护肾中精气,又要调理脾胃,使精髓足以强中,水谷充以御外，各脏腑功能强健，精气血津液充足，从而达到健康长寿之目的。

# 第四节　康　复

康复，即恢复功能或健康之意。中医康复学，是以中医理论为指导，研究各种有利于疾病康复的方法和手段，使伤残者、慢性病者、老年病者及急性病缓解期患者的身体功能和精神状态最大限度地恢复健康的综合性医学学科。

## 一、康复的基本原则

康复的目的，旨在促进和恢复病伤者各种功能障碍，以使其身心健康。其基本原则包括形神结合、内外结合、药食结合、自然康复与治疗康复结合等。

### （一）形神结合

形神结合，指形体保养与精神调摄相结合。中医康复学是以形神功能障碍为研究对象，认为人体的一切功能障碍均是形神失调的结果。因此，形神功能的康复是其主要目的，"形神共调"是中医康复的基本准则。因此，康复医疗须从形和神两个方面进行调理。养形，一是重在补益精血，所谓"欲治形者，必以精血为先"（《景岳全书·传忠录中·治形论》）；二是注意适当运动，以促进周身气血运行，增强抗御病邪的能力。调神主要是通过语言疏导、娱乐等方法，重建良好的心境，保持乐观开朗的精神状态，以避免病情反复。这样以形体健康减轻精神负担，以轻松心态、坚定的意志促进形体恢复。形神结合的康复方法，可更有效地使形体复康，精神健旺而达到形与神俱，身心康复的目的。

### （二）内外结合

内外结合，指内治法与外治法相结合。内治主要指饮食、药物等内服的方法；外治则包括药物外敷、针灸、推拿、气功等多种方法。内治法可直接调整脏腑气血阴阳，恢复或改善脏腑组织的功能活动；外治法多作用在机体外在的某一局部，通过经络的作用，疏通气血、调节脏腑功能。故内外结合并用，能促进患者的整体康复。内外治法在具体的使用上，不同的疾病可有所侧重。一般而言，病在脏腑者，以内治为主，配合外治；病在经络者，以外治为主，配合内治；若脏腑经络同病者，则内治与外治并重。如高血压病常以内服药物为主，配合针灸、推拿、气功、穴位贴敷等外治之法；颈椎病则多以牵引、针灸、推拿等外治为主，适当配合药物进行内治。

### （三）药食结合

药食结合，指药物疗法与食物疗法相结合。《备急千金要方·食治方·序论》说："食能排邪而安脏腑，悦神爽志以资血气。若能用食平疴释情遣疾者，可谓良工。长年饵老之奇法，极养生之术也。夫为医者，当须先洞晓病源，知其所犯，以食治之。食疗不愈，然后命药。"食物与药物的四气、五味、升降浮沉等皆有颇为相同的特点，故称"药食同源"。药食结合总的原则是："食疗不愈，然后命药"。在身心康复过程中，可以采用药食结合的方法，针对机体脏腑经络气血之偏盛偏衰、体质之阴阳偏颇，进行调整。

### （四）自然康复与治疗康复结合

自然康复是指借助自然因素对人体的影响，来促进人体身心逐步康复的方法。人以天地之气生，不同的自然因素对人体产生的影响不同，有针对性的利用自然因素对人体的不同作用，来达到康复医疗的目的。自然康复的疗法包括日光浴疗法、花卉疗法、森林疗法等。

因此，在运用药物、针灸、气功、推拿等治疗康复方法的同时，可以适当结合自然康复疗法，利用自然因素，以提高康复的效果。

## 二、中医康复的主要方法

中医康复方法主要包括饮食、药物、针灸、推拿、气功、怡情、调神、运动及自然康复等方法。

### （一）饮食康复法

饮食康复法，是根据辨证的结果选择有针对性的适宜饮食品种，或药食相配，以调节饮食的质量，促使人体疾病康复的方法，也称食疗。

任何饮食都有特定的性味，并对脏腑具有相应的功效。运用饮食康复法，一是要注意辨证进食。根据患者的体质、证候的变化及平日饮食的喜恶，进行科学合理地配膳，利用食物的性味、功效来补偏就弊，调节人体的气血阴阳。因其无副作用，可长期服用，尤其适合慢性病残者的康复。正如《医学衷中参西录·治阴虚劳热方》所言："患者服之，不但疗病，并可充饥，更可适口，用之对证，病自渐愈。"如气虚者可食茯苓饼，血虚者可服红枣桂圆汤，阴虚者可服枸杞子饮，阳虚者可饮鹿茸酒等。二是要重视饮食禁忌。如疾病初愈，正气未复，邪未尽除，饮食应以少食多餐，清淡易消化为要。若恣意多食，或过食肥甘厚腻之品，易致食积化热或生痰生湿，反助邪伤正，使旧病复发，或使疾病迁延难愈。此外，还应注意根据体质、病性的饮食之忌，如热体或热病者忌热性及辛辣煎炸之品，寒体或寒病者忌生冷瓜果，疮疡肿毒忌羊肉、蟹、虾、鹅肉及辛辣刺激性食物等。

### （二）药物康复法

药物康复法，是指以中医辨证为指导运用药物进行调理，减轻或消除患者功能障碍的方法。正如《重订通俗伤寒论·调理诸法》所云："伤寒温热，大邪退后，余热未尽，元气已虚，胃虚少纳，脾虚不运，稍动则复，若调理失当，不知禁忌，随时可以转复，若非药物调理合宜，瘥后遗症，何能辄除。"由于康复患者大多属虚证或虚中夹实证，故以扶正为主，兼顾祛邪，是药物康复法的基本原则。扶正包括温阳、益气、滋阴、养血、填精等；常用的祛邪法主要有活血、化痰、祛湿等。药物康复，一般包括内服法和外治法两类。根据患者具体情况，灵活选方用药，选择适宜的用药方法。如对于风湿痹证既可以选择药物内服也可以选择药物熏蒸、敷贴、熨敷等外治法，使病体康复。

### （三）针灸推拿康复法

针灸推拿康复法是指运用针刺、艾灸、推拿等方法来刺激患者某些穴位或特定部位，以激发、疏通经络气血，促进形神功能恢复的方法。

针刺法是利用不同的针具，刺激人体的经络腧穴或相应部位，以激发经气，通经活血，行气导滞，镇静止痛，调和阴阳的一种方法。常用的针刺法既包括传统的针法，也包括近年发展起来的耳针、头针、电针、水针等疗法。

艾灸法是利用艾绒点燃后的热力和药力，对人体一定部位或穴位进行刺激，以起到温通经络，行气活血，散寒除湿，温阳扶元以及消肿散结等作用，从而达到康复目的的一种方法。艾灸法主要用于虚证、寒证以及功能低下者。

推拿法是运用中医推拿手法在患者体表特定部位或穴位进行操作，通过疏通经络，理筋整复，活血祛瘀，调整阴阳而达到康复的一种方法。多用于伤残、病残等损伤性疾患，尤宜于陈旧性损伤。推拿的手法包括揉、摩、推、按、搓、拍等，有强、弱刺激之分，可根据患者虚实、轻重、缓急等具体情况而择用。

### （四）运动康复法

运动康复法，是指患者通过体育运动，调养身心，祛除疾病，促使其身心康复的方法。八段锦、五禽戏、易筋经、太极拳等是常用的方法。

体育运动可促进气血运行，增强体质，扶助正气，提高人体御邪、驱邪及修复病体的能力。不同的运动方法，其强度有别，功用各有侧重，需因人因病因时而异，有针对性地选择适合的运动项目，才能有益无害，获取最佳的康复效果。如八段锦有行气活血、柔筋强骨、滑利关节及调和脏腑的作用。可用于脏腑失调导致的眩晕、头痛、健忘、不寐、梦遗早泄、腰膝酸软、痹证等。太极拳有养神、益气、通经络、行气血、强筋骨、利关节的作用。可用于多系统的多种疾病的康复。进行运动康复时，还应注意要量力而行、要循序渐进、持之以恒，这样才能收到良好的康复效果。

### （五）气功康复法

气功康复法是指用意识不断地调息、调身，以意引气，以增强体质，协调脏腑，调和气血阴阳，而促进身心康复的一种方法。

气功康复法是指以古典哲学思想为指导，以调心、共融为特征，古代的吐纳、服气、调气、胎息、行气、坐忘、导引、内丹、炼神、存思、守一等当具此内涵。

气功有包括动功和静功。动功，指练功时形体要做各种动作，如大雁功、鹤翔桩等；静功，指练功时或坐、或站、或卧而形体不动，如放松功、站桩功、内养功等。动功，适合于身体功能障碍者的调复。静功更适合于心理方面的调适或因伤残、年老而不适做大动作者。但大部分功法多属动静结合，所别者，无非是动、静多少而已。气功锻炼得法，可增强体质，促进身心康复。

### （六）怡情康复法

怡情康复法，是指医生以某种言行，影响患者的感受、认识、情绪和行为等，以改善和消除患者的不良情志反应，促使其身心康复的方法。

人的情志变化与疾病的发生和发展均有着密切的关系。病残患者常伴有不同程度、不同形式的负性情绪变化，如紧张、忧愁、消沉、悲伤、恐惧、烦躁、焦虑等。这些负性情绪，极易加重病情，直接影响到康复的治疗效果。因此，医者要洞察人情，巧妙地运用语言，耐心细致地安抚、劝慰、疏导，化解患者思想疑虑，使其情志畅达，以积极的态度面对病情，促使机体早日康复。

（七）自然康复法

自然康复法，亦称环境康复法，是指合理利用自然环境所提供的各种有利因素，以促进疾病的痊愈和身心康复的一类方法。常见的自然康复法有泉水疗法、日光疗法、热砂疗法、泥土疗法等。

泉水疗法是饮用泉水或外浴泉水，以利用泉水之偏以疗人体之偏而康复疾病的方法。其中内饮泉水有冷饮与热饮的区别，泉水冷饮法有滋阴、解毒、通淋、通便等作用，常用于眩晕、习惯性便秘、淋证等；泉水热饮法有温阳、解郁等作用，可用于中焦虚寒、寒性头痛、风寒湿痹等。外浴者，多以温泉为主，温泉浴具有温经通络、调畅气血、祛寒舒筋、解毒消肿、杀虫止痒之功，适用于多种皮肤病、风寒湿痹、瘫痪、痿证、腰痛、失眠、眩晕等。

日光疗法是根据日光的生物效应，科学地利用日光的照射全身或局部，以促进机体康复的方法，也称日光浴。日光照射具有温阳益气、祛寒化湿、振奋精神、舒畅情志等作用，可增强机体抗御疾病的能力。常用于阳气不足、风寒湿痹、小儿五迟五软、抑郁、痛经、骨折后遗症等康复。由于人体背部属阳，督脉行于脊背正中，总督一身之阳经，主持一身之阳气，故古人认为日照当以"晒背"效果为佳。

热砂疗法是用天然或人工加热的砂粒盖埋身体，利用砂的温热和按摩作用来促进病体康复的方法，简称"砂疗"。此法的作用是温通经脉，行气活血，适宜于风寒湿痹证、瘫痪、痿证、四肢麻木等患者。

泥土疗法是使用天然泥土，以天然状态或人工加温后外敷身体，利用温热或机械性压迫，激发经气以达到恢复健康的目的，简称"泥疗"。泥疗多采用矿泉泥、海泥、湖泥等，具有温阳散寒、祛风除湿、活血化瘀、解痉止痛等功效，适用于各种风湿痹证、外伤后遗症、瘫痪、头痛、腹痛、失眠及慢性泄泻等。

# 主要参考书目

1. 中医药学名词审定委员会.中医药学名词2004（全国科学技术名词审定委员会公布）.北京：科学出版社，2005.

2. 中华人民共和国国家标准·中医基础理论术语（GB/T 20348–2006）.中华人民共和国国家质量监督检验检疫总局，中国国家标准化管理委员会，2006.

3. 孙广仁，郑洪新.中医基础理论.北京：中国中医药出版社，2012.

4. 郑洪新.中医基础理论.北京：中国中医药出版社，2016.

5. 高思华，王键.中医基础理论.北京：人民卫生出版社，2016.

6. 郑洪新.中医基础理论专论.北京：中国中医药出版社，2016.

7. 李灿东.中医诊断学 [M].北京：中国中医药出版社，2016.

8. 谢宁，张国霞.中医学基础 [M].北京：中国中医药出版社，2016.